武陵山区健康养老与健康维护

李金秀 著

中南大学出版社
www.csupress.com.cn
·长 沙·

图书在版编目（CIP）数据

武陵山区健康养老与健康维护 / 李金秀著. —长沙：
中南大学出版社，2019.12
ISBN 978 - 7 - 5487 - 3712 - 4

Ⅰ. ①武… Ⅱ. ①李… Ⅲ. ①山区－民族地区－养老
－社会服务－研究－西南地区 Ⅳ. ①D669.6

中国版本图书馆 CIP 数据核字（2019）第 173854 号

武陵山区健康养老与健康维护

李金秀　著

□责任编辑　李　娟
□责任印制　易红卫
□出版发行　中南大学出版社
　　　　　　社址：长沙市麓山南路　　　　　　邮编：410083
　　　　　　发行科电话：0731 - 88876770　　　传真：0731 - 88710482
□印　　装　长沙印通印刷有限公司

□开　　本　710 mm×1000 mm 1/16　□印张 16.25　□字数 308 千字
□版　　次　2019 年 12 月第 1 版　□2019 年 12 月第 1 次印刷
□书　　号　ISBN 978 - 7 - 5487 - 3712 - 4
□定　　价　52.00 元

前言 Preface

　　本书主要介绍的是武陵山区老年人的养老和健康状况的相关问题。在健康中国战略和中国国情现况下，养老问题，尤其是健康养老问题成为社会热点问题。武陵山片区是少数民族聚集地贫困连片地区，有自己的特殊地理、历史、文化、习俗背景。该地区的老年人养老问题既有全中国养老共同的特点，又有自己的特殊性。为了详细疏理该地区养老问题，摸清该地区养老的现状和特点，为该地区的养老事业作一份贡献，特编写本书。

　　尽管我们在编写过程中付出了极大的热情、辛苦和努力，但由于能力水平有限，难免会有疏漏之处，我们真诚地希望读者不吝批评指正，我们会及时改正。在此感谢！

李金秀

2019.11

目录 Contents

第一章 绪 论 ·· 1

    第一节 选题缘由 ··· 1

    第二节 研究目的及选题意义 ·· 2

    第三节 研究现状与研究视觉 ·· 3

    第四节 研究内容和主要观点 ·· 6

    第五节 研究思路与研究方法 ·· 8

    第六节 研究价值 ··· 9

第二章 基本概念与理论框架 ··· 11

    第一节 基本概念界定 ··· 11

    第二节 理论框架 ·· 15

第三章 武陵山区老年人健康养老研究方案 ·································· 21

    第一节 研究设计 ·· 21

    第二节 调查方案与具体实施计划 ·· 24

    第三节 访谈方案与实施 ·· 27

第四章 武陵山区老年人养老服务调研及影响因素分析 ················· 28

    第一节 武陵山区老年人养老现状 ·· 28

    第二节 武陵山区老年人群养老意愿及影响因素分析 ················· 33

    第三节 武陵山区空巢老年人生存现状与养老问题 ··················· 38

    第四节 武陵山区老年人养老模式需求与影响因素分析 ·············· 55

第五节　武陵山区农村养老保障问题的调查与思考 ················· 60

第五章　武陵山区老年人健康现状与社区卫生服务研究 ············· 64

第一节　武陵山区老年人健康现状分析 ··················· 64

第二节　武陵山区农村留守老年人健康需求与健康信念 ········· 92

第三节　武陵山区老年人健康服务利用与社区卫生服务　106

第四节　武陵山区老年人社区卫生服务个案分析 ··········· 128

第五节　武陵山区老年人医疗保障体系存在问题与对策 ······· 148

第六章　武陵山区老年人健康维护实证研究 ················· 153

第一节　武陵山区老年人就医行为及影响因素 ············· 153

第二节　武陵山区老年人中医护理在健康维护中的应用研究 ····· 159

第三节　武陵山区老年慢性疾病患者常见的心理状态及社区护理对策
········ 162

第四节　武陵山区留守老年人急救技能需求及其影响因素 ········ 164

第五节　武陵山区老年患者社区卫生服务需求研究 ··········· 169

第六节　武陵山区脑卒中社区康复现状及影响因素分析 ········· 174

第七节　武陵山区老年人健康教育对策 ················· 180

第七章　武陵山区老年人健康保健制度与政策支持 ··········· 196

第一节　老年健康保健的法律、方针、法规及有关规定 ········· 196

第二节　健康保健服务政策与老年人群社区卫生服务 ········· 206

第八章　武陵山区老年人养老模式变迁 ················· 225

第一节　武陵山区老年人家庭养老向社区养老的变迁 ········· 225

第二节　武陵山区社区养老服务供给的路径选择 ··········· 230

第九章　武陵山区老年人群社区健康养老服务体系构建 ········· 236

第一节　武陵山区老年人健康养老需要与农村社区保健服务现实间的
差距 ································· 236

第二节　武陵山区老年人社区卫生服务模式构建 ··········· 238

第三节　构建武陵山社区养老服务体系的政策建议 ··········· 242

参考文献 ································· 245

第一章　绪　论

第一节　选题缘由

中国已成为世界上老年人口数量最多的国家。根据国家统计局调查公布的数据得出：我国60周岁及以上老年人数量占总人口数量的16.1%，有24090万人，其中65周岁及以上老年人数量占总人口数量的10.5%，有15831万人。中国老年人口比例严重超标，人口老龄化加速，养老形势严峻。党的十九大报告中明确指出，要积极采取措施应对老龄化，加快老龄事业发展，构建养老、敬老、孝老的政策体系和稳定和谐的社会环境，推动健康中国战略的实施。我国国务院办公厅也相继出台了《关于制定和实施老年人照顾服务项目的意见》《关于推进医疗卫生与养老服务相结合的指导意见》《关于加快发展养老服务业的若干意见》《2017新型农村社会养老保险试点指导文件》《关于促进中医药健康医疗服务发展的实施意见》《关于印发国家老龄事业发展和养老体系建设规划的通知》等文件。可见，解决养老服务供需结构失衡问题，探索养老模式，实现健康养老，既是一项十分重要的民生议题，也是一个有待深入研究的重要课题。但是，从现实情况看，养老与医疗卫生服务结合的推进效果并不明显，基本医疗卫生服务与健康管理、养老服务之间仍然是分割的。随着医疗条件的改善和人民整体素质的提高，中国老年人比例越来越多，老龄化社会已成为不争的事实。如何搞好养老工作，实现健康养老是民生非常关心的议题，也是社会工作者必须面对的重难点问题。养老工作必须以十九大精神为指导，在少数民族地区要因地制宜、符合实际、扬长避短、发挥优势探索解决途径。武陵山片区是贫困人口分布广的连片特困地区，因此，武陵山片区养老问题是一个有待深入研究的重大课题。

第二节　研究目的及选题意义

一、研究目的

人口老龄化是全球面临的重要公共卫生问题和重大社会问题,研究老年人健康维护,发展健康养老服务事业,是提高老年人生命质量、应对老龄化挑战与落实科学发展观和构建和谐社会的需要。武陵山片区是国家西部开发的重点区域之一,是典型的民族集聚区和相对贫困落后的地区。因此,该地区老年人养老问题,要从多学科的角度出发,开展适合地区特色的健康维护和养老研究,进而探讨它与民族地区文明进程的互动关系,是一个有待深入研究的重大课题。本项目以健康养老为主线、以武陵山片区老年人为切入点,研究民族地区老年人健康维护和健康养老服务,实现人民和谐,为民族团结进步增添活力。

党的十九大报告提出:要完善国民健康政策,实施健康中国战略,为人民提供全方位健康服务;要积极应对人口老龄化,构建孝老、敬老、养老政策体系,加快老龄化事业和产业发展。健康是人全面发展的基础,发展健康养老服务事业,是实现全民健康目标的基础环节,是维护居民健康、构建和谐社会的重要举措。老年人处于社会性弱势和生理性弱势地位,特别是武陵山区内的老年人经常陷入"弱势—疾病—更弱势"的恶性循环,是最需要得到国家及地方行政机关提供服务的重点人群。由于文化历史、地理条件、医疗卫生、社会经济发展等原因,武陵山区经济落后、医疗卫生发展缓慢,人民群众健康服务的要求难以得到保证。在农民工大量迁移城市的进程中,老年人群健康照护问题日益突显,在此背景下研究老年人社区养老服务,不仅关系到民族团结,更与民族进步发展息息相关。我国政府历来重视民族和谐,关于民族地区健康养老等民生问题的研究不仅是学术议题,更具有事关国家发展进步的现实迫切性。本课题从本地区现状实情出发,以该区域内老年人群体为对象,全面探究武陵山少数民族地区老年人的社区养老服务发展问题,为少数民族地区处于生理、社会、地域等多重弱势的老年群体的健康养老提供可行性路径,也可为其他地区健康养老提供借鉴。本研究理论和方法还可为研究机构和科研院所提供可供借鉴及参考的资料。

二、选题意义

武陵山区居住着土家族、苗族、白族等10多个少数民族100多万儿女,他们多以村寨的形式聚居在这一地区的无数山头和坡脚。由于地理、文化和经济条件制约，大多数青壮年外出务工，大量老年人留守山寨，独立生活。在西部大开发的背景下，从地域、文化差异角度了解老年养老服务需求，研究民族地区养老服务发展，对促进民族地区经济建设和社会发展步伐，推动民族地区的文明进程，具有重要的历史意义和现实意义。同时可弥补我国少数民族地区老年人养老模式研究的不足。

武陵山区的养老问题存在养老观念传统、政府投入少、养老机构少等特点。因此武陵山区不能照搬国内外高投入的机构养老模式，需要建立适合该地区经济社会发展和国家政策导向的养老模式。在国家扶贫攻坚的背景下，构建武陵山区社区养老模式，既能充分发挥家庭养老作用，又能充分体现国家社会福利和以人为本的社区养老理念，通过比较从而彰显出结合机构养老与家庭养老的综合优势。本课题研究丰富了我国养老理论体系，弥补了武陵山区养老问题研究的不足，促进了民族地区公共服务事业，有利于提高我国连片特困地区老年人的健康水平和生活质量，实现健康养老，是落实十九大报告的重要举措。

第三节　研究现状与研究视觉

一、国内外研究现状

国外学者对养老模式研究较早，Uthoff 发现受制于日益膨胀的养老支出和福利制度，机构养老广受诟病。Ferber 提出，家庭养老模式不能有效解决老龄化社会所遭遇的养老困境，社会化养老成为老龄化社会的必然选择。Low 提出"社区照顾"。Moss 认为，"退休社区"是老年人一种首选的养老方式。由于老龄化社会的冲击和少子女化带来的矛盾，日本十分重视社区养老服务。CignoA 对意大利的养老政策进行批判分析后提出，低成本的养老模式是未来老龄化社会的必然选择。Borsch－Supan A 对德国养老困境分析后提出，必须减少公共机构照料，并向社区照料转移。Boeri T 认为，政府应当成为养老制度建设的协调者。目前，发达国家将养老模式从单一目标向多目标改革，力图建立多层次、综合性、高效益的养老模式。

我国对养老问题研究起步较晚，且主要集中研究经济发达地区的养老过程中常见的问题。主要研究对象是经济发达城市的老年人，主要养老形式是机构养老和家庭养老，以经济保障为主要研究内容。而经济不发达地区、民族地区的养老问题研究明显滞后。随着国家对养老保障问题的重视，近年来，一些学者对养老问题进行了有益的探索。陈赛权、黄永梅、常风华、杨春华、陈雪萍、姜向群、顾治分别从社会学、经济学、宗教学等角度分析人口老龄化对养老模式的影响，提出了多种养老模式制度，如"双层养老模式""内敛型养老模式""集中养老""异地养老"等模式。由于家庭规模逐渐缩小，家庭养老功能不断弱化，成伟、王光荣认为传统的家庭养老模式向社区养老模式过渡是现代化进程中的必然趋势，社区养老最终将占据养老的主导地位。

民族地区开展养老模式的研究资料甚少，多属零星、粗描述性研究，结合民族实际，研究武陵山片区养老模式的学术成果未见报道。截至 2018 年 2 月，笔者在 CNKI 资源总库以"养老模式"为关键词检索示文献 10330 篇，增"民族地区"为关键词检索为 66 篇，增"武陵山区"关键词检索结果为 0 篇。这表明武陵山片区养老问题研究尚未正式开展。本课题组在有关学者提供的良好思路和前期理论基础上以武陵山区老年人群为切入点，全面分析、探讨武陵山区养老模式的构建，以实现更好地解决民生问题的需要。

二、研究的视角

(一)国内外相关研究者的研究视角

国外学者对养老问题研究较多，特别是对老年人公共社区卫生服务研究较早。Mary 与 Lee J H 主要研究老年人养老问题，侧重研究老年人养老过程中的生活质量与健康需求；Dargent Mp 主要着重研究老年人常见健康问题的课题，如疼痛、约束与跌倒、大小便失禁、痴呆、压疮与谵妄等领域；Sbaron A 等主要研究社区老年人卫生服务体系及相关的政策与法律支持等。Alice 研究结果证实，社区养老和居家护理中提供了比家庭成员和朋友更加全面和有效的护理。Gregory L 研究发现，开展老年人居家护理和开设家庭病床后 65 岁以上的老年人住院率降低了 38%，实现了多方共赢。在服务模式研究中，Margo A 提倡"多领域"对社区老年人进行照料。Martha A 认为，可充分利用在校医学生社区实习的机会，建立类似社区照料"代办处"之类的机构，让师生共同负责小区部分的老年人社区护理养老健康服务。Sbaron A 长期的研究成果证明：长期照顾和社区护理(APN)模式对于老年患者的管理比较适合。目前国外发达国家理论联系实践多方位地研究了社区卫生服务和社区养老服务，研究起步较早，研究范畴广，研究视角较全面；研究不断深入，并在此基础上开创出独特的卫生服务和养老项目，成果丰富。

我国关于健康养老和社区卫生服务研究起步晚，城乡之间发展极其不平衡，我们养老政策和社区服务体系尚未健全，在实践中关于开展健康养老、普及老年人社区卫生服务等有待研究和探讨的问题诸多。在前期研究中，国内部分研究者对我国健康养老服务现状、健康养老服务需求以及两者间存在的差距、原因，观点基本归纳为：近年来，我国健康养老及老年人社区卫生服务发展较快，但在服务模式、服务内容、服务水平上仍难以满足量多、面广的养老需求及老年人社区卫生需求。主要原因为我国相关政策平台支撑不够、卫生资源配置欠合理、人口老龄化严重、医疗卫生人力资源缺乏、卫生服务经费不足、老年人对健康养老和社区卫生服务知晓少等，从多个角度、多因素对当今我国老年人健康养老服务和社区卫生服务发展进行了探索。梳理相关文献不难发现，国内健康养老和卫生服务研究起步较晚，尚处于探索期。学界多从存在的问题入手，缺乏系统性理论研究；同时，研究方法不够广泛，多为实证研究，以案例分析法为主，缺乏多样性、科学性。存在理论与实践研究限于经济发达地区的城市较多，表面性描述多见，全面深入开展实质性研究少见等问题。

(二)武陵山区健康养老与健康维护的研究视角

在快速的工业化和城市化发展阶段，发展中国家出现了农村劳动力大规模向城市迁移的现象。这种人口由农村向城市迁移、由不发达的地区流向发达地区而出现大量的空巢老人的现象，是发展中国家面临的共同问题，在中国这种现象尤为明显，而且对留守老人、空巢老人的问题关注较晚。在我国，1989 年首次出现"民工潮"。根据国家统计局数据显示，2016 年全国农村外出务工劳动力人数累计达 16934 万人，同比增长 0.30%；2017 年 1 至 3 季度全国农村外出务工劳动力人数累计达 17969 万人，同比增长 1.80%。农民工这种大规模人口流动成为中国社会变迁过程中最引人注目、最壮观的现象之一。世界卫生组织提出社区卫生优先服务对象为"弱势群体"，老年人群是我国社区卫生服务定义的"弱势群体"之一，具有生理性与社会性双重弱势特点。随着民族地区大量青壮年民工潮的出现，农村留守老年人更是处于弱势，陷入"弱势—疾病—更弱势"的恶性循环，这类人群急需得到国家制定的相关政策保护，指派相关机构担当保障健康服务的任务。

我国在未富先老的情况下，人口老龄化速度快、规模大，农村老年人群特别是留守老年人群体的健康服务需要与供给将会成为越来越重要的民生问题。社区卫生服务以人的健康为中心，以社区内老年人、儿童、妇女、残疾人、慢性患者等为重点，融预防、医疗、保健、康复、健康教育、计划生育技术服务等六位为一体，开展及时、有效、综合、方便、连续的卫生服务。基层卫生服务发展遵循预防为主、综合服务的原则，成为我国卫生体制改革的重点，老年群体的健康维护与养老问题可通过社区卫生服务和社区养老服务这一高效低耗服务模式得以实现。本课题根据武陵山区域内养老及社区卫生服务发展实际,在全面融汇本地独特的社会文化基础上,以武陵山区少数民族地区老年人群为研究对象,开展社区养老与生活照料、精神慰藉、康复指导、人文关怀等服务,对其健康问题、健康需求、卫生服务覆盖面等实践展开实用性研究,提出解决的对策与建议。同时比较老年人健康状况、生存寿命及生活质量,实现家庭养老与社区养老资源整合和合理配置。

第四节　研究内容和主要观点

一、主要内容

武陵山区包括湖北、湖南、重庆、贵州四省市交界地区的 71 个县(市、区),片区内以少数民族居民为主,地处偏远,民风民俗独特,社会经济较为滞后,卫生事业发展缓慢,大量农村老年人口的健康维护与养老问题成为现实难题。

(一)武陵山区健康养老和健康维护发展存在的问题

武陵山片区实质性的老年人健康维护与养老服务尚在萌芽状态,这与一贯来的服务方式有关,也与服务人力资源量少、质弱有关。总体来说,存在以下具体问题:城区老年人健康维护和养老服务尚在起步阶段,养老服务机构的硬件建设正在进行,设置基本到位,但软件建设的相一致性距离尚大;农村健康维护和社区养老服务在新农合体制的推动下,以乡镇医院为中心的农村三级网络得以强化,乡镇医院医疗用房、医疗设备与仪器已大大改善,但服务质量核心的保证——人才资源缺口大,缺乏各类医疗保健人才,农村基层健康维护人员数量少,学历、职称较低,对社区养老认知欠缺,社区养老服务意识不足,仍以机构养老服务为主,深入农村社区较少,服务质量提升缓慢,受人民群众真正关注较少,在农村居民中的信任度有待提高;片区农村老年人健康维护及养老服务体系框架基本是农村三级医疗网的另一名称,但服务内容实质并无彻底改变,或者是根本未改变。可以说,农村老年人健康维护和社区养老服务开展的量与质都亟待提升。

(二)武陵山区老年人卫生服务需求特点与规律

武陵山民族地区老年人群健康状况存在系列问题,如各种慢性疾病发生率高,失眠者多,视力、听力、牙齿受损较严重,缺少精神慰藉,心理脆弱、孤独,随着年龄的增加，自我照顾能力日趋下降。整体健康状况不容乐观，生存质量差，从现实上要求疾病防治与日常生活照护资源的投入加大。但是，老年人对卫生服务资源的了解与利用有限，有利用不良趋向：慢性病患者就诊率低；就诊场所以县级医院与村卫生室为主，农村三级医疗网络中心点乡镇医院服务资源被利用有限，难以发挥应有的作用。而样本区农村老年人对卫生服务的需求仍以传统的"疾病—医疗"模式为主，而非社区卫生服务强调的"健康—预防"模式。农村老年人对卫生管理的需求主要表现在治病、防病方面，而对于健康保健知识相对较少。这种卫生需求状况的存在与以下方面有关：一是该地区老年人受教育程度偏低，卫生知识普遍匮乏，固有的民族习惯和民族信仰中的不良行为习惯如抽烟、饮酒等现象严重；二是经济收入低，交通闭塞，与外界交流沟通少，医疗保障低覆盖性，卫生服务资源有限性与不可及性等生存现实使该地区老年人难以企及相应的卫生需求，只能降低期望。

(三)武陵山区老年人健康养老面临主要问题

政策方面：武陵山片区政府对老龄化社会的认识不足，对健康养老服务需求认识与支持力度不足，四省市在国家纲领性文件、政策推动下，也结合本地实情制定了老年人群健康保障服务相应的落实措施，使工作内容具体化，实际化。但有关老年人健康养老保障方面的制度还是处于少之又少的境地，农村老年人状况更是难以涉及。

经费方面：农村老年人社会养老保障度与医疗保障度低，收入有限，在健康维护费用支出方面停滞不前。

人员方面：农村社区养老服务人员量不足、质不高；农村社区卫生服务网络基本健全，但服务半径尚达不到需求；农村老年社区养老服务人才培养工程被忽视。

机构方面：武陵山片区健康维护和养老专业服务机构少，缺乏健全的农村老年健康服务体系。

(四)武陵山区老年人社区养老服务模式构建

武陵山片区社区养老服务相关机构从服务政策、服务人员、服务内容、服务质量等各方面都与该地区养老需要存在差距，难以满足养老需求。解决这一矛盾需要从政策引领、服务理念、服务体系、服务模式、筹资渠道、医疗保障等方面，结合民情民俗，全面、系统、长期规划，构建武陵山民族地区老年人社区养老服务模式。这一模式包括老年人群社区养老服务的提供者、老年人群社区养老服务平台、老年人群社区养老服务目标与宗旨、老年人群社区养老服务的管理者、老年人群社区养老服务的支撑者，本研究对这些问题初步进行了探讨。通过对以上几个方面内容的了解分析、初步提出武陵山民族地区老年人社区养老服务体系与服务模式的雏型，并将整理形成一套不断健全优化的方案提交给当地管理部门，力争促进武陵山片区社区养老模式相关措施和政策的出台。随着社区养老模式在武陵山片区的启动，课题组将继续收集相关信息，在有关政策引导下，依据实际的可行性，寻求和提供更好解决养老问题发展的方法和途径，促进武陵山片区老年人健康养老和社会发展。

二、主要观点

（1）武陵山片区老年人健康问题较多，卫生服务利用度低，与自我健康信念不良、健康知识少、经济水平低、交通状况差、生活压力大、服务信任度低等因素有关。

（2）灵活多样的社区卫生与社区养老服务的低耗高效，是经济不发达、卫生资源缺乏的武陵山民族地区老年人群的健康维护与健康养老服务的最佳实现途径。

（3）武陵山区老年健康维护和社区养老服务实践有待深化、实化，发展区间大，在专业人才培养、日常照护性人力资源供应、相关社区照护服务体系建立方面应未雨绸缪。

（4）武陵山区因地域、文化、生活习性独特，在开展老年人社区养老服务中应充分考虑民风民俗，并结合民风民俗开展相应工作。

（5）武陵山区老年人卫生服务需求与健康现状有差距，现存的服务需求与服务开展有差距，社区健康维护服务应适应时势，转变服务观念，主动开展服务，引导需求，满足需要。

（6）武陵山区老年人社区养老服务开展需要相应政策、行政机构支撑，营造良好发展平台。

第五节　研究思路与研究方法

一、研究思路

武陵山区健康养老和健康维护课题将反哺理论、社区理论和基本公共服务均等化理论作为研究理论，以武陵山区经济条件相对接近的几个民族地区作为课题研究的主要对象，调查分析武陵山区养老需求与现况，找出武陵山区养老模式现存的、潜在的问题，在多方循证的基础上，构建行之有效的社区养老模式并进行干预机制研究。通过充分论证后整理成文报送地区主管部门，力争促进武陵山区社区养老模式相关措施和政策的出台。随着社区养老模式在武陵片区的启动，课题组将收集相关信息，在有关政策引导下，依据实际的可行性，寻求和提供更好解决养老问题发展的方法和途径，促进武陵山片区老年人健康养老和社会发展。

二、研究方法

（一）文献研究法

查阅有关养老模式研究的文献资料，为本课题提供理论研究依据。

（二）田野调查法

调查武陵山区老年人经济收入、健康状况、养老现状、养老需求、卫生服务及养老政策等，全面和详细了解武陵山区医养结合存在的问题和影响因素，为武陵山区医养结合健康促进模式的构建和进行干预提供基本资料。

（三）实证研究法

选择典型养老机构从政策保障、制度创新、队伍建设、经济管理、服务内容及干预措施等方面进行"医养结合"的实证研究与理论探索。

（四）比较分析法

通过对传统养老模式和"医养结合"养老模式的比较分析，提出武陵山区"医养结合"养老发展的可行性模式。

第六节　研究价值

一、学术价值

目前，我国学者对"养老模式"的研究主要是通过对经济发达地区实践探索的比较总结，发现"养老模式"运行中存在的问题，具有地域局限性，缺乏全面性研究；同时，研究方法单一，缺乏多样性和科学性。且从医学角度探究健康维护较多，从民族学角度研究健康养老成果减少，尤其是鲜有学者对武陵山民族地区健康养老开展探索。本课题以武陵山区老年人为研究对象，构建民族地区健康养老模式，有利于满足老年人日益增大的医疗护理需求，有效解决家庭和社区、医疗和养老问题，促进健康养老。在研究方法上，注重多样性和科学性，对养老模式进行全方位、系统性分析。在研究视角上，探索多学科、多理论交叉运用，科学分析医疗卫生服务供给和老年人健康服务需求，使研究成果更加科学和规范。在研究内容上，对国内社区养老试点深入分析、探寻本质、升华结论、丰富理论研究成果；同时加强对国外经验本土化的探索。本课题弥补了武陵山区健康养老研究的不足，丰富了老年人健康促进研究的方法与内容，为今后深入研究民族地区健康养老服务带来借鉴，具有较高的学术价值。

二、应用价值

武陵山区是国家扶贫攻坚战略确定的重点区域之一，是少数聚集、贫困人口多的特困地区。武陵山民族地区老年人存在经济条件差、健康状况不良、养老需求多等特点。据查，武陵山区 78.13% 的老年人患有慢性病，而且同时存在 2 种以上慢性病的比例高于有关报道。老人一旦患病，既没有足够的经济条件化解疾病和恢复健康，也缺乏子女照顾生活起居，会直接导致生活质量、健康水平下降。因此武陵山区不能照搬国内外高投入的养老模式，需要建立适合该地区经济社会发展和国家政策导向的社区养老模式。本课题研究经济欠发达地区老年人收入水平普遍偏低的情况下，如何高效地推进社区养老服务发展，满足民族地区老年人在养老过程中日益增长的医疗保健需求，对周边欠发达地区发展社区卫生创新养老服务模式具有一定的实践借鉴意义和应用价值。有利于促进民族地区公共服务事业，有利于提高我国民族地区老年人的健康水平和生活质量，实现健康养老，也是落实十九大报告的重要举措。

第二章　基本概念与理论框架

第一节　基本概念界定

一、社区、社区卫生服务

（一）社区

社区是构成社会的基本单位，是与人们的生活和健康息息相关的场所，是由家庭、机关和团体组成，也是社区工作人员进行社区工作的场所。世界卫生组织（WHO）对社区的解释是：一个社区其人口在 10 万～30 万，面积在 5000～50000 平方公里。我国城市社区一般是按街道办事处管辖范围设置，人口在 3 万～10 万之间；农村社区一般是以行政村或自然村来划分的，主要包括乡镇和村组范围的社会共同体。著名社会学家费孝通先生将社区定义为：若干社会组织或社会群体聚集在某一地域里而形成的一个在生活上相互关联的大集体。

许多研究者认为社区就是一个小社会，是大社会的不同缩影。一般情况下，一切社会活动基本上是在社区进行，社会的一些现象也会在社区里表现出来。人们通过社区研究，探讨社会发展的普遍规律和共同特性，有助于发现和解决相关的社会问题。如社区养老服务，以社区为依托，不断发展和完善养老功能，发展社区卫生服务，让老人居家或在社区就可得到更多的生活照料和健康帮助，从而使他们安享晚年，提高生活质量。

（二）社区卫生服务

一般来说，社区建设包涵社区卫生服务。社区卫生服务是其中重要的组成成分，是以基层卫生机构为主体，全科医师为骨干，强调在政府领导、社区参与、上级卫生机构的指导下，合理使用技术和社区资源，以需求为导向、健康为中心、社区为范围、家庭为单位，以解决社区成员的主要卫生问题，满足基本卫生需求，提供综合、连续、便捷、有效、经济的管理或实施行为。

社区卫生服务能使广大社区居民获得基本卫生服务，有利于满足群众日益增长的多样化卫生服务需求。其强调以预防为主、防治结合，提高人群健康水平。社区卫生服务可将广大居民的多数基本健康问题解决在基层，有利于提高效率，缓解民族地区看病难、看病贵等问题，促进医疗卫生发展，提高服务质量。

二、老年人、人口老龄化、空巢老人

(一)老年人

WHO 对老年人年龄段的划分有两个标准：发达国家是以 65 岁以上的人群划分，发展中国家则为 60 岁以上的人群。中华医学会老年医学会建议：60 岁以上即为老年人，本研究采用此标准。

(二)人口老龄化

人口老龄化是指人口生育率降低和人均寿命延长导致的老年人口增长的动态。主要指老年人口比例不断增多的过程，其次是指社会人口结构达到一定比例，进入老龄化社会。

国际标准为，一个国家(或地区)60 岁以上人口占总人口数的 10%，或 65 岁以上人口占总人口数的 7%，这个国家(或地区)则处于老龄化社会。

中国已成为世界上老年人口最多的国家。国家统计局最新数据显示：60 周岁及以上人口占人口总数的 17.3%，65 周岁及以上人口占人口总数的 11.4%。中国老年人口比例严重超标，人口老龄化加速，养老形势严峻。我国老年人口规模巨大，人口老化速度快，但属于未富先老的状态，且地区间发展不平衡，出现城乡倒置现象。

(三)空巢老年人

1. 空巢与空巢老人

单从字义上讲，"空寂的巢穴"指的就是空巢，喻意小鸟离巢，引申为子女离开父母家庭，引发而起的寂寞、空虚的状态。空巢家庭是指在家庭生活中，因子女不在身边只留下老年人的家庭。有空巢家庭就出现空巢老人，泛指无子女或子女因多种原因远离父母，独自生活的老年人。

2. 留守老年人

由于城乡收入差距加大,大量农民工涌入城市。虽然他们打工增加了家庭收入,带动了城市发展,但是将大量老人留在家里的这一行为,对老人在物质和精神上均产生了极大的负面影响。这些留守在家中的老人称为留守老人。

本研究界定的留守老人:子女由于多种因素长期外出,独自留守在家中的60岁以上的老年人。尤其是农村中的留守老人更具有脆弱性,健康状况不容乐观,在医疗卫生、养老服务等各种资源的获得上都不尽如人意,生活质量较低。农村留守老人既要完成家务劳动、承担农活,有的还要照看孙辈,导致留守老人在身体、心理及精神上背负着超负荷的压力,由需要得到照料的接受者向照料提供者转变,使得他们健康状况值得担忧,严重影响健康养老。

三、少数民族地区、武陵山区

(一)少数民族地区

少数民族地区是指以少数民族为主聚集生活的地区,如民族自治区、自治州、自治县等。中国的少数民族主要分布在西部、北部等边疆地区。国家实施的西部大开发战略促进了少数民族地区发展。

(二)武陵山区

武陵山区指武陵山及其余脉所在的区域(包括山脉,也包括其中的小型盆地和丘陵等),位于我国中西部的核心位置,为武陵山脉贯穿的黔东、湘西、鄂西、渝东南地区的四省市交界带,国土面积 16.9 万 km^2,是中国现有 14 个"集中连片特困地区"之一。湘鄂渝黔边区是指湖南西部湘西土家族苗族自治州、张家界市和怀化市、湖北的恩施土家族苗族自治州、重庆市的黔江地区,以及贵州铜仁地区毗连地带,俗称武陵山区,是 30 多个少数民族、3000 多万人口的少数民族聚居地,属于老少边穷地区,是本课题样本区。

武陵山区幅员辽阔,因其地区大部分地处武陵山脉而得名。区内聚居着土家、汉家、瑶家、苗家、侗家等民族,汉语方言的西南官话使用量最大,少数民族的语言有苗语,侗语,土家语,瑶语,瓦乡话等。

四、养老模式

(一)养老服务体系

养老服务即为老年人提供的一系列劳务、心理和精神支持活动的总称。包括老年人基本生存、生活起居、衣食住行、看病就医、健康维护等劳务支持,如生活照料、医疗护理、康复指导、心理安抚、精神支持和情感支持,它可以满足老年人的物质需求、心理或情感需求。

养老服务体系是满足老年人全部服务的有机整体。一般包括服务的主体和客体,以及养老服务良性运行的机制,如组织协调、激励机制、资源整合、人才培养、投入保障、监督机制和绩效考评、政策导向等内容。

(二)家庭养老

家庭养老是一种环环相扣的反馈模式,是由其家庭成员和其他亲属供养老年人的方式。家庭养老是受中国传统文化影响而出现的一种社会现象。在经济供养上,家庭养老是代际之间的经济转移,其发生发展都离不开中国特有的社会经济环境,以家庭为载体,自然实现保障功能,自然完成保障过程。中国家庭养老具有明显的中国特色,父母养育儿女,儿女赡养父母,这种下一代对上一代予以反馈的模式在两代之间的取予是互惠均衡的。中国从家庭养老成为社会主义精神文明的一部分,和伦理道德、传统习俗密切相关,所以中国政府倡导并高度关注家庭养老,但是家庭结构变化、计划生育政策的实施、晚辈工作任务的繁重及相关政策等因素成为制约家庭养老的关键性因素。

(三)社区养老

社区养老服务是指在社会力量和政府的支持下,由社区组织及其内在机构为社区老年人提供的一系列养老服务。包括生活照料、饮食服务、保健指导、医疗护理、体育锻炼、疾病预防、心理治疗及精神慰藉等项目。一般情况下可分为由社区服务和在社区服务两种类型。前者是指老年人在家中接受的相关养老服务,如生活照料、上门陪聊、家庭病床、心理安慰或健康教育等;后者是指老年人在养老机构接受社区所提供的各种养老服务。

(四)机构养老

机构养老是指由各种机构如政府或者私立的养老服务机构为老年人提供的各种养老服务,包括生活照料、饮食服务、医疗保健、体育锻炼、疾病预防、心理治疗及情感慰藉等支持活动。养老机构可以是私人机构,也可以是附属于社会组织、社区、福利机构、医疗机构的一个分支机构。养老机构一般包括老年公寓、养老院、托老所、敬老院、福利院等。养老机构有公办的、民营的,还有合作制或者股份制等。这些机构需要为老年人提供卫生起居、生活护理、文体活动、疾病诊疗、卫生保健等照料服务。机构养老不仅涉及的类目繁多,而且对管理人员、业务人员的整体素质要求也相对较高，同时，也需要较高的养老成本，需要进入机构养老的老年人具有较强的经济能力。

第二节　理论框架

一、马斯洛的需求层次理论

需求层次理论由美国著名的心理学家马斯洛提出，他的主要观点是阐述每一个个体在成长和发展过程中都有一种内在的动力，这就是由高低层次不同的存在需求组成，在想要达到满足需求层次越高时，必须具备的需求条件就越高。只有当较低层次需求已经被满足，人们才可能去追求更高层次需求，只有对更高层次需求得到满足的不断追求，才是激励人们不断追求进步的动力。人类需求从低到高分成了五种层次，生理的需求、安全的需求、归属感与爱的需求、尊重的需求及自我实现的需求。需求层次理论在养老理论研究和养老实证研究方面的成果显示，农村居民对养老模式的期盼与选择，也涉及到需求层次理论相关描述的相关问题。老年人的养老需求，也是按照需求层次论从低到高的五个方面：生理的需求，老年人对于衣食住行及基本的活动、睡眠、休息等方面的需求，就属于第一个层次；安全的需求属于第二层次，在养老需求中主要体现在获得医疗和健康相关的要求；归属感和爱的需求属于第三层次，主要是因为老年人更多地在家庭中活动，尤其是空巢老人更需要来自家庭亲人、朋友、亲戚、单位同事、领导、社区等人的感情慰藉；尊重的需求属于第四层次，老年人希望自己能够得到大家广泛的尊重与爱护，不能把他们看作是社会的负担，老年人也是整个社会必不可少的一份子，他们曾为国家、社会和家庭作出巨大的贡献，社会的进步与他们休戚相关，家庭的兴旺发达与和谐更是离不开他们的无私付出，他们渴望得到社会、家庭的尊重；自我实现的需求属于第五层次也就是最高层次，老年人可以利用自己的长处和优势，继续发挥余热，为社会和家庭作出自己的贡献，实现自我价值。

二、社会嵌入理论

社会嵌入理论是由美国社会学家卡尔·波兰尼提出的，该理论主要观点是认为人都不是孤立的，而是嵌入在特定的某个社会结构和关系网络中的，借助于特定的相应社会关系而获得包括信息、情感、服务等多种资源，获得广泛的社会支持。老年人因生理机能的下降、社会地位及身份的转变，逐渐进入弱体质状态、弱社会关系、弱社会交往的弱势群体，有可能被社会边缘化。这种生活和社会边缘化状况，若处理不好最终结果往往会加速衰老。但是，必须明白老年人仍然有再社会化的需求与权利。

老年人的一生是一个不断社会化的过程，他们经历了一系列角色的转换，在这种角色转换中不断呈现出弱化衰退的态势，容易诱发老年人出现心理问题，如：孤独、失落、焦虑、担忧等问题。除此之外，空巢老年人还将面临众多难以预料的突发状况，如亲友的辞世、健康的丧失、子女不孝、社会支持功能的弱化或者突然失去等。如果老年人不摆正心态，当面对如此多的突发性问题时，就会出现很多不良状况。所以要求老年人能够根据变化的各种情况保持继续社会化。而社区养老模式是一种不错的选择，社区养老让老年人仍生活在熟悉的社区内，可以参与社区的各种交往，享受社区提供的服务，同时也能满足老年人再社会化的需求。许多研究学者将社会嵌入理论很好地用于养老，特别是用于分析社区养老，社区养老弥补了传统家庭养老中存在的社会化不足与机构养老中的过度社会化的缺点。

三、社区照顾理论

社区照顾理论是西方国家面对院舍式照顾服务出现问题后而酝酿的一个新运动。社区照顾理论的提出经历了较长的时间和较复杂的过程。在第二次世界大战后，鉴于人们针对机构照顾的缺点所提出的批评逐渐增多，英国社会各界人士发起了"去机构化"的倡议，此时社区照顾理论开始被人们所接受。最初社区照顾的对象仅仅是精神病患者与智障人士，通过社区照顾使该群体摆脱机构照顾缺乏人文关怀的状况，享受到一定的人文关怀，回归到正常的生活空间。后期，由于社会老龄化日渐加剧，老年人口持续增加，老年群体所需服务的比重增大，社区照顾就越来越得到重视。

社区照顾理论较复杂，对于社区照顾概念的界定也有不同的理解：英国于1989年的社区照顾白皮书中指出："社区照顾"是指给因老年、生理疾病、心理障碍或感觉机能障碍者提供服务和支持，让他们能够尽可能在自己家中或社区中"类似家庭"的环境下过着稳定、独立的生活。目前较多研究专家和学者认为，社区照顾就是运用社区资源提供的各项支持服务与设施，让有需要的服务对象在家里或社区中得到较好的照顾，使他们在熟悉的环境中获得照顾和帮助。社区照顾可以看作是一个社会整体服务。

四、系统论

系统存在于世间万物，系统思想的产生与发展贯穿于人类改造客观世界的过程。马克思与恩格斯强调宇宙是一个体系，是由各种物体组成的整体，宇宙中的一切事物、现象和过程是相互联系和相互作用、相互制约的，不存在孤立的事物或现象。而中国秦汉时期《黄帝内经》中"天人相应""整体恒动"的医疗原则等，也无一不体现着良好的系统思想在实践中的应用。美籍奥地利理论生物学家贝塔朗菲(Ludwig von Bertalanffy)提出了一般系统论，使系统思想成为一门学科。

系统论着重于从系统的整体与组成系统的要素以及系统与环境之间的相互作用和相互联系的关系中进行分析，揭示对象的系统规律，并得到对问题的最终解决办法。系统是由相互作用、相互联系、相互制约、相互依赖的要素构成的有机整体，具有动态性、整体性、最优化性等特点。按复杂程度的层次排列可分为次系统和超系统，一个系统可分为许多较简单的、相互关联、相互作用的次系统；同时，每一个系统又是其上一层系统即超系统的一部分。一个系统为次系统还是超系统是相对而言的，例如，家庭是个体的超系统，又是社区的次系统；社区是家庭的超系统，又是社会的次系统。系统的活动是按照目标进行的，为达到共同的目标，系统需要通过各次系统之间的相互作用和协调，以达到适应环境，保持系统稳定的目标。因此，某一次系统的变化都会影响到其他次系统，以至整个系统或超系统。超系统同样也对其内部各次系统产生影响。根据系统与环境的关系，系统又分为闭合系统和开放系统，事实上绝对的闭合系统是不存在的。

根据系统论的观点，人是一个系统，由生理、心理、社会文化等各部分组成，人的整体也是这些组成部分的超系统；家庭由个体组成，每个家庭成员都是家庭的次系统，个体是家庭的一部分，家庭则是个体的超系统；家庭是社区的一部分，社区是家庭的超系统。社区护理服务实践是社区卫生服务的一个子系统，与其他系统构成国家大系统。老年社区护理在实践中强调，老年人与其周围环境相互联系，进行各种交换的系统。人的基本目标是保持机体内、外环境的平衡，也就是保持机体健康即躯体没有疾病、心理健康、社会适应能力良好，这种平衡包括机体内部各子系统间以及机体与环境间的平衡。护理的功能就是帮助个体适应环境的变化，获得维持身心健康的状态。在社区服务中要着眼于老年人的生理机能状态，考虑社会心理因素、生存质量、社会适应等的影响，同时必须关注到其社会需求、生理需求、心理需求，认识到老年人的能力、家庭结构和文化背景等。社区服务人员要全面综合地开展工作，保证服务质量，维护老年人健康。

老年社区服务受到整体养老服务水平、服务质量、国家政策、经济发展的影响，必须充分认知到老年社区养老服务发展的有关因素，在实践中考虑到卫生服务、服务机构的发展，关注社会和家庭的需求，才能正确面对养老服务发展中的问题，提供优质高效服务。

五、自护理论

1. 自护理论观点

奥瑞姆(Orem)是美国著名的护理理论家，于1971年提出自护模式。后来将自护模式进一步发展为自我护理、自理缺陷和护理系统三大模块。奥瑞姆认为自理是人类的本能，是人所具有的参与自我照顾、完成自理行动的能力。这种能力根据年龄、发展水平、生活经历、社会文化背景、健康状况以及可得到的条件而有所不同。人的自理需要有：一般自理、发展自理、健康不良时的自理等各种需要。奥瑞姆在自我护理部分阐述什么是自理，人存在的自理需要；在自理缺陷部分阐述了个体何时需要护理，即当个体的自护能力不能满足其自理需要，平衡打破，出现自理缺陷时，需要护士为其提供照顾。

奥瑞姆将弥补个体自理缺陷、维护与促进个体自护能力的护理活动按不同服务层次需要分三类：完全补偿系统、部分补偿系统、支持—教育系统。并有五种方法：指导和监督；代替做；提供心理和生理支持；教育；提供并保持支持个人发展的环境。护士在护理个体的过程中可能用其中一种或多种方法。

护理系统是根据服务对象的自理需要和患者执行能力而设定的，基本原则是缺什么补什么。护理系统理论说明了如何通过护理活动帮助个体满足自理需求。奥瑞姆将护理系统分为三类，并在不同的护理系统中界定了：护士在健康照顾中的职责范围；护士和服务对象的角色；护士与服务对象之间的关系；在调节服务对象的自理力量、满足其的治疗性自理需求过程中，护士与服务对象应采取的行动的类型和表现型态。

完全补偿护理系统：即个体全部自理能力缺陷，需要护理给予全面帮助。如老年瘫痪患者、临终老人、老年痴呆症患者等。部分补偿护理系统：个体有能力满足自己一部分自护需要，但另一部分需要依靠护士来满足，护士和个体共同作用满足自护需要，两者都可承担自护的主要角色，如老年中风患者康复期。支持—教育系统：此系统又称为支持—发展系统。在此过程中，个体需要在协助下控制行为、学习知识。服务人员提高个体的自理能力，促使其完成自理。这三种系统可以根据具体情况而定，同一服务对象可在不同阶段根据具体情况使用不同的护理系统。

奥瑞姆认为：人是整体的，人的功能包括心理的、生理的、情感的和社会的，因此，自理活动也会涉及这几个方面。并且个体有学习和发展的潜力，由于生理状况、文化背景、经济条件及社会地位的不同，人与人之间的自护能力差别很大。有效的护理可以促进个体在生理、心理、人际关系和社会地位等方面的成熟和表现，提高其自护能力。个体要对自己的健康负责，也有权利在不能满足自理需要时接受帮助。护理是克服、解决和预防各种自理缺陷的有效活动，可为个体提供帮助。可以说社会提倡自我护理，而护理也是合乎社会需要的，并且是必需的活动。

2. 自护理论应用

在服务过程中，奥瑞姆认为，首先应确定个体为何需要护理，即评估个体的治疗性自理需求以及个体进行自理的能力，并作出护理诊断。为此，护士应收集以下资料：个体的自理不足有哪些；由何原因引起；个体自护能力有哪些潜力；能否发挥其潜力，其次根据自理能力和健康状况选择不同护理系统，提供不同的照顾方案，包括具体方法措施及实施方案。最后按照所设计的计划和方案实施护理，并在执行过程中，评价护理措施的效果，根据个体自护能力恢复状况，动态调整护理系统，修改护理方案。

可根据此模式设计老年人自护能力测量工具和自护实践测量工具。同时，奥瑞姆对老年人的自护行为、自护能力及其影响因素进行研究。在社区服务中应注意考虑老年人的健康状况和自护能力，根据实际进行护理，以满足需要，维持自护能力；使老年人主动参与到医疗活动中，满足其自尊自信的需要，通过自我指导和行为，得到健康生活方式，促进健康。有研究者结合国外的研究，提出了老年人的健康促进和安适状态：即自护意愿、内部和外部环境、自护行为、教育和结果。这些方面相互作用、有机联系，形成自护模型。

六、社区居家养老发展的理论

家庭养老是由农村生产方式决定的一种代际关系。随着生产力的发展，生产关系和养老方式也会发生改变。依据经济生产社会化理论，随着社会化分工越来越细、相互协作越来越密切，家庭养老方式面临着改革。社会嵌入理论为农村养老方式提供了新的方向。人具有社会属性，为社会中的一员、集体中的个体，不可脱离社会而独立生存。老年人更需要继续社会化，而社区居家养老恰好满足了这种需求。社区居家养老方式，可获得角色支持。社会活动是人类生活的基础，老年人要适应原有角色的转换，正确拓展新角色的职责，实现老年人与社会的良好互动。老年人享受社区居家养老，留在自己熟悉的社区，保持良好的人际关系，在享受家庭照顾的同时，还继续保持家庭和邻里间的交往，不仅可以获得亲人朋友的关怀，更是能得到精神慰藉，还可以得到专业服务人员所提供的专业化照顾。所以，农村社区居家养老服务得到普遍认同，得以产生并形成，并且逐步发展完善。科斯、德姆塞茨、诺斯等人采用成本—收益分析法，作为代表的新制度经济学派，他们提出了制度变迁理论框架。因此,在制度变迁的供给与需求框架下,构建了变迁理论。经济学中的制度变迁理论为我国研究农村社区居家养老服务的制度变迁提供了理论依据,通过追溯我国农村社区居家养老服务的产生与形成的轨迹,来判断未来的发展方向。

七、农村社区居家养老服务提供与生产的理论

农村社区居家养老服务的推动力:一是纵向的历史发展视域,也可以说是生产力的发展带动了养老方式的变革;二是横向的养老需求,随着生活水平的提高,老年人的养老需求越来越趋于多元化。为了满足老年人的需求,社区居家养老服务供给的问题亟待解决。新公共管理理论从公众需求上给出了理论指导。"新公共管理理论"即将私营企业管理的原理、技术和方法移植到公共管理,实现以市场为基础的管理模式。其特征是:①追求从经济、效率和效益三个方面来密切关注结果;②用分权的管理取代集权组织结构;③用合作替代公共供给和管制;④关注直接服务的效率;⑤目的在于能够回应外部需求的战略能力。新公共管理理论强调提高资源配置效率,增强对公众需求的反应力。由此,在农村社区居家养老服务需求不断增长和社区养老服务发展过程中,应充分发挥组织者和服务者的功能,采取积极态度和行为尽可能地与各种社会组织开展密切的合作。

对于农村社区居家养老服务的合作供给模式,福利多元主义理论的基本观点是"民营化",也就是"实现从依赖政府向依靠私营部门的过渡"。福利三角研究范式是由德国学者伊瓦斯提出的,他指出分析框架时应该充分考虑经济、文化、政治和社会的背景及国家提供的社会福利、家庭提供的家庭福利,分担居民遇到的各种风险。为了更好地满足社会成员的福利需求,在社区养老服务供给过程中,不仅要改变政府提供社区养老服务的方式,还要建立政府与社会组织中的合作伙伴关系,在社区居家养老服务过程中发挥更大的作用。

公共福利服务与社会生产理论为社区养老服务的路径提供了理论指导。美国经济学家理查德·阿贝尔·马斯格雷夫区分了公共服务的提供与生产,他指出提供与生产既相互独立又相互影响。许多西方民营化的倡导者认为:公共服务提供者和生产者的角色可以分开,也就是说,在社区养老服务生产与提供主体相分离的前提下,服务的供给者既可以是市场,也可以是政府。推动社会发展的两大基本力量就是政府和市场,他们在社区养老服务过程中分别承担提供者和生产者的角色。

第三章 武陵山区老年人健康养老研究方案

第一节 研究设计

一、研究对象

本课题研究对象为武陵山区内(湖北恩施自治州、湖南省湘西自治州、重庆黔江地区和贵州铜仁地区)常驻人口中 60 岁及以上且家中子女长期外出的老年人群,特别是空巢和患慢性病需要持续性医疗护理及养老服务的老年人群,开展社区养老与生活照料、精神慰藉、康复指导、人文关怀等服务,比较老年人健康状况、生存寿命及生活质量,实现家庭养老与社区养老资源整合与合理配置。

二、总体框架

(一)武陵山片区养老模式现状考察与分析

从机构设置、资源配置、服务内容、服务质量、服务需求、政策导向、养老保障等方面对武陵山区养老现状进行调查,分析存在的问题与不足,并找到问题的成因。

(二)武陵山区社区养老模式构建的制约因素

从政策制度、经济基础、地域分布、生活习性、文化习俗等方面找出影响和制约该地区社区养老模式构建的主要因素。

（三）武陵山区社区养老模式的对策研究

根据我国《社会养老服务体系建设规划》的要求，结合武陵山民族地区实际，从政策保障、优化管理、制度创新、队伍建设、服务质量、服务内容以及公共卫生服务干预与建设方面，提出创新武陵山区社区养老模式的基本思路、对策措施以及政策建议。

三、重点难点

（一）重点

针对"社区养老"养老服务发展过程中已存在的与将面临的问题，探究相应解决途径与方法系本课题的重点。

（二）难点

对民族地区经济文化卫生内涵的共性与个性的把握、相关职能部门对建立"社区养老"养老服务体系的协调配合与支持将是本课题的难点。

四、主要目标

根据国家和民族地区政策导向及广大人民群众对养老服务新要求，应对老龄化社会需要，符合武陵山民族地区健康养老模式转变新特点，通过2～3年的研究和实践，建立武陵山区健康养老实践基地，创新民族地区的养老模式，探索"社区养老"模式的推进策略，实现民族进步与健康养老。

五、研究假设

（一）民族地区老年人社区养老服务开展需要营造良好的发展平台

人口老龄化问题是国际社会共同关注的问题，各国政府越来越重视老龄化问题的妥善解决，认识到老龄化问题的解决对经济和社会都具有重大影响。开展社区卫生服务，倡导卫生保健服务，促进老年人健康养老，已经在广泛实践中得到证明，社区养老服务不仅能大大提高卫生保健服务的效率和公平性，而且能有效提高老年人健康水平。社区养老服务能提高老年人的卫生服务水平，特别关注老年人群生存质量，在养老服务中发挥非常重要的作用。但社区养老服务和社区医疗服务需得到政府及相关部门的大力支持，包括：制定优惠政策，正确引导和保障经费投入，建立较为完善的管理体制，加强相关专业技术和服务人才的培养、服务体系建立健全等事宜。从理论上，医疗卫生服务应该分为三个层次，即最基本的医疗卫生服务、非基本的医疗卫生服务和社会公共卫生服务。在基本的医疗卫生服务方面，政府可以通过建立和完善社会医疗救助体系，帮助各类人群获得基本医疗服务，建立医疗和社会保险制度，发挥各类人群利用最大化作用。因此，关注武陵山民族地区老年人群健康养老服务，就必然要得到政府部门的支持。同时，制定相关政策作为保障，指定相关机构履行监督职责并搭建公共平台与提供相应的资源。只有解决掉这些问题，才能保障老年人社区健康养老有序开展，保证养老质量。

（二）社区养老服务是民族地区老年人维护健康的有力举措

武陵山民族地区老年人具有日益增长的多层次、多样化健康养老与医疗卫生服务需求，地方政府对老年人群的基本医疗保健服务需求和健康养老服务的满足责无旁贷，也是实现社会和谐与健康中国的基本前提。但是，目前无法改变、也无法回避的一个现实是：不论是从人民群众、还是从政府角度来讲，都没有满足所有医疗服务需求的经济能力，也没有满足老年人群健康养老的条件和手段。而社区养老是低成本的社区卫生服务与养老服务相结合的新型模式，社区养老服务覆盖面广、可及性强，是实现"人人享有基本卫生保健"和健康养老目标的理想途径，是经济不发达、卫生资源缺乏的民族地区老年人健康维护的有力举措。

（三）民族地区老年人社区养老服务也应具有其独有特点

武陵山区偏远落后，老年人群以体力劳动者居多，他们受教育少，由于交通落后、经济条件限制，导致该地区老年人群与外界交流少，思想守旧，有的甚至从没走出过大山。而且在一定程度上健康素养差，一直秉承的某些民族风俗习惯对健康不利，而且又难以纠正。因此，在民族地区开展社区养老服务时，一定要考虑其独有的影响因素，有针对性地开展工作，与老年人建立信任关系，使服务对象积极参与到服务中，并尽量改变他们的健康信念和健康养老观念，才能取得预期效果。

（四）民族地区老年人健康服务应主动开展、引导需求、满足需要

由于卫生健康观念差、经济能力较弱以及医疗保障不足等原因，老年人容易忽略自身健康，即使身体健康状况不良，有医疗服务需要，同时国家也给他们办有新农村合作医疗保险，但他们仍然不一定主动求医或者求助卫生服务机构。因此，健康服务人员及服务机构在开展相关服务中要充分认识到少数民族

地区老年人健康服务需要不等于需求,服务需求与服务开展之间有差距,健康服务应积极开展,主动适应,引导需求,满足需要。要坚持大力宣传改变观念与及时服务满足需求相结合,既能使老年人及时体验、经历和了解到有什么样的健康服务可利用,又促使他们的健康需要与健康需求间的转换实现最大优化,及时满足他们的健康需要,提升生活质量。

六、研究创新

以武陵山民族地区养老服务发展现状为基础,结合武陵山区老年人社区养老服务的需求,从地域、社会文化差异背景下系统研究民族地区老年人社区养老服务模式,对特定区域内的老年人群健康养老服务发展研究是--种视角上的创新。

构建武陵山民族地区老年健康养老服务体系并与社区卫生服务中的医疗、康复、预防等互相结合,密切协作,确保区域内老年人的卫生保健服务和健康养老服务是一种理念上的创新。

第二节　调查方案与具体实施计划

一、调查区域、调查对象与调查方法

样本区主要来自武陵山片区内包括湖南省湘西自治州、张家界市、怀化市、湖北恩施自治州、重庆黔江地区和贵州铜仁地区。老年人资料调查对象为60岁及以上的老年人群,主要为农村老年人,采用随机分层选定具体调查点,再在调查点方便取样;社区养老服务机构与人力资源资料在各方面分析后,采取典型抽样法代表总体,选取湘西自治州花垣县和重庆黔江地区农村卫生服务机构进行,在此抽样基础上,再随机整群抽样。

二、调查内容

(1)老年人一般社会学资料。包括年龄、性别、婚姻、医保、新农合等;留守老年人躯体疾病、心理疾病、社会适应等健康状况及健康信念、健康知识知晓等方面资料。

(2)养老人力资源、组织机构、服务开展状况。包括从业人员的数量、学历、职称结构;卫生服务机构的数量、提供的服务内容与质量等。

三、调查工具

1. 调查工具来源

（1）生活自理能力量表。采用 Lawton 和 Brody 的日常生活能力量表（ADL），包括：①基本的躯体生活自理表（PSMS）。基本内容包括穿衣、上厕所、梳洗、进食、洗澡和行走等内容。②工具性日常生活量表（IADL）。基本内容组成有：购物、打电话、备餐、洗衣、做家务、服药、使用交通工具和自理经济共 8 项。每项评分按 4 级进行：1 级，完全自己做；2 级，自己做有些困难；3 级，自己不能独立完成需要别人帮助；4 级，自己根本不能做。总计分为 14 ~ 56 分。1 分为正常，2 ~ 3 分评为功能下降，4 分认定为功能丧失；总分如果小于 14 分，评价为完全正常；总分如果大于 16 分小于 22 分，评价为有不同程度的生理功能下降；总分大等于 22 分为功能有明显障碍。

（2）老年人健康状况、健康信念、健康需求调查为自制问卷，在大量参考相关文献，结合业内专家、同行建设性意见基础上，自行设计调查问卷的条目、问题等，利用专家评定法评定内容效度，条目删减及其内容的表述方式修饰，先后进行三次评定。

（3）农村社区养老服务资料调查为自制问卷，主要包括基层社区养老服务机构的基本情况，服务人力资源的学历、年龄、职称，对基层社区养老服务的认知等。

2. 设计思路

在老年人的资料调查表设计中主要以慢病、留守和空巢老人健康问题为中心，充分体现出留守老人和空巢老人的生理健康及心理健康状况、社会健康状况等，设计力求与民族地区民情风俗相符合，充分考虑地域、民族特性。而社区养老服务主要考虑了服务的普及性、可及性、针对性，服务人员的服务水准及相关素质等与服务质量息息相关的问题。

3. 调查指标

在老年人调查表中的主要指标包括：

（1）老年人群一般社会学资料：年龄、性别、文化程度、婚姻、经济收入、社会保险等指标。

（2）老年人群个人习惯：烟、酒、饮食等。

（3）老年人群健康状况：睡眠、视力、听力、牙齿、食欲、人际关系、脑反应性、日常生活能力、认知能力、慢性病及治疗、健康自我感知、健康满意度、就医状况、就医机构等指标。

（4）老年人群健康信念：健康观念认知、健康行为改变、体育锻炼等指标。

(5)老年人群健康服务需求：药物指导、健康检查、合作医疗、情绪渲泄、关系协调、保健知识、饮食指导等指标。

四、调查人员

研究者所在院系教师及统一培训后临床医学和护理专业学生，按调查区域不同分成小组，由课题组成员任小组长，负责统一调查工作。

五、调查培训

制定培训方案，在学生中征选调查志愿者，在规定时间内培训调查人员，统一指导语等进行质量控制。

六、调查时间

为保证调查工作的顺利进行并有充分时间保证，所有调查工作均安排在假期，主要调查工作于 2014 年 7 月—2015 年 7 月假期完成。

七、调查实施

在调查研究正式开始、发放问卷前，组织调查人员对 30 名符合条件的老年人开展预调查，并进行了单独访谈。在样本区域内采用方便抽样方法，对被调查者进行入户询问，告知调查对象研究目的，自愿接受调查，不识字者由调查者询问代为填写。社区养老服务机构与人力资源调查按不同机构集中独立完成问卷，时间为 20 分钟。

八、质量控制措施

(1)正式调查前首先进行预调查，分析预调查反馈信息，征求专家意见，对调查问卷进行进一步完善。

(2)本研究参与者为医学院教师和在读学生，在正式调查前对调查人员全部进行统一学习培训。

(3)采取自愿参加、知情同意原则，使调查的质量能够得到保证。

(4)调查志愿者及教师为本地区人，语言无障碍，调查过程时间充裕。

(5)资料整理中对数据的编码与录入工作多次进行校对、补漏及检查。

九、调查数据分析

使用 SPSS17.0 软件录入数据。根据资料选择统计方法，包括描述性分析、t 检验、χ^2 检验、单因素方差分析等。$P \leqslant 0.05$ 为有统计学意义，所有 P 值均为双侧概率。

第三节　访谈方案与实施

一、访谈对象与访谈提纲

1.老年人

典型抽样选取吉首市矮寨镇联团村 15 个家庭 19 名老年人。访谈提纲主要包括老年人在子女外出务工后的健康状况、经济能力、自我照护、健康信念、对基层卫生服务的认可度等。

2.社区服务机构管理者与服务者

随机选取受调查区域的基层医院管理者与护理人员进行访谈，访谈提纲主要包括本院社区卫生服务、社区养老服务开展与认同、政策支持度等。

二、访谈实施

在收集资料之前取得村居委会的全力支持，并获得受访老人及其家属的同意，且以姓氏称呼代替老人的真实姓名以保护隐私。访谈前，访谈成员熟知访谈提纲，并细化为几个方面的具体实质性内容，融入当地方言；培训访谈技巧，如开放式提问、重复、倾听等，以便提问适当、老年人能理解，访谈顺利进行。访谈过程以聊天形式、参与式进行，不停止劳作。每次两名访谈者参与访谈，一名成员主导交流，按访谈提纲随意提问，一名成员主导记录，再补充问题。访谈以原话记录或录音的形式收集相关信息，并且对相关环境、经济、卫生等方面情况进行评估，了解问题的相关性，收集制约发展的因素，及时写成访谈录。对于含糊不清的内容要询问明确，确保资料收集的正确性。

三、数据处理

对访谈资料进行归类、整理、分析、反思、提炼，列出主题，分析影响因素。与调查量性资料整合，综合二次分析。

有关老年人政策分析等内容主要以文献分析、政府网站公布及各部门统计年鉴与相关数据为准。

第四章 武陵山区老年人养老服务调研及影响因素分析

第一节 武陵山区老年人养老现状

武陵山民族地区尽管相继实施了一些老年保障的项目，农村中传统的家庭养老模式于一定程度上也缓解了一些农村人的养老压力，但由于养老保障的完善体制没有形成，而且因低覆盖面、低保障标准，导致一部分的农村老年居民的养老情况和基本生活需求问题没有得到全面的改观，亟待建立新型的符合当地老人基本情况及意愿的最适养老模式。武陵山区是中国扶贫攻坚战略和西部开发确定的重点区域之一，是少数民族聚集多的连片特困地区。因贫穷落后、经济条件差，机构养老在武陵山片区的推进滞后。为促进民族地区公共服务事业，解决该地区养老问题，提高中国连片特别贫困地区的老年人的生活质量和健康水平，实现积极的健康养老，课题组研究成员采取问卷法，辅之以访谈法对武陵山片区农村老年人进行了调查。

一、对象与方法

1. 调查对象

根据实际的研究情况及武陵山区的经济水平，研究采用目的抽样的方法。调查对象的纳入与排除标准：①选择常年生活在武陵山的农村老年人作为调查对象；②60岁及以上老年人；③排除患有严重疾病者；④采取知情同意原则。

2. 调查方法

调查人员自制《武陵山区农村老年人养老现状调查表》，通过查阅资料、并与本地区实际相结合而制定本表，调查内容主要包括老年人的社会人口学资料（含性别、年龄、民族、婚姻状况等）、目前的经济水平情况（收入及来源情况）、养老基本现状(目前的养老模式、生活满意度、子女、居住及孝顺情况等)。采用的资料收集方法是个案深度访谈与问卷调查法相结合的方法,以入户的形式收集资料。

3.统计方法

首先对调查问卷进行量化的规范编码,数据采取双录入的形式,采用Epidata3.1数据录入软件进行数据双录入,应用SPSS19.0数据分析软件进行数据处理分析。

二、结果

1.基本情况

被调查的武陵山区老年人基本情况,见表4—1。

表4—1 武陵山区老人基本情况($n = 2724$)

项目		人数	构成比(%)
性别	男	1285	47.173
	女	1439	52.827
年龄	≥60岁,70岁	1638	60.132
	≥70岁,80岁	859	31.535
	≥80岁	227	8.333
民族	土家族	1005	36.894
	苗族	882	32.379
	汉族	482	17.695
	其他	355	13.032
文化程度	文盲	1253	45.999
	小学	751	27.570
	中学	482	17.695
	中专、大专	162	5.947
	本科及以上	76	2.790

续表 4 - 1

项目		人数	构成比（%）
婚姻状态	已婚	2047	75.147
	丧偶	570	20.925
	离婚	56	2.056
	未婚	51	1.872
月收入水平	<300 元	756	27.753
	300~500 元	581	21.329
	501~800 元	528	19.383
	801~1000 元	365	13.399
	>1000	494	18.135
职业	农民	1656	60.792
	个体户	426	15.639
	企、事业单位人员	436	16.006
	公务员	104	3.818
	其他	102	3.744
子女数量	无	92	3.377
	1	229	8.407
	2	818	30.029
	≥3 个	1585	58.186
身体状况	非常健康	139	5.103
	健康	865	31.755
	一般	1099	40.345
	较差	519	19.053
	很差	102	3.744

2. 经济状况

武陵山片区农村老年人经济状况，见表 4 - 2、表 4 - 3。

表 4 – 2　武陵山片区农村老年人年收入情况 ($n = 2724$)

年收入(元)	人数	构成比(%)
< 1200	756	27.753
1200 ~ 2400	581	21.329
2400 ~ 3000	528	19.383
3000 ~ 4800	365	13.399
> 4800	494	18.135

表 4 – 3　武陵山片区农村老年人经济收入主要来源 ($n = 2724$)

月收入来源	人数	构成比(%)
子女供给	1073	39.391
劳动收入	734	26.946
离退休金	543	19.934
个人积蓄	283	10.389
其他	91	3.341

　　调查得知：武陵山区农村老年人平均年收入在 2400 元以下的人群占 49.082%，平均经济年收入在 3000 元以下人群的占 68.465%，远低于中国国家统计局官方公布的中国全年农村人群人均纯收入情况和湖南农村人群人均年纯收入情况。这充分显示，困扰武陵山区老年人群养老的首要困难仍然是经济问题。

　　3.养老现状

　　传统养老模式家庭养老和土地保障养老模式在武陵山区的农村老年人中地位仍然重要。本次调查：评估老人子女孝顺情况为："不够孝顺"占 5.100%，"一般孝顺"占 39.633%，"比较孝顺"占 33.762%，"非常孝顺"占 21.505%。居住方式调查为：住养老机构的老人占比为 3.136%，独居的老人 16.012%，和子女一起生活的老人 32.423%，与老伴居住的老人 47.355%，其他居住方式的 1.074%。生活满意度老人自评情况为："非常不满意"的占 2.556%，"不太满意"占 13.612%，"一般可以"占 43.663%，"比较满意"占 31.227%，"非常满意"的占 8.942%。养老模式意愿调查为：绝对不愿意去的占 39.431%，万不得已时才去的占 52.006%，愿意去机构养老的老人仅占 8.563%。

4.讨论与建议

（1）经济状况对武陵山农村养老的影响：经济保障是医疗保障中缺一不可的一项。本次调查显示，武陵山区老年人收入远低于全国和湖南省的平均水平，年收入在 3000 元以下的占 68.465%。但是，值得关注的是武陵山区的老年人晚年生活满意度很高，虽然经济不富裕，83.833% 的老年人对生活感到很满意。分析可能的原因为：一方面是民族地区老年人对物质的期望值低，贫穷老年人一辈子吃苦耐劳、勤俭持家；另一方面可能原因是武陵山区经济水平总体不高，较低的生活水平状态导致了武陵山区大部分老年人珍惜现有的一切，提高了生活满意度。调查武陵山区老年人经济的来源，主要经济来源于自己劳动收入和子女供给，与国内其他农村地区报道相同。在养老经济支持方面主要显示为自主养老和家庭养老。通过调查研究得知武陵山区农村老年人"活到老干到老"，基本上是做到身体状况极差到不能再劳动后才休息，该地区值得推广的做得最好的就是"老有所为"。采取自我养老方式的老年人有很多，分析其原因：首先，该地区的土地资源是老年农民自己拥有，他们通过进行土地种植业劳动或养殖业等获得物质资源，这是主要的经济收入；其次，该地区年轻人口大量外出，老年人只能通过自己劳动获取维持其生活的经济资源。

建议：首先，全面贯彻落实党的十九大报告内容，切实真实改善武陵山区农村的经济情况，提高农民土地收入；完善民族自治和调整国家对民族地区优惠政策，加快武陵山民族地区的发展。也可以通过政策优惠留住本地优秀青年，转变人口外流的现象，发展本地文化经济，减少劳动力外输现象，减少老人留守与子女离别的现象，最大限度地减少空巢老人现象，同时改善该地区老人的生活照料与精神安慰。其次，还要大力发展少数民族文化事业，弘扬中华民族传统文化，改变武陵山民族地区农村中的"男尊女卑""老人无用"等陈旧观念，提高老年人晚年生活质量。

（2）养老现状分析：调查结果显示，武陵山区多数老年人对养老机构持否定态度，他们不愿意选择机构养老，仅有 8.563% 的农村老人愿意去机构养老。甚至还有 39.431% 的武陵山区农村老年人表示无论任何情况下都拒绝去养老机构。根据结果显示，目前该地区农村老年人中有 79.778% 的人与家庭成员共同生活，独居老人占 16.012%，愿意住养老机构的老人仅有 3.136%。可见，武陵山区人们具有强烈的家庭观念，农村家庭观念更重，老年人认为：家是落叶归根的地方，也是他们常年生活的地方，而且该地区老年人表示非常不喜欢陌生人的照顾。由于武陵山区地形复杂、地处贫困深部地区、多为山区、信息闭塞、经济落后，传统的儒家孝文化根深蒂固地影响着该地区的农村老年人，重视家庭观念，重视代际关系。在养老这个问题上，他们表现出一致强烈的责任认同感，认为他们的养老意愿选择必然为家庭养老。一般情况下，该地区老年人不选择机构养老，他们认为"去机构养老子女会被别人骂不孝""去养老机构的人都是家庭没有后代的才去""金窝窝、银窝窝不如自己的狗窝窝"等。正是这些善良朴实的观念在大部分老年人中广泛存在，导致他们不愿离开自己熟悉的家庭。

大力发展老龄服务事业是党的十九大的一项重要内容。中国国家和政府应加大对武陵山民族地区特别是农村老年人的养老事业的投入，发展社会经济，制定符合当地情况的优惠政策，提高养老补助金，扩大社保覆盖范围，实行分层负担养老费用。制定关于个人、家庭、社会、政府不同的养老责任，在家庭养老的基础上，探索医养结合养老和社区养老模式，将社区养老、家庭养老、医养结合、土地保障结合起来，完善新的养老模式，减轻武陵山区农村老年人的养老方面的负担和压力。

综上所述，武陵山民族地区农村老年人有较高的生活满意度，但大部分老年人对机构养老持否定态度，他们愿意与家庭成员在一起生活。该地区老年人经济来源单一，主要是自己劳动所得和子女供给，同时由于经济贫穷落后、子女外出务工等原因，造成自主养老和家庭养老的保障功能越来越弱。需要引起地方政府和社会的共同高度重视，尽快制定符合当地经济发展情况的新的养老政策，确保必需的养老资源的提供。养老问题关系重大，与国家、民族、社会的发展有关，关系到民族团结、稳定、发展和长治久安，因此，探索和完善民族地区农村养老模式具有重要的现实意义。

第二节　武陵山区老年人群养老意愿及影响因素分析

老年人群的健康问题已成为一个世界性的社会问题，搞好养老工作是一项十分重要的民生议题。武陵山区老年人养老意愿是人们对养老行为所持有的主观看法和态度，养老观念和养老需求影响着老年人对养老模式的选择，养老意愿的满足程度在一定程度上将会对老年人的养老质量起着很大的影响。本研究从老年人的主观动机和需求出发，以满足老年人的养老需求作为指向，注意体现对老年人主体需求的尊重。

许多学者对养老问题的研究着重于对经济保障方面的探讨，而且主要集中于研究大中城市的养老保障问题。相对而言对于养老意愿的研究不多，特别是没有把老年人的需求与意愿作为重要的参数。事实上，更要从老年人的主观实际愿望出发进行养老意愿研究，重视老年人的一般养老需求状况，制定符合实际的养老政策，使其更满足老年人养老的主客观需求。鉴于对城市老年人养老问题的研究较为常见，而武陵山民族地区老年人为研究对象较少，本研究探讨武陵山民族地区老年人意愿问题，以期为民族地区养老制度保障政策提供参考依据。

一、调查数据

研究团队选取湖南湘西自治州、重庆市、湖北、贵州等地区，常年居住的60 岁及以上的老年人进行抽样调查，采用查阅资料、问卷调查和个案走访等方法收集资料。对调查员进行统一培训，规范指导用语和导言，首先向被调查者说明填写调查问卷的方法，一般情况下都要求当场回收调查问卷。对因为识字困难、疾病因素、身体残疾的，均由调查者给予被调查者适当帮助，共同完成问卷调查。对调查问卷进行分类整理，剔除无效问卷后，对有效问卷的数据进行整理量化编码。数据录入采用数据录入软件 Epidata3.1 软件进行，分析数据应用 SPSS19.0 进行。

二、数据分析

1. 基本情况

武陵山片区老人基本情况见表 4 - 1。

2. 养老意愿选择分析

本次调查结果显示：愿意与家庭成员共同生活的老年人占 52.3%，不希望与家庭成员共同生活的占 45.6%。进行原因调查（见表 4 - 4、表 4 - 5）时发现，希望有人照顾生活的比例达 44.5%，居于最高层次；占 36.8% 的是为了不孤单、生活热闹；其他原因选择的相对不多。不愿意与家庭其他成员生活居住的老年人认为：与子女分开居住，生活比较自由，占 32.1%，比例最高；还有的是因为子女工作忙、生活压力大、没时间照顾老人，占 29.5%。需要特别指出的是，在选择与子女共同生活的老年人中，一般都是日常活动可以完全自理、健康状况良好的老年人，所占比例高达 82.3%。有 89.3% 的老年人选择在家养老，其首要因素是有子女照顾的占总人数的 30.4%，选择机构养老的首要原因为可以接触更多老年人占总人数的 35.7%。

表4-4 老年人居住方式选择原因构成情况(n=2724)

与子女居住原因	人数	构成比(%)	不与子女居住原因	人数	构成比(%)
生活有人照顾	1211	44.5	生活自由	875	32.1
热闹、不孤单	1003	36.8	子女工作忙	803	29.5
节约开支	329	12.1	减少麻烦	337	12.4
帮助子女带小孩、做家务	169	6.2	子女不在本地	297	10.9
其他	12	0.4	子女不愿意	281	10.3
			其他	131	4.8

表4-5 老年人养老场所选择原因构成情况(n=2724)

在家养老的原因	人数	构成比(%)	在机构养老的原因	人数	构成比(%)
有子女照顾	829	30.4	可以接触更多老年人	971	35.7
享受天伦之乐	751	27.6	减轻子女负担	785	28.8
经济原因	498	18.3	家庭没人照顾	485	17.8
怕别人说闲话	316	11.6	减少家庭矛盾	246	9.0
帮助子女做家务	240	8.8	其他	237	8.7
其他	90	3.3			

3. 影响因素分析

老年人在选择养老方式时，主要受到家庭成员间关系、经济情况、老年人住房等多种因素的影响。为了更好地分析影响养老意愿的因素，利用 Logistic 回归方法进行回归分析。基本模型中因变量为愿意居家养老还是机构养老(机构养老 =0，居家养老 =1)。分别采用 Backward 和 Enter 两种方法进行了 Logistic 回归分析，结果均发现，年龄、职业、收入水平、文化程度、身体状况和子女数量6个变量对老年人的养老意愿具有显著性影响(见表4-6)。

表 4 – 6　影响养老意愿选择的 Logistic 回归模型分析

	变量	B	S. E.	Wald	Exp(B)	95.0% C. I. for EXP(B)		P 值
模型一 (Enter)	常数项	0.440	0.856	0.263	1.552			0.608
	年龄	0.308	0.141	4.764	0.735	0.558	0.969	0.029
	文化程度	0.917	0.320	8.220	0.400	0.214	0.748	0.004
	收入水平	0.711	0.256	7.730	2.035	1.233	3.359	0.005
	职业	0.534	0.260	4.231	1.706	1.025	2.837	0.040
	子女数量	-0.299	0.124	5.784	0.742	0.581	0.946	0.016
	身体状况	0.420	0.112	14.022	1.521	1.221	1.895	0.000
	性别	-1.054	0.235	20.132	0.349	0.220	0.552	0.000
	民族	-0.571	0.248	5.305	0.565	0.347	0.918	0.021
模型二 (Backward)	常数项	-2.047	1.995	1.053	0.129			0.305
	年龄	0.560	0.191	8.613	0.571	0.393	0.830	0.003
	文化程度	1.244	0.465	7.165	0.288	0.116	0.717	0.007
	收入水平	1.114	0.352	10.021	3.046	1.528	6.072	0.002
	职业	0.861	0.377	5.205	2.366	1.129	4.958	0.023
	子女数量	-0.408	0.182	5.034	0.665	0.466	0.950	0.025
	身体状况	0.557	0.156	12.817	1.746	1.287	2.369	0.000
	婚姻状态	0.452	0.182	6.148	0.571	0.393	0.830	0.013

三、结论与建议

（1）由于受传统养老观念的影响，与家庭成员共同生活进行养老的意愿高于其他的养老意愿。主要原因是为了生活过程中有家人的照顾，而选择不与家庭成员共同生活，主要是为了生活过得更自由，不受人限制。这说明了在武陵山农村的老年人群中仍然存在着传统的亲子反馈养老的思想，但是在养老过程中他们又有追求生活自由、精神独立等一些现代观念。民族地区老年人的养老需求基本包括经济供养、精神慰藉和生活照料，在家庭养老模式中老年人获得较多的是子女的精神和情感慰藉，这是老年人的精神支柱，也是养老机构所达不到的。但是由于计划生育政策实施多年，家庭中子女数的不断减少，导致家庭规模变小，生活方式变化，以及妇女和老年人社会参与率的普遍提高等，导致家庭养老功能不断弱化。因而在武陵山民族地区适当发展社区养老、医养结合等一些新型养老模式作为传统的家庭养老模式的补充，使得民族地区的老年人能够老有所为、老有所养。

（2）武陵山民族地区高龄老年人数不断增加，高龄老人与低龄老年人存在着不同的健康状态，而且这些老年人又有不同的养老意愿。调查显示，有的老年人由于身体状况不好、年岁高，又不愿离开家人，因此，70岁及以上的老人更愿意选择居家养老的意愿，模型一和模型二分别是 0.7 和 0.6 倍。分析原因之一，是这些老人更加需要家人的照顾，渴望被社会和家人接纳。原因之二，可能是由于传统的家庭养老观念根深蒂固、且不容易轻易改变。

（3）一般情况下，老年人的文化程度和经济收入具有较高的关联性，在一定程度上，一个人的文化程度能够与他的收入水平成正比。随着经济条件的改善，全民素质不断提高，老年人的养老意愿也会随之发生变化。武陵山民族地区经济落后、教育程度低，社会福利保障事业发展不良，使得该地区老人文化程度较低、经济收入低，不能摆脱对子女的各种依靠，而且他们大多数老年人均不能达到自养的水平，难以具备独立生活的条件，需要家庭成员给予生活及生病时的照顾，给予经济上的资助。调查中发现，与家庭成员分居可以使老人避免与家人发生不必要的摩擦和冲突，在日常生活中更加自由，从而提高老年人的生活质量。因此该地区大多数的老人愿意选择分而不离、就近生活的照护模式，这也是比较理想的武陵山区社区养老模式。

（4）武陵山区老年人相信多子多福，虽然国家已实行多年的计划生育政策，但是调查发现拥有3个及以上孩子的老人占绝大多数（58.18%），真正的独生子女家庭减少，仅为8.41%，无子女的为3.38%，由此可以看出，家庭中孩子越多的老人选择居家养老的意愿越低。可能是因为孩子多的老人需要经常更换住的地方，每个孩子轮流负责赡养老人，使得这些老人没有获得归属感，感觉自己就像被踢皮球一样；另外孩子越多，可能家境比较困难，孩子受教育机会就相对减少，获得教育的程度越低，为了减轻孩子的负担，更渴望得到社会的养老的支持。

第三节　武陵山区空巢老年人生存现状与养老问题

一、武陵山民族地区留守老年人生存质量

步入老龄化社会以后，老年人的生存质量问题备受关注，有关改善老年人生存质量问题的研究已成为重点的卫生保健工作内容。在武陵山区的广袤土地上，居住着苗族、土家族、侗族、白族等多个少数民族，由于经济、地理、文化、卫生等条件制约，青壮年外出打工、求学、经商或购房进城定居，他们居住在农村的父母就成了留守老人。大量青年劳动力外出，对老年人的生存状态产生了许多明显的不良影响。为了解武陵山民族地区农村留守老年人生存质量，找出老年人生存质量的相关因素，以便更好地开展医疗保健工作，实现"健康老龄化"的战略目标，我们课题组对武陵山民族地区老年人生存质量开展了调查研究，情况如下。

(一)调查对象

本调查对调查对象的确定标准：①年龄≥60周岁、常住武陵山农村的老人；②其子女外出常年不在本村居住时间超过6个月。

(二)调查方法

采取入户调查的形式进行，调查问卷当场回收。有填写困难者，由调查员逐条询问帮助填写。

(三)统计学方法

各组计量资料采用 ±S 表示，采用 SPSS 19.0 软件行多因素 Logistic 回归分析；$P < 0.05$ 为差异有统计学意义。

(四)调查结果

1. 基本情况

在接受调查的人群中男性占 39.36%，女性占 60.64%；平均年龄为 67.3 岁，年龄最小的为 60 岁，年龄最大的为 98 岁，年龄中位数为 70.4 岁；小学以下文化占 63.2%，初高中文化占 20.5%，大专以上文化占 16.3%。经济状况：生活费≤300 元/月占 58.79%，生活费为 300~800 元/月占 18.41%，生活费≥800 元/月占 22.18%。医疗费用：参加医保 1269 例(87.16%)，完全自费者

187 例 (12.84%)。配偶情况: 57.4% 有配偶,42.6% 无配偶。健康情况: 61.2% 患有两种以上慢性病,19.8% 未患有慢性病者。

2. 生存质量评分

留守老人生存质量评分体系中,心理领域、生理领域、环境领域和社会关系领域评分分别为: 11.7 ± 2.9,10.3 ± 3.1,11.4 ± 2.4,11.5 ± 2.1。

3. 生存质量的主要影响因素

影响民族地区农村留守老年人生存质量的多因素回归分析:社会统计学资料中的:年龄、性别、文化程度、生活自理能力、经济收入、子女经济支持、子女回家频率、家庭和睦程度 8 个因素为自变量,以 WHOQOL – BREF 中文版调查表中心理领域评分、生理领域评分、环境领域评分、社会关系领域评分分别为因变量,进行多元逐步回归分析。入选变量的概率临界标准设定为 0.10,分析结果分别见表 4 – 7 ~ 表 4 – 10。

表 4 – 7 影响生理领域生存质量评分多因素 Logistic 回归分析结果

序列	变量	β	S. E	Wald	OR	OR 值的 95% CI	P
X1	生活自理能力	7.27	0.21	124.37	34.72	19.34 ~ 56.21	0.021
X2	年龄	1.11	0.24	45.78	12.94	9.14 ~ 17.28	0.001
X3	经济收入	0.98	0.10	31.25	9.60	4.21 ~ 14.32	0.043
X4	子女回家频率	0.24	0.26	2.98	1.55	1.26 ~ 1.77	0.021
X5	家庭和睦程度	0.12	0.26	2.34	1.32	1.11 ~ 1.42	0.011
X6	文化程度	0.11	0.09	2.31	1.29	1.09 ~ 1.37	0.021

其回归方程常数为: 38.78。

表 4 – 8 影响心理领域生存质量评分多因素 Logistic 回归分析结果

序列	变量	β	S. E	Wald	OR	OR 值的 95% CI	P
X1	生活自理能力	3.11	0.22	34.10	12.32	4.52 ~ 16.33	0.001
X2	子女回家频率	3.05	0.14	28.89	10.05	4.43 ~ 11.79	0.005
X3	经济收入	0.42	0.13	2.45	1.36	1.06 ~ 1.72	0.004
X4	文化程度	0.39	0.18	2.19	1.22	1.04 ~ 1.31	0.011

其回归方程常数为: 45.87。

表 4 - 9　影响社会关系领域生存质量评分多因素 Logistic 回归分析结果

序列	变量	β	S. E	Wald	OR	OR 值的 95% CI	P
X1	家庭和睦程度	6.21	0.17	76.34	19.23	12.65 ~ 26.29	0.011
X2	年龄	4.89	0.21	53.19	11.93	9.21 ~ 12.45	0.020
X3	生活自理能力	1.20	0.16	10.21	4.35	3.29 ~ 5.67	0.001
X4	文化程度	0.63	0.11	5.99	3.21	2.79 ~ 3.67	0.002
X5	性别	0.44	0.12	2.43	1.20	1.12 ~ 1.33	0.001

其回归方程常数为：53.86。

表 4 - 10　影响环境领域生存质量评分多因素 Logistic 回归分析结果

序列	变量	β	S. E	Wald	OR	OR 值的 95% CI	P
X1	经济收入	10.20	0.09	211.34	45.32	32.11 ~ 56.29	0.010
X2	子女回家频率	3.27	0.13	76.35	10.12	7.88 ~ 14.28	0.002
X3	子女经济支持	0.43	0.21	4.12	2.45	1.49 ~ 3.99	0.013

其回归方程常数为：42.70。

(五)讨论与建议

1. 生存质量调查意义

随着社会的发展进步，人们的健康观念发生了翻天覆地的变化，由简单的"生命的量"即对长寿的追求，转变为对"生命的质"，即既注重存活时间，更重视存活质量的追求。

健康相关生存质量是指不同价值和文化体系中的个体对于他们的期望、标准、目标及所关心的事情有关的生活状况的体验。老年人的生存质量是指 60 岁及以上人群对自己的精神、身体、社会和家庭生活满意度及对老年生活的全部评价。本研究设计的生存质量调查表以中文版 WHOQOL - BREF 生存质量测定量表为基础，具有较好的信效度，对 1456 例湘、鄂、渝、黔四省边区农村留守老年人进行了生存质量随机抽样调查，并分析了留守老年人生存质量评分的影响因素。通过此次调查所得出的数据有可能为民族地区行政及卫生部门制定健康相关政策，有针对性地开展老年人生存质量的社区干预，以及老年人生存质量的提高提供相关必要的理论依据。

2. 老年人生存质量提高的关键是预防和治疗留守老人身体疾病及提高留守老人生活自理能力

调查结果显示：留守老年人中 80.2% 患有慢性病，61.2% 老年人同时患有两种以上慢性病，与 WHO 研究资料的结论相一致即老年人至少患有 4~10 种疾病。在生命质量的回归模型中，多因素 Logistic 回归分析结果提示：对心理领域生存质量评分和生理领域生存质量评分的影响最大的是留守老年人的自理能力，是构成心理领域和生理领域的首要影响因素，对回归方程的贡献大大超过其他因素。同时，留守老人自理能力也是社会关系领域生存质量评分的第 3 位的影响因素。自理能力是一个人照顾、管理自己的能力，是反映老年人健康状况非常重要的一个方面。伴随着老人自理能力的下降，老人生存质量的全方位均呈下降趋势。老年人自理能力差，表明其身体行动能力弱，健康水平低，不满意自己日常所做事情，生活乐趣也随之下降，同时行动不便，休闲娱乐和社会交际也减少，老人的生存质量也降低。在四省边区少数民族地区不断完善社会医疗保障体制的情况下，老年人生存质量的提高必须坚持预防为主，发展壮大社区医疗保健队伍，针对不同老年人开展老年人慢性病和健康卫生教育的防治指导，以及提高老年人自我保健意识。采取家庭、社会的联动措施，延缓和预防老年病的发生才能从根本上提高老年人的生存质量。

3. 留守老人的经济状况改善是提高老年人生存质量的重要手段

由于经济发展落后于人口老龄化、不健全的养老制度，大多数农村老人收入没有本地区人均水平高。在农村老人可支配收入低下的情况下，获取更多的经济支持及更高的收入是留守老人改善经济状况的重要途径。在生命质量的回归模型中，多因素 Logistic 回归分析结果提示：留守老年人的经济收入对其环境领域生存质量评分的影响最大，构成环境领域的第 1 位影响因素，对回归方程的贡献超过其他因素。留守老年人因低经济收入导致低生存质量是老人生活的一个重要问题。Reed 研究结果也显示：经济收入高的老人幸福度高于收入低者。经济收入虽并不能涵盖老年人晚年幸福的所有方面，但较高的经济收入为满足老年人物质生活提供了必要条件。四省边区民族地区经济文化发展落后，人均收入不高，外出务工人员众多，势必对改善留守老人经济情况造成很大影响。因此，在促进武陵山区经济发展的同时，建立健全老年医疗保险和养老保险制度，大力创办各种模式老年服务机构，解决"老有所医、老有所养"的问题，是改善留守老人生存质量的重要手段。

本次调查提示：留守老年人男性生存质量高于女性，性别差异对生存质量的影响有意义。可能的原因为：武陵山区"重男轻女"的观念导致女性经济独立程度和文化程度低有关，经济收入少影响在家中的地位及可及的卫生服务利用程度，文化程度低会导致不健康的生活方式以及缺乏卫生知识，从而影响健康状况和自我保健能力。加之与女性较男性对疼痛的耐受性差、社会活动及人际交往少、情感脆弱等因素有关。本次调查结果也显示：生存质量随着年龄升高而降低。提示我们需要关心老人尤其是高龄老人的身体状况，鼓励其多参与社会活动。这对延缓老人社会功能和生理的下降，进而提高老人生存质量是非常有利的。研究显示，年龄越大，总体生命质量越低，与国内其他研究相一致。调查显示，文化程度也影响老年人生存质量，文化程度越高，老人生存质量越好、各领域评分也越高。低文化程度组老年人生存质量明显低于大专及以上文化程度组。分析可能的原因是文化水平高的老人有较强的自我保健意识，同时能够获得相对较多的卫生保健知识；另一方面文化水平还能间接影响人们工作机会导致经济收入有差异，从而制约着人群获得的医疗保健程度以及收入经济，影响生命质量评分。

在本次调查的生命质量的回归模型中，多因素 Logistic 回归分析结果提示：子女回家频率和留守老人家庭和睦程度对环境领域生存质量评分和社会关系领域生存质量评分有较大影响。这一结果表明，作为特殊老年人群的留守老人，在社会统计学方面有一定的差异。无配偶的老年人生存质量明显低于有配偶的家庭和睦的老年人，提示有配偶对提高老年人的生存质量有利；因此，应该帮助和支持有愿望再婚的老年人再婚。老年人家庭和睦也会与子女、配偶感情更加融洽，家人之间互相关心，子女经常回家看望，生活心情愉快，明显有助于生理和心理健康的积极发展，从而提高生命质量。

二、武陵山区空巢老人生存现状

武陵山区包括湖北、湖南、贵州、重庆四省市交界地区的 71 个县（市、区），其中，湖北有 11 个县市、贵州有 16 个县市、湖南有 37 个县市区、重庆市有 7 个县区包含于内，是少数民族聚集区。然区域隶属于不同的省或直辖市，由于各省市地方政策相异及受经济发展水平不同的影响，导致该区域内空巢老人作为重点人群来进行研究一直未实现，使该地区空巢老人的养老问题和健康状况一直未能得到重视。研究武陵山区养老问题，对于促进民族地区公共服务事业，提高老年人的健康水平和生活质量，实现健康养老，具有深远的社会意义。

（一）研究对象与研究方法

1. 研究对象

空巢老人的入选标准为：①无子女或子女不在身边连续时间超过半年；

②年龄≥60岁；③武陵山区内常住人口；④知情同意。

2. 研究方法

通过查阅资料设计调查表。所有数据和资料通过入户问卷和访谈而获得，当场回收问卷。调查内容主要包括受调查者的基本情况、老年人的养老现状和养老服务需求情况。对有效问卷数据进行量化编码并进行数据分析。

(二)结果

1. 一般资料

调查527名空巢老人，平均年龄为70.1岁。其中湖南225名占42.7%、重庆122名占23.1%、贵州91名占17.3%、湖北89名占16.9%。调查对象中男性共251名占47.6%，女性共276名占52.4%。土家族184名占34.9%，苗族145名占27.5%，汉族97名占18.4%，其他民族101名占19.2%。独居者138名占26.2%，夫妻共同居住者389名占73.8%。文盲或半文盲241名占45.7%，小学、初中教育程度233名占44.2%，高中及以上教育程度53名占10.1%。经济状况：生活费≤300元/月的老年人共有145名占27.5%，300~800元/月的老年人有284名占53.9%，>800元/月的老年人共有98名占18.6%。医疗费用：有公费医疗保险的老年人共49名占9.3%，有社会医疗保险的老年人131名占24.9%，有农村合作医疗保险的老年人共282名占53.5%，属于自费的老年人共有65名占12.3%。生活自理情况：有397名占75.3%的空巢老人能自理者，共112名占21.3%的老年人部分生活可以自理者，有18名占3.4%的空巢老人生活不能自理者。平均每个家庭拥有子女数为3.27个，其中18名无子女占3.4%，45名空巢老人只有一个子女的占8.5%，159名空巢老人有两个子女的占30.2%，305名空巢老人有三个及以上子女的占57.9%。

2. 健康状况

通过调查并结合结果初步体检，对空巢老人健康状况、所患慢性病及生活满意度进行统计，结果见表4-11。

表4-11　空巢老人健康状况及满意度调查($n=527$)

项目	内容	人数	百分率(%)
患慢性病情况	未患慢性病	140	26.565
	患1种慢性病	40	7.590
	患2种慢性病	160	30.361
	患3种及以上慢性病	187	35.484

续表 4 - 11

项目	内容	人数	百分率(%)
自评健康状况	非常健康	26	4.934
	健康	167	31.689
	一般	213	40.417
	较差	101	19.165
	很差	20	3.795
是否满意自己健康状况	非常满意	39	7.400
	满意	157	29.791
	一般	191	36.243
	不满意	119	22.581
	非常不满意	21	3.985
生活满意度	非常满意	47	8.918
	比较满意	164	31.120
	一般	230	43.643
	不太满意	72	13.662
	非常不满意	14	2.657

3. 养老需求

养老需求见表 4 - 12、表 4 - 13。

表 4 - 12　空巢老人养老服务需求情况(n = 527)

需求项目	人数	百分率(%)
与子女住在一起	357	67.742
日常生活照顾	317	60.152
生产帮扶	307	58.254
改善居住条件	302	57.306
心理疏导	293	55.598
健康保健咨询	221	41.935

续表 4 – 12

需求项目	人数	百分率(%)
帮助购买生活用品	215	40.767
交朋结友	177	33.586
上门医疗服务	173	32.827
文体活动	146	27.704

表 4 – 13　空巢老人期望的养老方式($n = 527$)

需求项目	人数	百分率(%)
社区养老	253	48.008
家庭养老	192	36.433
机构养老	71	13.472
其他	11	2.087

4. 讨论

调查显示：经济收入偏低，空巢老人每月收入在 800 元以下者占 81.4%，远低于湖南省和中国的平均收入水平；这表明困扰武陵山区老年人的首要问题仍然是经济问题。该地区空巢老人主要的收入来源与中国其他研究结果相同，为子女供给和劳动收入。由于各种条件的限制，该区域大量的农村剩余劳动力涌向城市，部分子女外出打工收入少，甚至还要"啃老"，有的仅够维持自身的生活。遇到一些特殊情况如上学、结婚、买房等情况，还要依赖父母亲人的支持。这对于贫困的农村空巢老人而言，无疑是雪上加霜。部分空巢老人还要负责留守在农村家庭中孙辈的生活开销。

空巢老人接受教育水平十分低下，本次被调查的空巢老人，平均文化水平远低于中国老人的平均文化水平。但是，该地区大部分的空巢老人晚年生活满意度较高，他们对生活感到有希望。分析原因，可能是该地区老年人长期养成了朴素的品质、勤俭持家的好习惯和吃苦耐劳精神，减低了该地区老人对物质的期望值。常年生活在低水平的经济状态下，老年人的欲望降低，对生活的期望满意度不高，容易满足现状。再者农村老年人以体力劳动者居多，交通不便与外界交流少，观念落后，思想守旧，也会导致这种反差的出现。

本次调查显示，老年人患慢性病较多，这一直是影响该地区老人健康的最主要因素，直接导致健康水平和生活质量下降。空巢老人一旦患病，既缺乏经济支持，也没有子女在身边照顾，他们抵抗疾病风险能力很弱。虽然空巢老人患病率居高，但自我感知和满意度出现偏差，只有极少数的老年人感觉健康状况较差，相当一部分老年人对自己的健康状况感到满意。这种反差不容忽视、值得深究，该地区医疗保障少，被调查者健康意识缺乏，甚至认为患病天经地义，不用治疗自然会好的。造成"小病不治、大病小治、顺其自然、听之任之"的状态。以上自我感知与评价有利有弊，利在于可使其情绪稳定、心理轻松，患病在生活质量和心理状态上不会受到大的冲击和影响；弊端在于正确的健康观念将不能在老年人中很好地树立，使躯体患病后得不到及时治疗和恢复，使其功能早衰，最终使健康水平全面下降。因此，在武陵山民族地区老年人健康保健和健康维护过程中应去弊保利，改变老年人自我健康意识层面，多方位、多途径对老人展开有针对性的健康干预和健康教育，引起老人对健康认知的改变，更好地促进与维护该地区老人的健康水平。

在农村出现大量空巢老人的情况下，要注意空巢老人的需求，而且他们的需求也是多元化的。本次调查的空巢老人大多渴望与家庭成员住在一起，能得到生活照顾、生产帮扶、心理疏导、交朋结友、聊天解闷等。调查者中发现，武陵山区老年人健康养老的覆盖面和可及性均较差。这可能是由于该地区的社区卫生和养老服务较少启动，因而空巢老人的需求还无法满足。因此，社区卫生工作者应通过各种途径不断及时地满足老年人的需求。

空巢老人心目中期盼的养老方式是社区养老方式，其次为家庭养老，说明老人希望居住在自己熟悉的环境中。在武陵山区机构养老不受欢迎，主要原因是面子问题，担心被别人笑话无后、子女不孝；其次是"养儿防老"的思想在武陵山区老年人中根深蒂固、影响深远。武陵山区是我国的"老、少、边、穷"地区，经济落后、思想保守、观念落后。随着社会发展，传统家庭的观念受到冲击，老年人空巢期延长，这就需要大力发展新的养老方式。社区养老服务是低耗高效的一种养老方式，是卫生资源缺乏的武陵山区首选的养老方式之一。社区养老既能发挥家庭养老优越性，又能体现现代的以人为本理念，从而显现出综合优势。但是，武陵山区老人社区养老需要营造良好发展平台，国务院总理李克强主持召开了国务院常务会议，会议决定建立统一城乡居民社会养老保险制度。这是大的改革，为缓解养老困境提供指导，促进了民族地区健康水平，实现健康养老。

三、武陵山区空巢老人的养老困境

随着老年人口的快速增加，空巢老人数量日益扩大，已成为人口老龄化社会的一个突出特征。在我国农村空巢家庭迅速增加，养老的难度越来越大，中国农村老年事业的发展受到了严重制约。

全国人口普查显示，我国老年人口总数不断增加，老年空巢家庭和空巢家庭老人比例逐年增加。而我国农村特别是武陵山区社会养老保障制度不完善、不健全，家庭养老仍为主要的养老方式，使空巢老人在生活照料、经济支持、精神慰藉等面临着不确定性。因此空巢家庭问题研究具有广泛的社会、经济意义，它关系到社会和谐和安定，是实现健康中国的一个重要因素。

（一）空巢家庭

1. 空巢家庭的概念

空巢为家庭生命周期中的一个阶段，指子女离开父母至配偶一方死亡这一特殊时期。空巢就好像小鸟离开母巢，子女长大离开父母，从家庭中分离出去，留下老一代独立生活。空巢家庭指的是那些子女不在一起生活的老人家庭。在农村空巢现象较常见，一直被人们所忽视。

2. 空巢的类型

（1）被迫型空巢老人。包括无子女或者被子女抛弃，甚至厌恶与嫌弃老人，这类老人在物质保障、精神慰藉和生活照料上都是达不到正常要求而且属于比较差的。

（2）自愿型空巢老人。这类型老人多数生活自理、身体健康、生活自由、单独居住。但是，他们希望离子女不太远，经常能够看到晚辈，并能给予各种帮助和照顾。

（3）无奈型空巢老人。这类型老人有与子女一起生活的愿望，但是子女有不得已的原因如外出打工、求学等，因而留老人独自在家中。

3. 农村空巢出现的主要原因

（1）随着改革开放进程的加快，农民不再局限于农村耕耘的土地上，大量涌向城市，随之农村就出现了留守老人、空巢家庭。

（2）农村联产承包使家庭成为生产单位，那些身体健康、仍有劳动能力的老年人，自食其力。

（3）计划生育政策使家庭规模小型化，子女的负担成倍增长。中国出现庞大的独生子女群体，这些独生子女逐渐离开家庭，产生了大量的空巢家庭。

（二）空巢老人养老面临的主要困境

1. 经济收入和受教育程度低下

本次研究调查的空巢老人经济水平偏低，远低于湖南省和中国全国的平均水平。主要经济来源为子女供给和劳动收入。很多外出务工的年轻人将小孩留给爷爷奶奶照看，孙辈日常开销也变成老人的责任。空巢老人接受教育程度远低于全国老年人的平均水平。可能原因是该地区总体经济生活水平比较低，与外界交流少，观念落后，思想守旧。

2. 空巢老人健康状况令人担忧

慢性病一直是空巢老人首要的健康问题，直接导致空巢老人生活自理能力丧失或下降，健康水平和生活质量下降。本调查中空巢老人慢性疾病患病率居高，可能是因为该地区交通闭塞、经济落后、医疗保障少、健康意识缺乏，认为人老患病天经地义。因此，应多途径展开针对性干预，维护与促进自身健康水平。

3. 精神慰藉匮乏，文化生活单调

首先，武陵山区农村空巢老人文化生活单调，子女常年不在身边，缺乏沟通交流、空巢老人无法享受天伦之乐，很少与社会交往。老人与外界的接触越来越少，更易使其产生空虚感和失落感。其次，农村空巢老人兴趣爱好少，文化生活单调。而且家庭经济状况不佳，精神生活十分匮乏。有资料显示，独居老人的平均寿命比平均水平低 2.53 岁。这说明空巢老人的精神生活已严重影响了生活的幸福程度。

4. 生活照料缺位，老年生活缺乏保障

生活照料缺位、老年生活缺乏保障普遍存在于农村空巢老人。但随着年龄的增长，生理机能不断衰退，患病也是常事，越来越需要得到家人和他人的照料。生活上缺乏照顾，对老人的康复非常不利。尤其是独居老人，在家中突然发病时，将严重威胁生命。因此，子女外迁对老人健康保障有很大的负面影响。调查发现，生活照料缺位已经成为空巢老人生活中的最大难题，急需引起高度重视和广泛关注。

（三）解决困境的对策建议

随着劳动力市场需求的增大，农村青壮年人口不断向大中城市迁移，"空巢"现象不断增加。伴随"空巢"老人增多现象，他们的权益保障、经济收入、身心健康等问题更加凸显。然而，农村空巢老人问题的解决不是一件简单的事情，而是一个非常复杂的系统工程，需要政府决策、部门调控、各部门密切配合，还需要社区、家庭、个人等方面的协调努力，共同解决空巢问题。

1. 国家宏观调控

首先，要完善养老保障制度。根据各地区老年人的具体情况，扩大救助和保险的范围，增大力度，特别是对农村空巢老人，要增加养老补贴覆盖面和经费，落实到位。还要加大孝道教育和政策宣传，促使子女加大在经济上对空巢老人的帮助。子女必须履行赡养义务，提供必要的生活照料和精神慰藉，对不履行赡养义务的子女，要及时发现、帮助和督促落实，必要时使用法律援助来解决问题，通过多方位来稳定和提高空巢老人的经济收入水平及社会保障。

其次，要合理布局解决区域产业问题，减少农村青壮年外出务工现象，实现就近就业，缩小老人与子女的空间距离。武陵山区森林茂盛，植被丰富，需要想办法发挥优势产业，大力推广集体经济、发展农村经济。这样可以鼓励青壮年回家就业，政府部门要制定优惠政策，鼓励企业利用当地劳动力和自然资源，开办农村工厂，让当地劳动力就近就业，使当地青壮年"离土不离乡"。因地制宜，大力发展绿色农业，调整农业产业结构，鼓励发展农产品加工业。以优惠条件加强和吸引养殖业发展，提升养殖水平，保证产品质量，建立与市场衔接的村集体经济体系，使农村老人得到实惠的经济收入，获得有力的养老保障。

最后，要完善农村医疗保险，关注空巢老人健康。许多空巢老人多病缠身、常年患病。对武陵山区的老年人来说，平时生活开支尚难以保证，有的老人生活费很少，一旦遇到身体生病就更难以为继，基本采取"大病拖、小病扛"的方式，多数情况下只能自己硬撑着。由于不能及时就医、一拖再拖，小病也成了威胁生命的大病。目前，农村医疗保险制度部分减轻了老人的医疗负担，初步缓解了老年人"看病贵、看病难"的状况。但是，在具体的实践过程中因为报销办理的手续和程序烦琐，保障水平低等问题，使老年人存在许多不便。另外，医保规定的起付线、补偿比和封顶线让老年人难以接受。同时农村普遍存在着医疗条件差、医药费用高等问题，应尽快完善农村医疗保险制度，如加大国家财政投入，改善农村医疗条件，提高医护人员的素质。政府必须调整和制定合理的农民医疗费用补偿、报销方案，简化程序，为空巢老人提供真正的方便。

2. 社区主导作用

社区是老年人生活的主要场所，在为老年人提供各种服务方面都发挥了积极的、不可取代的作用。当前我国农村的社区建设起步晚，还难以提供实质性的社会化服务。农村空巢老人面临的养老困境，农村社区应起到主导作用，逐步完善工作机制，为老年人提供多样化的服务。首先，要积极发挥社区养老功能。在农村，邻里交往频繁，人际关系和谐，社区的凝聚力很强。社区能够较好地优化配置和合理利用养老资源，实行养老互助，在对空巢老人的养老保障方面能发挥积极作用。积极利用各种力量，以灵活多样的方式提供不同的养老服务。很多人认为，解决空巢家庭养老的最佳方式是社区养老，社区可根据空巢老人的实际情况，提供不同的养老服务。如生活照料服务，关注村里老人生存状态、定期上门走访、帮助照顾老人生活。可鼓励志愿者、邻里朋友参与其中，也可以低龄老人帮扶高龄老人，形成互帮互助。对那些丧偶或离异的老人应加倍关注，让他们感受到温暖。其次，建立社区医疗护理服务机构，定期为老人进行健康检查，开展健康教育宣传，对慢性病患者提供上门医疗。定期开展由社区牵头的义诊活动，及时发现老人的健康隐患，保证老人积极健康的晚年生活。另外，鼓励老人走出家门参与活动，排解寂寞。社区积极建设活动场所，开展丰富多彩的文体活动，使老人们相互交流，消除孤独。社区可以进行法律宣传，增长他们的法律知识，避免发生权益侵害现象。

3. 家庭协调作用

家庭的和谐美满是大家的共同追求。空巢老人机体功能逐步退化衰老，加上深感失落，所以极易走入心理误区。因此，要弘扬中华民族传统美德，强化家庭观念，增强尊老孝亲意识，营造和谐的家庭氛围，关心理解家中老人，特别是空巢老人。子女有义务对父母提供物质上和精神上的帮助，承担赡养义务，安排好老年人的生活起居。还应多关爱老人，照顾生活，给予感情慰藉，保证老人的生活无忧，身心健康。使老人能感受到天伦之乐，度过美好的晚年生活。

4. 个人主动参与

空巢老人要积极主动规划好自己的晚年生活。一是保持健康，武陵山区由于受经济、文化的制约，卫生服务的覆盖面、可及性较滞后，空巢老人健康意识不强、理解不全面。很多老人认为身体没病就是健康。因此，空巢老人应主动了解健康信息，树立健康意识，转变健康观念，摒弃不良行为，获得健康知识，有效应对躯体和心理疾病。二是融入社会生活之中。要安排好晚年生活，主动参与各种活动，走向社会、广交朋友。农村老年人为使晚年生活更加充实，减少想念，减少心理空虚，可以增加知识和阅历，做一些自己感兴趣的事情，把对子女的思念转移到其他的事情上。三是面对现实、充满希望，要有不服老的心理，年轻的心态，对生活充满希望，对未来充满期待，对于子女理解尊重。自己要未雨绸缪，合理规划好晚年生活。

四、武陵山区空巢老人问题亟待关注

国家统计局第6次全国人口普查主要数据公报数据显示，中国总人口为1339724852 人。10 年增加 7390 万人，相比 2000 年第 5 次人口普查，增长5.84%，平均增长 0.57%／年，比 1990 年到 2000 年的 10 年年均增长率（1.07%／年）下降 0.5 个百分点。由此数据表明，我国人口 10 年来增长处于低生育水平阶段。在湘、鄂、渝、黔四省边区的青壮年大多外出打工、婚嫁进城定居，他们的父母就成了空巢老人。大量的青壮年劳动力的外出，对民族地区空巢老年人生活、身体健康和情感等方面产生了明显的影响。我们对武陵山区空巢老人进行了调查，结果不容乐观。

（一）调查对象与方法

1. 调查对象

以武陵山区常住人口中 60 岁以上且家中有子女长期外出的老年人为调查对象，采用入户询问调查方式。调查员为医学院教师及学生。

2. 调查方法

采用自行设计的调查表，该表请专家审定，其信度为 0.87。调查内容包括一般资料、经济状况、生活情况、劳动负担、健康状况、医疗就医、心理状况及问题与需求等方面。

（二）空巢老人存在的问题

1. 劳作辛苦、经济困难

空巢老年人在青壮年时为家庭、社会建设作出了贡献，而在本应该颐养天年的年迈力衰时期，由于子女外出，不得不由他们挑起耕种责任田及抚养孙子辈等多副重担。调查发现，空巢老年人的家务劳动负担和农业劳动负担比子女外出前都有了明显的加重，见表 4-14。

表 4-14　子女外出前、后空巢老人农业劳动和家务劳动负担变化

		合计		男		女	
		人数	百分比(%)	人数	百分比(%)	人数	百分比(%)
农业劳动负担	加重了	792	54.4	392	49.5	400	50.5
	没有变化	482	33.1	265	55.0	217	45.0
	减轻了	134	9.2	68	50.7	66	49.3
	说不清	48	3.3	9	18.7	39	81.3
	合计	1456		734		722	
家务劳动负担	加重了	661	45.4	329	49.8	332	50.2
	没有变化	655	45.0	342	52.2	313	47.8
	减轻了	109	7.5	49	45.0	60	55.0
	说不清	31	2.1	14	45.2	17	54.8
	合计	1456		734		722	

由于大部分空巢老年人没有养老保险、退休金等社会保障，也不属于"五保"老人供养对象，因此，他们的经济收入主要来源于子女补贴和自己的劳动。而这种来源缺乏稳定性，补贴标准也不高。部分子女自身在外地谋生压力大以及民族地区现实生活中孝道观念的淡化，加之对赡养老人问题上子女间的非正常推诿、攀比和民族地区社会养老体制不健全，使部分年青人只知向老人索取，还视老人为负担，却不愿回报老人，致使空巢老人的经济收入更是少得可怜，甚至陷入生活无着落的境地。

2. 生活单调、无人照料

老人好静但又最怕孤独。老人身心健康必不可少的条件是来自子女的精神慰藉。但很多子女忽视了对老人的精神慰藉和关怀，只注重对老人的物质供养。由于子女外出务工，一些留守老年人过着"进门一盏灯，出门一把锁"的寂寥生活，这很容易使他们产生孤独感。另外，农村老年人大多是"蹲墙根、找树荫、聊聊天"，精神文化活动缺乏，在家庭外边也难以找到精神寄托。对于基本能够自理生活、身体比较健康、尚不需要照料的老人暂且不说，随着身体的渐渐衰弱和年龄的增长，患病也是老人的常事。调查表明，32%的患者只能自己照料自己，21%的需要依赖配偶照料，两者加起来占一半之多。老人患病照料的人手减少很大原因是子女外出。

3. 教育孙辈、力不从心

外出子女甚少携孙辈同行；一是负担重，城市入托学费用高；二是打工辛苦，无时间也无精力照看孩子，大到高中生，小到刚出生的婴儿，通常都托付给老人照顾。老人照看孩子常常因身体原因感到力不从心，调查表明，在独自照顾孙辈的老人中，认为自己的身体不能胜任照看孩子的老人有30.7%，只能勉强胜任的老人有29%。照看孩子，不仅包括经济供给、生活照顾，还包括心理关怀、学习辅导、道德教育等多方面的复杂内容。由于老人大多不懂得教育孩子的方式方法及自身知识文化水平低，加上隔代的溺爱，使"空巢老人"与"留守儿童"的问题同时存在，形成两者并存的双重困难。

4. 费用昂贵、就医困难

常年患病的空巢老年人比率高达70%以上，部分老人甚至多病缠身。而民族地区农村乡镇卫生院医疗设备陈旧落后，医务人员少，医疗机构少，甚至部分乡村卫生院濒临倒闭边缘，自身生存难以维系，缺医少药，民族地区空巢老年人就医困难问题十分严重。老年人发病具有不确定性，突然发病时，抢救不及时或家中无人，错过最佳治疗时机，可能会导致后果严重。总体上遵循市场化改革方向的我国的医疗体制改革，强调自发调节的市场力量。由于缺乏有效的监管和引导，准公益性的医疗卫生服务被市场化所淹没，医疗机构的谋利性导致医疗服务的准公益性特征被忽视了，医疗卫生领域的低效和扭曲服务，使"看病难、看病贵"问题日趋严重。对民族地区空巢老年人来说，医疗费用支出是庞大的开支。无病时，自己的生活费都成问题，或者生活收支尚可持平，若遇到疾病就只能自己硬撑着，"大病拖、小病扛"。部分空巢老年人只要染上重病就只有等死的份儿，往往带着痛苦遗憾地离开人世。

5.治安恶化、隐患增多

由于年迈体衰，部分空巢老人行动不便、记忆力下降或身患残疾，日常行为生活可能都有安全隐患。近年来，利用留守家中都是小孩、老人的机会，农村频频发生犯罪分子大白天入室盗窃的案件，甚至有的公然抢劫。由于老人体力、年龄的原因，容易变成犯罪份子的目标；而部分老人自身的防范意识也薄弱，由于记忆力下降，出门有时忘记锁门，使得犯罪分子有机可乘，造成农村普遍的社会治安较差。

6.压力增加、身心疲惫

一方面，在交通不便、经济贫困、偏远落后的西部民族地区地区，人民文化程度不高，生活水平较低，同时由于青壮年外出学习或打工，空巢老年人要独立承担生活的重担和对远方孩子的思念、担忧，加上卫生观念差，信息通道闭塞，保健及防病意识较淡薄，对心理健康知晓少；另一方面，民族地区相关资源配置有限、政策支持平台不够以及卫生资源缺乏等实际情况。很多巨大的压力需要空巢老年人承受，而随着年龄的增加，人体各种退行性改变会引起体内各重要脏器都发生不可逆的生理功能下降，致使老人承受压力的能力下降，身心疲惫更易出现。

(三)思考与对策

1.政策导向

每个人都渴望阖家团圆，希望家人相聚在一起，至少能够不时相聚，这是亲情血缘决定的，也是每个人精神、心理的基本欲求。建设和谐社会，其根本目的是为了人与人的和谐发展，经济建设也是一样，人不能只是经济建设的手段和工具。政策导向体现了价值观的问题。政府制定相关政策时应站在人性化的角度，以人为本，从家庭、生活出发，从和谐家庭、和谐乡村、和谐社会的视野来看待农村留守老人问题。在这样的视野和角度下，政府在考虑统筹城乡发展，社会主义建设新农村时，着力点应以发展区域经济；在经济布局上要就近就业，考虑农村剩余劳动力；在政策上对到中西部地区落户的企业提供便利。大力发展本地经济是农村剩余劳动力输出大省首要任务，充分发挥本地非农产业务工成本低，务农和打工可以兼顾的优势，吸引当地农村剩余劳动力就地就业。发展本地经济和区域经济，促进当地农村剩余劳动力就地转移，使农民工能够兼顾家庭生活和农业生产，满足人性需求，既可以缩小地区差异，缓解交通、能源等压力，又可以解决留守老年人问题，促进和谐社会的建设。

2. 经济供养

在社会保障还没有完全建立健全的民族地区，在今后相当长的时期内我国农村主要的养老方式仍是家庭养老，空巢老年人的经济来源仍以子女供给为主。在此基础上，还可以积极探索多种作为补充的供养方式。另外，在外出人口庞大的民族地区农村，还可以考虑建立以政府为主导，多方筹措资金来源的留守老年人照料基金，积极号召外出务工人员捐助，以达到互助的目的。

3. 生活照料

空巢老人的生活照料，除应宣传子女对老人照料的义务和责任外，空巢老年人的照料机制也应该积极创新。一是社区养老大力发展，建立托老所、敬老院等，生活照料服务由专门的人员来从事。这可以帮助那些经济条件尚可，子女外出较多，老人有能力从外部购买照料服务的家庭。二是对"空巢"家庭，实行集体社会。可以考虑改变农村单门独户独居的习惯，以利于老人互助。三是倡导中华传统文化的敬老爱老，以及中华的优良传统邻里互助，成立自愿者组织。农村中的年轻人、健康低龄老人、邻居等都可作为自愿者帮助空巢老人。事实上，优良的文化传统邻里互助仍然被很好地保留在我国农村。调查也表明，认为在遇到困难时邻里给予的帮助最大的留守老年人有24%。

4. 加强医保

首先新型农村医疗保险和合作医疗要积极推进。老年医疗保障是整个社会保障的重要部分，是老年保障的重要方面。农村老年医疗保障的发展有赖于整个社会特别是农村医疗事业的发展，目前来说，应因地制宜，有针对性地积极推进新型农村医疗保险和合作医疗。在此过程中，政府责任应进一步强化，除了发挥政府监督和组织功能外，财政支持力度也应增大，用以解决目前农村医疗保险和合作医疗筹资标准过低的问题。其次要建立农村老年人口医疗救助制度。目前民族地区农村医疗保险和合作医疗难以满足老年人的医疗需求，还处于恢复和发展过程中。民族地区留守老年人作为一个特殊的年龄群体，健康状况差，患病率高，经济收入低，医疗需求强烈。鉴于这些特殊性考虑，有必要针对这一特殊的年龄群体建立老年医疗救助制度。政府通过提供技术、资金与政策支持，动员社会资源，对患病而没有经济能力治疗的老年人实施专项帮助和经济支持，减少老人及家庭因疾病带来的经济风险。这对于提高老年人生活质量，保障老年人的生存权和健康权具有重要意义。最后，在宏观上优化资源配置，充实农村卫生资源，加强和完善村级社区卫生服务体系，培养全科医生，加强医技人员的培训，努力改变民族地区农村卫生资源匮乏问题，为农村老年人提供综合性社区卫生服务。

5. 心理慰藉

社会的关爱对空巢老人特别重要，需要充分的社会支持性服务，要重视老人心理慰藉和精神文化生活，建立农村老人社会精神支持体系。老年人的精神文化生活和心理健康是老年人的健康问题中的重要组成部分。在老人物质生活条件改善的同时，应注意在情感、精神和人际关系方面作出努力以满足老年人的需求，为他们创造温馨、宽松、和谐的心理、社会和精神环境，增强其幸福感和生活满意度。一方面通过心理教育提高老年人的自我调控能力；另一方面创造良好的外围环境，促进心理健康。具体说来，一是帮助老年人发挥自我能动性，树立科学的老年价值观，积极参与社会生活，以积极健康的态度对待老年生活。二是对老人进行基本的心理学训练，帮助老年人维护掌握心理健康的基本技巧与方法，强化其心理健康意识，学会控制消极情绪，增强心理能力调控。三是社区卫生服务站和乡镇医疗机构的心理咨询人员针对部分老年人存在的心理问题，应给予启发、帮助和疏导，消除和预防其不良的心理；同时创造愉快、轻松、和谐的环境如老年社区俱乐部，让留守老年人有心理倾诉的空间，可一定程度地缓解他们的心理压力。四是积极组织开展村庄集体性文化娱乐活动，引导老年人走出家门，参与社会活动。五是营造尊老敬老氛围，增强社区居民关心老年人文化生活和精神需求的意识，让老年人在感受社会关心和尊敬的过程中获得心理满足和愉悦。

第四节　武陵山区老年人养老模式需求与影响因素分析

随着人民生活水平的提高，中国社会老龄化问题越来越严重。搞好武陵山区养老工作是民族地区社会工作实务研究中的难点问题，养老问题的妥善解决有利于促进民族地区公共服务事业，提高贫困地区老年人的健康水平，对实现健康中国的协调发展具有深远的社会意义。为了解老年人群养老需求，找出影响因素，我们对武陵山区老年人进行了多层次的调查，获得了第一手资料，为武陵山区政府部门制定老年人健康养老政策提供依据。

一、调查方法

1. 文献资料法

通过分析并与本地区实际情况相结合，查阅文献资料，自制了《养老现状与需求模式》调查表。在相关相关专家的指导基础上，对 60 例老年人进行预实验，测试了问卷的可信效度，问卷的 Cronbach's α 系数为 0.834，内容效度为 0.953。

2. 入户调查

此次研究采用定量分析与定性相结合，相关资料主要采取入户问卷调查与特殊个案访谈相结合的方法取得。目标人群采取较方便的目的抽样方法；调查员说明填写方法，对有困难的个别老年人协助完成调查表的填写，并当场回收问卷。

调查内容主要包三个部分：第一部分为基本情况，第二部分为养老现状，第三部分为养老需求。其中社区养老是指老年人集中在社区或居住在家中、可与家庭成员共同生活，主要由家庭成员提供赡养服务，需要时社区内有关机构和人士也会上门为老人提供相关服务；居家养老是指老年人也居住在家中，但养老服务的内容则由社会来提供；家庭养老是指老年人居住在家中，由具有共同生活的家庭成员对老年人提供养老照顾；机构养老是指老年人居住在社会养老机构中，由养老机构专业人员提供养老服务。

3. 统计方法

数据资料采用 Epidata3.1 软件进行双录入，应用数据分析软件 SPSS19.0 进行统计分析。应用方差分析、T 检验和多重逐步回归分析法，对老年人选择养老方式的影响因素进行统计分析。

二、调查数据

1. 一般资料

武陵山区老人基本情况见表 4 - 1。

2. 老年人希望采取的养老方式

老年人希望采取的养老方式见表 4 - 15。

表 4 - 15　老年人希望的养老方式

	社区养老	家庭养老	居家养老	机构养老	其他
人数	1105	966	363	233	57
构成比(%)	40.6	35.4	13.3	8.6	2.1

3. 选择机构养老的优缺点

选择机构养老的优缺点见表 4 - 16。

表 4-16　机构养老的优缺点

机构养老的优缺点	人数	构成比(%)
生活得更自由	1253	46.0
得到好的照顾	704	25.8
结实更多朋友	597	21.9
减轻子女负担	443	16.3
担心别人笑话子女不孝	803	29.5
不能享受天伦之乐	670	24.6
被子女遗弃	438	16.1
其他	132	4.8

注：本题为多选题，此处构成比 = 选各选项的人数/2724。

三、影响因素分析

1. 单因素分析

单因素分析发现，婚姻状况、文化程度、退休前职业、子女数、继续工作意愿、健康状况及满意度、经济状况满意度、宗教信仰、医疗费用承担方式、日常生活能力等方面，对养老方式的选择有统计学意义(见表 4-17)。

表 4-17　影响养老方式选择的单因素分析

变量	F 值	P 值
文化程度	4.084	0.001
婚姻状况	5.051	0.000
您有几个子女	14.282	0.000
60 岁以前您的职业是	8.286	0.000
您现在愿意继续工作吗	4.370	0.002
您对自己的经济状况满意度	8.951	0.000
您目前的健康状况	3.716	0.005
您对自己的健康状况是否满意	9.611	0.000
您的医疗费用承担方式	12.582	0.000

续表 4 –17

变量	F 值	P 值
目前的宗教信仰	3.810	0.004
吃药	4.196	0.006
吃饭	7.891	0.000
穿衣	3.083	0.026
梳头、刷牙等	3.122	0.025
打电话	4.848	0.002

2. 影响养老方式选择的多因素分析

以期望的养老模式为因变量，以 15 个有组间差异的变量为自变量进行多重线性逐步回归分析，引入 6 个多重线性逐步回归方程的变量，具体结果见表 4 –18。

表 4 –18　影响养老方式选择的多因素逐步回归模型分析

变量	回归系数	标准误	标准化回归系数	T 值	P 值
常数	2.595	0.120		21.683	0.000
您有几个子女	0.106	0.024	0.087	4.456	0.000
您的医疗费用承担方式	0.083	0.023	0.072	3.589	0.000
目前的宗教信仰	– 0.073	0.023	– 0.063	– 3.245	0.001
您对自己的健康状况是否满意	0.061	0.020	0.063	3.126	0.002
吃饭	– 0.233	0.052	– 0.092	– 4.506	0.000
打电话	0.097	0.026	0.077	3.747	0.000

四、讨论与建议

受中国传统文化和儒家文化的影响，家庭养老以提供家庭支持为基础。这种养老方式一直是我国劳动人民最主要选择的养老方式，在缓解具有中国特色养老问题方面发挥了重要作用。然而，本次调查结果显示武陵山区老年人心目中理想的养老方式是社区养老，有 40.6% 的人选择；有 35.4% 的人选择为家庭养老方式，另有 8.6% 的老年人选择为机构养老，只有 15.4% 的人选择了其他方式。可见，武陵山民族地区老年人选择的主要理想养老模式为：社区养老和家庭养老。这充分说明老年人还是希望晚年居住在家中，生活在自己家庭这个熟悉的环境当中。出现选择家庭养老的比例低于社区养老的现象，从另一个方面说明，家庭养老的方式有欠缺，已不能满足武陵山区老年人的养老需求。武陵山区自然资源匮乏、贫穷落后，人民普遍存在知识文化水平低，经济不发达状况。但是由于现代经济技术的冲击，改变了以农耕为主的现象，也导致了家庭规模的改变，家庭内部传统思想观念有所转变，家庭养老目前也受到了很大的冲击和挑战，家庭养老方式在当前已经不能满足老年人的养老需求。因此，权衡利弊后很多老人希望在保持家庭养老方式的基础上，能够尽量获得社会提供的其他具有时代先进元素在内的辅助养老内容。

在我们的某些大城市及国外发达国家，机构养老是一种重要的养老方式，然而，本次调查结果不难看出，武陵山区愿意选择在机构中养老的仅有 8.6% 的老年人。选择机构养老的原因基本是：认识更多朋友，生活得更自由，减轻子女负担，得到比家庭更好的照顾。不认可机构养老的原因有：不能享受天伦之乐，担心别人嘲笑，子女不孝，被子女遗弃。由此看出，"养儿防老"的思想对老年人的影响比较深远，可以说是根深蒂固，所以多数老人更愿意选择家庭养老。由于现代的思想文化和先进观念也在逐步渗透进人们思想中，一些老人一辈子围着儿女转的传统思想也在慢慢改变。没有选择去机构养老的原因，一方面是养老机构数量在武陵山区匮乏，政府主办的养老机构寥寥无几，很少有私人出资创办民营的养老机构。另一方面是该地区由于政府办的养老机构少，老年人反映家里有儿女的老人不让住，如果要住进养老院的话相应的条件也比较苛刻。因此，很多老年人由于不愿意出高价钱或者害怕被人嘲笑，所以不选择住进养老机构。

影响武陵山区老年人的养老需求方式选择主要因素有：子女数、医疗费用、宗教信仰、健康状况、生活能力等 5 个因素。本次调查可知，有 58% 的老年人有 3 个及以上子女。武陵山区是我们常说的"老、少、边、穷"地区，虽然经济落后，观念保守，"养儿防老"的思想根深蒂固。然而，随着经济社会的发展，子女为了生计外出务工，老年人的空巢期不断延长，家庭养老的保障能力受到质疑和影响，这就使大力发展社区养老模式获得了较多的支持和期盼。其次，通过健康教育和社区卫生干预来提高老年人健康水平、改变养老观念、提高老年人的生活质量，实现健康养老，也是一项重要的任务。

由此可见，武陵山区家庭养老已不能完全满足老年人的养老需求，养老负担越来越重，需要具有综合性发展家庭、社区一体功能的社区养老模式；同时，也需要改变武陵山区老年人的养老观念，树立自我养老意识，不把养老完全寄托在家庭或子女身上，自身主动参与社会生活，转变观念，逐渐接受先进的养老方式，如机构养老、社区养老等社会化养老模式。

政府也要支持和鼓励改革养老模式，减轻农村家庭的养老负担，通过完善医疗保险、养老保险、社会保险，解决老年人的养老经济负担难题。

第五节 武陵山区农村养老保障问题的调查与思考

当前我国传统的养老模式即家庭养老在民族地区农村中正遇到前所未有的挑战，尽管各地区相继实施了缓解农村老年居民负担的一些保障项目，但还没有形成完善的养老保障体制，部分已实施的项目保障标准低、覆盖面低，基本生活面临困境的部分农村老年居民的状况没有得到彻底的改观，新型的养老模式亟待建立。武陵山区是国家扶贫攻坚战略和十二五西部开发确定的六个重点区域之一，是集民族地区、贫困地区、革命老区于一体，是贫困人口分布广、少数民族聚集多的连片特困地区。由于多种原因，武陵山片区的新型养老保障推进滞后，为妥善解决该地区的养老问题，提高我国连片特困地区老年人的生活质量和健康水平，实现健康养老，促进民族地区公共服务事业发展，课题组成员于 2013 年 7 月至 2013 年 10 月在武陵山片区对该地区农村老年人进行了调查。调查方法主要采取问卷法，辅之以访谈法，共获得 2785 例资料，剔除信息不全的样本，实际获得有效样本为 2724 份。本文拟在相关调查数据分析整理的基础上，寻找制度层面的适应武陵山区物质经济发展水平、符合该地区群众意愿的有效的农村养老保障体系形式。

一、武陵山区老人基本情况

被调查的武陵山区老年人基本情况见表 4 – 1。

二、武陵山区农村老年人养老现状

本次调查显示，在武陵山区的农村养老保障体系中传统的养老模式土地保障模式和家庭养老仍然具有重要地位，社会养老未能代替家庭养老成为农村的主要养老模式。本次调查结果：老人与老伴居住的占 47.4%，老人和子女一起生活的占 32.4%，老人独居的占 16.0%，老人住养老机构的占 3.1%，其他居住方式的占 1.1%。老人评估儿女孝顺情况："不够孝顺"占 5.1%，"一般孝顺"占 39.6%，"比较孝顺"占 33.8%，"非常孝顺"占 21.5%。老人自评生活满意度情况:"非常不满意"的占 2.6% ,"不太满意"占 13.6% ,"一般可以"占 43.7% ,"比较满意"占 31.2% ,"非常满意"的占 8.9% 。选择机构养老情况:绝对不愿意去的占 39.4% ,万不得已时才去的占 52% ,8.6% 的老人愿意去机构养老。

三、老年人的经济状况

经济上的供养是老年人养老最主要的一环。"老有所养"在"五个老有"中也是排在了首位。此次调查 49.1% 农村老人年收入在 2400 元以下,68.5% 的农村老人年收入在 3000 元以下,远低于 2012 年中国统计局公布的农村居民全年人均纯收入(7917 元)和人民网公布的湖南农村居民人均年纯收入(7440元)。这说明,经济问题在武陵山片区农村仍然是困扰老年人的首要问题。武陵山片区农村老年人收入情况及经济收入主要来源见表 4 - 2、表 4 - 3。

四、农村养老现状分析

从调查结果可知,愿意去机构养老的武陵山区农村老人仅 8.6% ,大部分老年人不愿意选择机构养老,对机构养老持否定态度,其中无论如何都不去养老机构的老年人有 39.4% 。目前,武陵山区农村老人与家人生活在一起的占 79.8% ,老人住养老机构的占 3.1% ,老人独居的占 16.0% 。由此可知,该地区人心中家庭观念分外强烈,农村家庭观念尤为甚之,老年人生活的地方和心灵的归宿都是家,不愿意陌生人照顾自己的老年人很多。尤其是武陵山片区,地处少数民族聚居、西部连片贫困地区,这里的信息闭塞、经济落后,这一地区的老年人尤其是该地区的农村老年人深受传统的儒家孝文化影响,重视家庭利益,更重视代际关系,反映在养老上,表现出对家庭赡养老人的强烈的认同感,家庭养老成为想当然的养老意愿选择;由于生产力低下,家庭以多生育子女来增加劳动力作为弥补,也就是常说的"养儿防老",因此,该地区老年人只要有孩子,不管孩子能否担负得起自己的养老供给,一般情况下机构养老都不会被选择,仅仅出于"去机构养老会被别人骂占国家便宜""去机构养老会被别人笑话""去机构养老会被别人认为无儿无女""金窝窝、银窝窝不如我的草窝窝"等一些朴实的观念而不愿离开自己的家庭去外面养老。

经济供给是老年人养老不可或缺的一项,调查结果显示,该地区 68.5% 的老年人年收入在 3000 元以下,远低于湖南省和全国的平均水平;但是,该地区 83.8% 的老年人对晚年生活持满意态度。对于经济的来源方面,子女供给和劳动收入是该地区的老年人主要经济来源。与国内其他研究相同,从经济供给方面看主要是家庭和自主供给。武陵山片区的农村老年人"活到老干到老",无所谓退休,"老有所为"就是做得最好的想法。老年人自我养老的原因:首先,土地资源归该地区农民拥有,可以通过养殖业或土地种植业等获得养老需要的物质资源;其次,该地区由于地处深山,经济资源缺乏,导致大量年轻人口外出,与此同时,社会养老保障体系不完善,老年人只好通过自己劳动获取维持其生活的资源;除此之外,农村老年人常年劳作养成了劳动习惯及受"不愿拖累子女"等传统思想的影响,只要自己还能走动照顾自己就不愿麻烦子女;同时,该地区94.9%的老年人觉得子女孝顺,对子女的孝顺期望值适中,对晚年生活充满希望。

综上,该地区农村老年人生活满意度高,经济来源单一,主要是子女供给和自己劳动所得占多数,老年人与家庭成员生活在一起,对机构养老大多持否定态度;与此同时发现,该地区由于子女外出、经济落后等原因,造成自助养老和家庭养老的保障功能越发减弱,需要社会和政府尽快提供新的养老资源或者制定一些新的养老政策。

五、完善民族地区农村养老保障的措施和建议

养老问题关系到社会、国家的稳定、发展和长治久安,尤其是民族间的团结稳定发展与养老问题关系更紧密,因此,完善和探索民族地区农村养老保障措施具有重要的社会现实意义。

第一,切实改善武陵山片区农村的整体经济状况,增强家庭养老和自主养老的能力。全面贯彻落实党的十八大报告内容,完善和坚持民族区域自治制度,提高武陵山片区农民在土地增值收益中的分配比例;加快武陵山区的经济发展。改善经济状况,使人口外流的现象得以转变,从而减少老人与子女分离的现象,使老人的精神慰藉与生活照料得到相应改善;同时社会经济的发展也可以增强老人和家庭的经济实力,整体上增强自主养老和家庭养老的能力。

第二,转变少数民族文化中的某些陈旧观念,提高老年人对晚年生活的期望值。弘扬中华传统优秀文化,发展繁荣少数民族文化事业,改变武陵山区农村中的"老人无用""男尊女卑""够吃饱就行,即基本生理满足论""老年人应该帮助子女减轻负担"等陈旧观念。行孝是一种充满爱心的行为,老人为了家庭和子女,付出了自己的青春,将所有的财力与精力无私地倾注在教育、抚养子女上。作为成年子女,应当关心体贴父母。条件允许的情况下,应最大程度满足父母的精神和物质的需要。老年人也应该转变观念,提高对晚年生活的期望值。

第三,改善武陵山片区农村的社会养老保障体系,减轻养老负担和压力。大力发展老龄服务产业和事业是党的十九的一项重要内容。政府和国家从政策

上应该作为导向，加大投入武陵山片区农村养老事业；在政策上给予更多的优惠，提高养老补助金、加大农村社保覆盖范围等，实行个人、家庭、社会、政府分担养老责任；在家庭养老的基础上，探索新的社区养老模式，将社区养老、土地保障、家庭养老结合起来，减轻养老负担和压力。

第五章 武陵山区老年人健康现状与社区卫生服务研究

第一节 武陵山区老年人健康现状分析

一、武陵山区农村老年人群健康状况结果分析

(一)老年人健康状况

1.老年人的一般社会资料

(1)年龄、性别和民族:本课题调研湘、鄂、渝、黔四省边区少数民族老年人1456名,平均年龄为(67.3±2.3)岁;其中土家族635名,苗族514名,其他民族307名,绝大多数为土家族和苗族的留守老年人。性别与年龄分层具体见表5-1。

表5-1 武陵山区老年人性别与年龄构成

		人数(n)	构成比(%)
性别	男性	573	39.4
	女性	883	60.6
年龄	60~69	853	58.6
	70~79	368	25.3
	80~89	194	13.3
	>90	41	2.8

（2）经济收入、主要来源、医疗支付方式见表 5 – 2。

表 5 – 2　武陵山区老年人经济收入、来源、医疗付费情况

		人数（n）	构成比（%）
经济收入/（月）	<300 元	770	52.9
	300 元 ~ 499 元	427	29.3
	500 元 ~ 799 元	167	11.5
	>800 元	92	6.3
经济主要来源	自己劳作所得	587	40.4
	子女供给	768	52.7
	其他	101	6.9
医疗支付方式	完全自费	556	38.2
	新农村合作医疗	789	54.3
	其他形式	111	7.6

（3）居住状况、婚姻状况、受教育情况见表 5 – 3。

表 5 – 3　武陵山区老年人居住方式、婚姻与教育状况（n = 1456）

		人数（n）	构成比（%）
居住方式	独居	135	9.3
	夫妻共居	467	32.0
	和孙辈一起生活	854	58.7
婚姻状况	已婚	989	67.9
	再婚	54	3.7
	分居	29	2.0
	离婚	16	1.1
	丧偶	368	25.3
教育程度	文盲与半文盲	876	60.2
	小学	498	34.2
	初中以上	82	5.6

2.老年人健康状况

（1）患慢性病状况：从整体调查资料来看，老年人慢性病患病情况较为严重，慢性疾病患病率以风湿性关节炎居首位，其次为高血压病、慢性阻塞性肺疾病、慢性胃肠病等疾病。具体见表5-4、表5-5。

表5-4　不同年龄段老年人患病情况（$n=1456$）

年龄（岁）	人数	患1种疾病		患2种疾病		患3种以上疾病		未患明显疾病	
		人数	患病率(%)	人数	患病率(%)	人数	患病率(%)	人数	患病率(%)
60~69	853	258	30.2	265	31.1	156	18.3	174	20.4
70~79	368	105	28.5	122	33.1	65	17.7	76	20.7
80~89	194	21	10.8	93	47.9	45	23.2	35	18.1
>90	41	6	14.6	21	51.2	11	26.8	3	7.4

表5-5　老年人慢性病前10位病种统计（$n=1456$）

疾病分类	患病数	患病率(%)	排序
风湿性关节炎	440	33.2	1
高血压病	448	30.8	2
慢性阻塞性肺疾患	276	19.0	3
慢性胃肠病	170	12.9	4
冠心病	165	11.3	5
白内障	107	8.1	6
慢性胆囊炎/胆石症	90	6.8	7
糖尿病	82	6.2	8
慢性肾病	63	4.8	9
恶性肿瘤	27	2.1	10

（2）视力、听力、食欲、牙齿情况（见表5-6）：受调查的老年人视力受损在30%以上，听力受损40%以上，30%以上老年人胃功能不佳。牙齿残缺较为严重，部分缺871人（59.8%），全缺138人（9.5%）。

表5-6 老年人视力、听力、食欲情况(n/构成比)

项目	很好	较好	一般	较差	很差
视力	234(16.1%)	467(32.1%)	268(18.4%)	289(19.8%)	198(13.6%)
听力	167(11.5%)	348(23.9%)	326(22.4%)	305(20.9%)	310(21.3%)
食欲	274(18.8%)	398(27.3%)	298(20.5%)	246(16.9%)	240(16.5%)

(3)心理卫生状况:在受调查的老年人中有20.4%的老年人自评心理状况差,21.0%的老年人对生活不满意,54.2%的老年人经常有担忧事件。具体见表5-7。

表5-7 老年人心理卫生自评情况(n=1456)

项目	分级	例数	百分率(%)
心理状况	很好	108	7.4
	好	367	25.2
	一般	684	47.0
	差	297	20.4
生活满意度	满意	594	40.8
	一般	556	38.2
	不满意	306	21.0
担忧事件	经常有	789	54.2
	有时有	467	32.1
	几乎无	200	13.7

(4)睡眠状况:受调查老年人睡眠质量不高,常失眠者近30%,具体见表5-8。

表 5 – 8　老年人睡眠情况 (n = 1456)

		老年男性		老年女性		合计	
		人数	百分比(%)	人数	百分比(%)	人数	百分比(%)
睡眠时间	≤4 h	97	16.9	246	27.9	343	23.5
	4~6 h	368	64.2	534	60.5	902	62.0
	6~8 h	108	18.8	103	11.7	211	14.5
睡眠状况	睡眠好有规律	108	18.8	138	15.6	246	16.8
	睡眠不好有规律	172	30.0	101	11.4	273	18.8
	睡眠无规律多梦	125	21.8	377	42.7	502	34.5
	常失眠	168	29.3	267	30.2	435	29.9

(5)健康体检状况

老年人健康体检状况见表 5 – 9。

表 5 – 9　老年人健康体检状况 (n = 1456)

最近一次体检时间	例数	百分率(%)
<1 年	129	8.9
1~2 年	118	8.1
2~5 年	212	14.6
>5 年	342	23.5
从未检查过或不知要检查	655	44.9

3. 自理能力

1456 名老年人中半数以上能完全自理,功能明显障碍者为 12.2%。具体见表 4 – 9。PSMS 各项功能丧失率最高是洗澡为 6.9%,其次是行走 6.7%,定时上厕所为 6.4%,穿衣为 5.9%,梳头、刷牙等为 5.4%,进食最低为 4.9%。IADL 8 项功能中,丧失率最高的是做饭菜为 19.2%,以下依次为做家务 18.7%,洗衣 17.7%,购物 12.8%,打电话与处理自己钱财 9.4%,乘坐公共汽车 3.9%,吃药 3.4%。

表 5 – 10 老年人 ADL 评分（n = 1456）

ADL 总分	人数	构成比（%）
≤14 分	784	53.8
15 分 ~ 16 分	283	19.4
17 分 ~ 21 分	213	14.6
≥22 分	176	12.2

4. 生活习惯

（1）饮食习惯：从老年人日常生活用餐入手，了解其饮食特点，具体见表 5 – 11。

表 5 – 11 老年人用餐、主食内容、口味情况（n = 1456）

项目		老年男性		老年女性		合计	
		人数	百分比（%）	人数	百分比（%）	人数	百分比（%）
用餐情况	一日三餐	210	36.6	316	35.8	526	36.1
	一日两餐	363	63.4	567	64.2	930	63.9
主食内容	大米	367	64.0	598	67.7	965	66.3
	面粉	67	11.7	167	18.9	234	16.0
	杂粮	139	24.3	118	13.4	257	17.7
口味	偏咸	398	69.5	698	79.0	1096	75.3
	清淡	175	30.5	185	21.0	360	24.7

（2）相关嗜好：老年人吸烟情况见表 5 – 12，饮酒情况见表 5 – 13。

表 5 - 12　老年人吸烟情况(n = 1456)

项目		老年男性		老年女性		合计	
		人数	百分比(%)	人数	百分比(%)	人数	百分比(%)
吸烟史	不吸或已戒 10 年以上	73	12.7	698	79.0	771	53.0
	6~10 年	98	17.2	98	11.1	196	13.5
	11~20 年	78	13.6	87	9.9	165	11.3
	21~30 年	219	38.2	0	0	219	15.0
	≥31 年	105	18.3	0	0	105	7.2
吸烟量	1~5 支/日	57	11.4	57	30.8	114	16.6
	6~10 支/日	77	15.4	79	42.7	156	22.8
	11~20 支/日	168	33.6	49	26.5	217	31.7
	≥21 支/日	198	39.6	0	0	198	28.9

表 5 - 13　老年人饮酒情况(n = 1456)

项目	老年男性		老年女性		合计	
	人数	百分比(%)	人数	百分比(%)	人数	百分比(%)
不饮	68	11.9	753	85.3	821	56.4
偶尔饮少量	268	46.8	103	11.7	371	25.5
常饮	237	41.3	27	3.0	264	18.1

二、武陵山区农村老年人群健康特征

(一)武陵山区农村老年人群生存背景

1. 自然地理

武陵山少数民族聚居区主要指武陵山区,包括湖南怀化市、张家界市、湘西土家族苗族自治州和重庆市的黔江地区、湖北的恩施土家族苗族自治州和贵州省的铜仁地区等6个地州市。除了湘西、思施是自治州外,享受民族自治地方待遇的有张家界市4县(区)中有3县(区),怀化市有芷江、靖州、通道、麻阳4个县,黔江地区5个县(市)。铜仁地区9个县(市)中有4个民族自治县,全边区34个县市中有28个县(市)是民族自治地方。中国西部大开发的实施战略中，边区有 4 个地州市进入了西部大开发的战略圈。重庆市黔江区位于重庆市的东南边缘，素有"渝鄂咽喉"之称，是重庆市主要的少数民族聚居地之一，也是重庆市唯一的一个少数民族区。铜仁地区是连接中原地区与西南边陲的纽带，素有"黔东门户"的美誉。湘西自治州为湘鄂渝黔边区中心带，湖北恩施自治州有晒都之称。本区境内地貌构造复杂，主要有山地、岩溶、丘陵、岗地和平原等，大部分地区以低中山为主，境域碳酸盐岩广布，岩溶地貌发育充分，多溶洞、伏流。张家界最具特色的是石英砂岩峰林地貌，为世界罕见。该区生物资源、旅游资源、水能资源、矿产资源丰富。这些地理环境方面的独特性对生存于其中的社会人群的健康是息息相关的。

2. 社会政治

本区域少数民族与国内其他少数民族一样，主要以山寨形式聚居，山寨居民点普遍规模较小，基本单元俗语中称"院子"，单家独户占很大比例，规模一般很小，山民习惯于以自然院落形式分散居住，形成了居民点"满天星"式的分布格局。这种以家庭为单位的农业生产方式，使山寨土地利用格局形成了山寨农村相对封闭的聚落基本单元。受沿袭已久的传统农业生产方式的居住意识以及地质地貌地形条件制约的影响，有一定规模的完整形态的山寨村庄现并不多见。白晋湘教授提出在长期劳动生活实践中特定地理区位的山寨人民所隶属的民族（族群），逐渐形成了其文化内涵与民族特色，特有的风俗习惯、宗教信仰、行为模式和价值取向形成民族文化因素群；同时，也形成了其特定的生活方式和生产方式等，即社会经济因素群。因此，山寨有其明显的特征。地处边远的山区，山寨一般远离大、中城市，基础设施落后，再加上大山的阻隔、信息不灵、交通闭塞，较为封闭，山寨经济相对滞后，受城镇的带动作用少，成为了典型的贫困地区。不仅存在与其他地区相同的问题和矛盾，山寨的发展还存在特殊的风俗习惯、民族意识、宗教信仰、语言文字等问题。而且，山寨地处山区，地理区域情况十分复杂，气候受立体变化规律和水平变化规律的双重制约，从地貌、地势、热量、降水和生物圈条件等方面综合考量，呈现其特有的生态环境，环境较为脆弱。相关民族学研究者认为，山寨在历史发展过程中形成了根深蒂固的家族治理、宗族治理格局。这种治理方式，对山寨社会经济发展产生了深远的影响，有时在某些区域，某些纠纷，宗族或家族干预可能比地方政府解决更为有效。这些对健康信息的传播、健康政策的实施都会在不同程度上产生影响。

3. 民风民俗

山寨是少数民族聚居区，自古交通不便，地处边远，相对比较闭塞，自给自足的小农生活和自然经济，行为模式较稳定，经过千百年的历史沉淀，逐渐形成了较为封闭的文化心理模式。历史上统治阶级的不平等民族政策，使山寨在经济、政治、文化和地域上长期处于边缘化状态，难以获得与广大中心区域平等的发展条件，也使山寨对外来事物产生一种抗拒或怀疑戒备心理。落后的生活习俗、封建迷信观念和宗法意识尚存，制约了卫生服务事业的发展。但另一方面，山寨文化民族特色非常鲜明，具有独特的文化氛围，本区域少数民族以土家族、苗族为主体，穿戴、建筑风格及文化习俗独具特色，土家摆手舞、铜铃舞、山歌；苗族芦笙、木鼓舞、民歌闻名遐迩，民族风情淳朴浓郁，"赶秋""赶年""三月三""四月八""六月六"仍继古风遗韵。有许多品质优良、内涵丰富的文化艺术形式有待开拓，这些文化艺术形式是我们发展农村山寨健康服务产业的可利用的重要途径。可通过山寨的宗教信仰文化、生存习俗文化、饮食文化等方面的积极因素，将健康知识、健康观念、健康行为在寓乐教育中被认同并内化。

4.社会经济

武陵山区的地理条件以山区为主，山地面积达 70% 以上，耕地面积少，是一个"八山一水一分田"的典型南方山区。在山区经济发展中，农业最基本的资源——耕地对经济的支持十分有限。如湘西自治州全州耕地 13.87 万 hm，人均耕地 0.067 hm，人均旱涝保收面积仅 0.025 hm，每年还因自然灾害和基本建设减少耕地 1.333 万多 hm。人多地少，人地矛盾日益突出，可耕作土地自然坡度大，水土保持困难，机械化操作和灌溉系统工程难以实施。但人均山地面积达 0.47 ~ 0.6 hm，拥有几乎所有的矿产资源、水利水能资源及森林资源，药物资源与部分生物资源也主要分布在山区；然而，多年来这种可以获取大量财富的自然优势，并没有引起边区农民及当地各级政府决策者的重视，山地经济没有得到应有的发展，目前已引起关注，但相关产业尚处于起步阶段。研究者白晋湘教授提出，山地经济可作为区域内一个独立的经济体系，并对其理论性与实践性进行了论证。当前，山区农村生产经营活动对自然条件、气候因素的依赖性相当强，很大程度上是靠天吃饭；在山区特殊地理条件下，村民劳动效率低，劳动强度大，生产成本高，边区少数民族农村经济整体处于一个较低层次的发展水平。山区为主的地理环境还使少数民族山寨与外界的信息沟通受到很大阻碍，虽然多数山寨已经修建了乡村公路，但路况较差，交通辐射力难以有效地发挥出来；并且星罗棋布的分散式山寨提高了交通、通讯等基础设施建设成本和使用成本，对少数民族接受外部信息，保持与外界即时联系是一种制约。由于身居大山，信息闭塞，观念落后，只注重传统种植模式，少有思维逆转，人们不愿种植经济作物，往往愿意花费更多的生产资料和劳动力投入生产粮食。劳动生产率低、生产技术落后是大部分少数民族山寨经济长期不发达的重要原因之一，与知识贫乏、教育落后有关，很多少数民族山寨仍使用传统的生产工具，以人力和畜力作为农业生产主要的力量。相关统计资料显示，由于自然地理条件和历史等多种原因，1999 年边区人均 GDP 仅为 2083 元，比西部地区人均数低 1771 元，比我国人均数低 4650 元。2000 年人均纯收入最低的湘西自治州边区农民为 1277 元，比西部地区低 330 元，比我国平均水平 2253 元低近 1000 元，比湖南省低近 1 倍。目前湘鄂渝黔边区约有 80% 的贫困县市，是国家重点扶持的 18 个集中连片贫困地区和扶贫攻贤的主战场。因此，只要能外出打工者都外出，家中清一色老、弱、病、残者，经济收益更是雪上加霜。少数民族山寨经济发展水平低，少数民族山寨最为紧迫的问题是经济发展，也成为阻碍山寨居民健康维护与促进的最大因素之一。近年来，在有关政府部门的指导下，针对岩溶地区岩多土少、生态系统脆弱的情况，生活在山区岩溶地区的农民，开始有效地利用石隙、石缝残积土地、石山荒地，种植适地速生的刺槐、任豆树等豆科植物，集约经营这类可作饲料的水土保持林；有的地方利用气候适宜，山地海拔较高的条件，种植厚朴、杜仲、黄柏、五倍子、花椒、木瓜、山苍子等零用香料特种植物；在偏酸性土壤的山地，种植板栗、柑桔、猕猴桃、核桃等，局部地区经济有所改善。经济基础对卫生服务事业开展的支撑至关重要，只有少数民族居民解决好了温饱问题，才可能进一步对健康状况产生更高的需求。

(二) 武陵山区农村老年人群社会人口特征

1. 年龄、性别与民族特征

从本研究结果可知，武陵山区老年人平均年龄近 70 岁，其中 60 ~ 69 岁的老年人占近 60%，70 ~ 79 岁老年人群占 25%，且女性多于男性(3∶2)，以土家族、苗族为主，包括白族、侗族等 10 多个民族。有关"农村流出人口对老年人生活影响"调查发现，在农村老人中，中高龄老人的比重偏大，有子女外出的 70 岁及以上老人占 35.9%，80 岁以上的比例为 4.7%；本研究样本 70 岁以上高龄老年人群高于此比例，占近 40%，80 岁以上老年的比例达 16% 以上。这些特征与武陵山边区人口分布、人口特点相一致，在考虑这一人群健康照护时一定不能忽略这一特性。

2. 经济收入、主要来源与医疗支付方式

老年人生活的物质基础是经济，老年人的日常生活直接受到家庭经济状况好坏的影响。在农民较低的可支配收入的情况下，得到更多的经济支持或获取更多的收入是他们首先考虑的。对于农村老人而言，有更多的收入以应对疾病风险，能吃饱穿暖等比其他问题显得更为迫切。本研究结果显示，武陵山边区

老年人群月经济收入虽然以300元以下为主，但相对于2005年肖志凌等调查本地区老年人收入在100元以下者居多，老年人群的收入明显增高，这与老年人子女外出务工给家庭带来的经济增长有关。在其经济收入的主要来源方面显示，子女供给达50%以上，子女外出务工为家庭经济的改善作出了贡献，也可为老年人健康维护提供更多的经济保障。保证老年人生活质量的必要条件是经济状况，有研究显示农村老人在失去劳动能力时，在经济上对子女的依赖性较高，经济收入水平是影响农村老人生存质量最大影响因素之一。有研究认为，月经济收入在350元以下的城市社区老年人，低于城市的低保线，若无低保支持，他们保健的寻求和获得会受到很大冲击。所以一定的经济基础是老年人的生存质量与医疗保健得以保障的前提。

但与老年人群息息相关的医疗保障方面，当时样本人群中新农村合作医疗参与者虽达55%左右，但仍有近40%的老年人群在疾病状态下需要完全自费处理，说明老年人的医疗保障欠缺，农村的合作医疗、医疗保险应全面启动全范围覆盖，在经济基础较弱、经济来源单一的情况下，以保证弱势群体的健康维护与健康需求。自2009年后在边区农村全面推行新型农村合作医疗，大力强化农村基层医院软件与硬件建设，在很大程度上解决了农村看不起病、有病难医的现状，但指望单一、保障度有限的新农合彻底解决老年人医疗保障问题并不现实。

3. 婚姻状况、居住状况与受教育情况

在调查样本中，老年人群丧偶者占25.3%，加之分居与离婚者，约达30%，这一人群较一般的老年人群，可能存在更多的健康隐患，是健康卫生服务需要关注的高危老年人群。研究结果同时显示，武陵山片区留守老年人群以隔代共同生活为主，约占60%，是农村"386061部队"〔留守妇女（38为妇女代称）、老人（60岁以上老人）、儿童（61为儿童代称）〕的特征体现。隔代生活意味着，老年人除了要照顾好自己的生活外，还承担着料理、照应、教育孙辈的重任。不管这些老年人是夫妻一起与孙辈生活还是独自一人抚育孙儿，他们能否承担本不应压在他们肩上的担子，又该如何去做好，他们的压力怎样，对他们自身健康影响度等问题都是值得深思的。有研究者已从留守大军的另一族留守儿童视角开始切入研究，但以老年人为主体探讨此问题，并结合老年人健康照护的研究鲜见。应该说农村的留守问题是一个共同体，非割裂式的研究更接近事实与社会的本真。大量的农村青壮年劳动力外迁使得农村的人口老龄化程度加重，农村老人在居住方式上的空巢化和隔代化不断提升。第五次全国人口普查资料显示，2000年中国农村60岁及以上老年人户居方式中，4.49%为隔代户，8.24%为单身户，23.13%为夫妻户，三者合计达35.86%，占到了老年人户居方式的 1/3 以上。当下农村老年人居住方式，与农村人口城镇化程度较低的 20 世纪 80 年代相比，农村老年人隔代户、单身户和夫妻户大幅度增加。据 1987 年中国老年人抽样调查数据显示，农村老年人的户居方式，单身户和夫妻户仅分别占 1.9%、7.5%。这在一定程度上可以预见农村劳动力人口外流给老年人居住方式及其健康照护带来的影响。在访谈中发现，许多隔代居住式留守老年人体弱多病，年届古稀，劳碌了一辈子，老迈的精力虽已不足以照看年幼的孙女，但又不得不面临这样的状况，这种矛盾，目前找不到完善的解决方案。崎岖山路上，经常可见留守老人或背或挑着几十公斤重的农物往家里赶，陡峭迂回的山路和沉重的担子压得他们直不起腰，很多人无奈地说"儿女在外做工，一年难得见一次。自己虽然上了年纪，要照料孙子孙女，还要干农活，恐怕只有做不动了才可以休息"。子女外出时，将他们本应该承担的义务和责任转交给了留守在家庭中的老人，农村留守老人一般要替外出的子女看家、管理农田、照料孩子等，这种重担实在是不能承受之重，从聂茂和他的课题组将留守儿童安全事故调查编纂成的书——《伤村》，我们就可以感受到老年人现实与心里的沉重。有人说"农民工的来去，仿佛一场洪水，洗劫乡村的一切。被洗劫后的乡村到处都是孩子。某种意义上，孩子仿佛一群被潮水抛到岸上的小鱼，让人感觉到危险、窒息"。其实留守老人境况也许更为严重，更为社会所不知。越来越多的农村青壮年外出务工，使本应安享晚年的老人成了"留守"一族，儿孙满堂，却晚年孤守；他们疾病缠身，却硬撑硬扛；他们年迈体弱，却肩挑生活重担。体力劳动的繁重、隔代教育小孩的无奈、亲人的远离、经济上的困窘成了他们面临的实际问题。而除了夫妻共同体生活外，另有近 10% 的留守老年人是独自一人孤单生活，这与婚姻状况互为呼应，也是健康照护重点人群。

从武陵山边区老年人群的受教育状态来看，60% 左右为文盲与半文盲，初中以上的不足 6%，这种受教育程度可能会使老年人接受健康知识、形成良好健康信念等受到一定的负面影响，在健康自我维护能力上存在不足。相关研究显示，因为文化程度低，老年人不仅缺乏自我保健意识，而且不理解定期体格检查和保健措施，以致患病初期不能及时就医。而文化程度越高，获得各种信息的途径就越多，其日常生活中接触各种健康相关知识的途径和机会也越多，自我保健意识强，将正向影响其生命质量的提升及其医疗保健的获得。

(三)武陵山区老年人群健康状况

1. 躯体健康

(1)慢性病情况：老年人最主要的健康负担一直是慢性疾病，直接导致生活自理能力丧失或下降，健康水平、生活质量下降。

调查结果显示，不同年龄段的武陵山区老年人慢性疾病患病率在72.3%～92.7%，53.4%的老年人同时存在2种以上慢性病，健康状况不容乐观。由调查结果可见，武陵山区老年人慢性疾病患病率以风湿性关节炎居首位，其次为慢性阻塞性肺疾病、高血压病、冠心病、慢性胃肠病、白内障、糖尿病、慢性胆囊炎或胆石症、恶性肿瘤、慢性肾病。与史平等所报道的城市留守老年人以心血管疾病为首位不同，具体的疾病谱也存在一定的差异，高于2000年中国城乡老年人口状况一次性抽样调查结果——农村老年人与城市老年人慢性疾病患病率分别为52.96%和67.52%。而与杨敬源等对贵阳地区留守老年人慢性病的调查结果有相似之处，他们的研究结果认为，风湿性关节炎是影响贵阳市城区留守老年人日常生活功能的几种慢性病之一。从社会、经济发展水平角度，理论上认为西部地区慢性疾病检出率或诊断率远及东部、中部地区水平，但西部老年人慢性疾病患病率高于同期东、中部地区，本调查结果表明西部边区老年人患病状况与之相吻合。武陵山区多属中亚热带季风湿润气候。本研究量性资料与质性资料分析显示，武陵山边区老年人虽因子女外出经济状况有所改善，但其仍处于较低层次经济水平，大部分老年人生活环境与居住条件不佳。中医学认为，湿为阴邪，易与寒、风等多种邪气合而为病，久居湿地，风寒湿邪易停滞关节导致气血运行不畅，关节屈伸不利；现代医学研究也表明，链球菌的有利生长繁殖和播散是人口拥挤及潮湿的空气，对于体质较差的人来说居所通风采光条件不良，会增加风湿性关节炎的发病率。以上几点可为此样本慢性病以风湿性关节炎为主作注解，同时提示本地区在全力推进健康服务方针与政策的制定、社区卫生机构健康服务的提供等方面，应全面了解老年人群慢性病的特点并体现这些差异，社区护理应提供针对性强的自我护理知识与技能，这样才能更好地解决本地区老年人群健康问题，满足老年人健康服务需求。

（2）视力、听力、食欲、牙齿情况：老年人的各器官功能是一个逐渐衰退的自然过程，良好的器官功能是维持身体健康的基本保障，这一点对于老年人来讲尤为重要。受调查的老年人视力、听力、胃功能、牙齿受损较严重，均在30%以上，其中以牙齿残缺为甚，达70%。

步入老年以后，眼部情况将发生一系列变化，各种易造成低视力及盲的原因都可能出现。本调查样本显示农村老年人视力损害较大，白内障为其常见慢性病之一。相关研究发现白内障造成的农村老年人致盲率较大，白内障是造成视力损伤的最主要原因，且白内障手术在农村地区实施的情况较低。也有不少老年人固执地以为视力减退只是"年龄老化"的自然现象，其实研究发现，80%有视力损害的中老年人，都可以通过矫正来提高视力。但就是这一副眼镜可以解决的问题往往久拖不治，使许多老年人仍处于视力损害状态，这些老年人或是缺乏专业的眼科检查，或是觉得戴眼镜麻烦，并不知道自己的真实视力状况，也有老人往往将由屈光不正所引起的视力减退，误诊为各种眼病而久治不愈。对于固守在偏远村寨、低文化程度的农村留守老年人更甚。因此，提供专业化的、可及性高的卫生服务，强化留守老年人健康保健知识至关重要。如有眼疲劳或视力不佳主诉者，对未查出显著器质性体征的，首先要认真切实地做好屈光状态与调节力的检查。

老年性听力损失与耳病已成为影响老年人晚年生活质量的重要因素，而老年人存在的不同程度的听力障碍，也并非全部为"老化"之功，包括外在环境因素、细菌病毒入侵、化学药物等。有些农村老年人听力损害后，自己不愿主动就医，认为这是自然规律不可逆，干脆"耳不听为净"的老人非常多。人对信息的交流是以语言为主的，无论人与人的对话，还是看电视听收音机，如果听力受影响，交流肯定会出现不同程度的障碍，甚至逐渐丧失这种能力，严重影响日常交流。有关统计资料显示，我国60岁以上的人口中30%以上的老年人深受听力损失与耳病的困扰。所以，开展保护老年人听力健康教育活动非常必要，以帮助老年人掌握有关听力损失，掌握耳病预防、发现、康复和治疗的知识。

老年人牙齿受损主要包括牙齿磨损、牙缝多、残根、残冠牙等，牙齿的缺损使老年人的咀嚼能力、食物消化和营养吸收能力受到影响，同样会影响语言和面部容貌等。如牙面磨损和牙周组织萎缩、牙本质暴露，牙齿易出现敏感症，遇冷、热、酸、甜就会刺激牙本质，感到牙齿酸软。导致吃饭时咬不烂，不能吃凉，也不能吃热的等牙本质过敏、咀嚼效率低下的现象，有的还可能发展为牙髓炎、根尖周炎而出现持续性的疼痛。这些部分与老化有关，部分与无效保健有关，如长期不刷牙或长期不正确的刷牙方式、牙齿局部的酸性环境腐蚀等。所以，老年人对牙齿的保健非常关键，在基层社区卫生服务中宣传坚持用温水刷牙或避免过冷、热的刺激，定期检查牙齿，对已明确不能保留的残根、残冠牙和松动牙，应尽早拔除，发现龋洞，应及时进行修补，及早进行填充，越早越容易修补。

本样本中老年人胃功能受损、食欲减退者较多，主要原因为如下几点：一是老化因素，大脑摄食中枢对饥饿所产生的信号刺激反应迟钝，同时老年人的组织与消化器官呈现退行性病变，诱发食欲下降，味觉和嗅觉也慢慢改变，对食物的兴趣大减。二是与牙齿有关，老年人牙齿容易发生松动和缺失，不像青壮年时那样坚固，由此影响咀嚼和味觉功能，造成食欲下降。三是老年人的消化功能与其疾病状态、营养状态、心理因素也存在一定关系，如孤独的老年人，由此产生的负性情绪抑制消化功能而引起食欲下降。因此，卫生服务过程中除了通过用食物刺激、维持、诱发食欲外，还应通过牙齿的保护、心理状态的调整来针对老年人的消化问题。

2. 心理健康

老年心理健康是指老年个体内部心理过程和谐一致，与外部环境适应良好的心理状态。老年人心理状况基本内容，包括生活满意度（物质与精神）、情绪状态指数（对待生活中的事情所反映出来的精神状态或一种情绪，可以表现出老年人是有着悲观消极的生活态度，还是乐观积极的生活态度），以及情感慰藉度——指老人从亲朋好友处或从子女处得到的关怀的程度，老人是需要关怀的，情感慰藉度越高，出现心理问题的情况会越少。老年人常见的心理健康问题有失落感、孤独感、抑郁、恐惧，主要因子女少关爱、疾病、经济与生活、失去亲人等引起，与其社会特征相关，如百无聊赖或因子女的纷纷离家而产生的孤独寂寞，子女间矛盾及财产分配问题的忧愁，老伴、老友或子女过早离世的痛苦。而老年人爱管事、爱挑的毛病则可能由于不安全感、孤独感、适应性差、拘泥刻板和趋于保守等方面的原因导致。到了老年，身体各器官和系统逐渐发生机能性和器质性的变化，老年人渴望能够从失落感中找到支撑。可以说，老年人比任何年龄层人群更需要社会、家庭、子女的关爱与沟通。老年心理疾病的产生与经济社会的发展和生活方式的改变有直接关系，我国社会转型期老年人的精神赡养匮乏，心理问题严重。经济水平低，文化、娱乐方面的设施少，自身能力有限，受关注程度低的农村老年人，其晚年生活更为单调，心理社会状态更为惨淡。

本研究主要从心理情绪、生活满意度等方面窥知农村老年人的心理状态。研究结果显示，本区域内农村老年人 20.4% 的自评心理状况差，对生活不满意的老人占 21.0%，经常有担忧事件的老年人占 54.2%。由此表明农村老年人心理健康状态不佳。一般来说，老年人心理健康与身体健康、社会参与度和养老保障情况密切相关。《中国老年人心理健康现状研究报告》显示，目前我国老年人口的心理健康总体状况良好，有研究者对湖北高龄老年人的研究认为多数高龄老年人对当前的生活、健康、供养、劳动满意，社会心理状态平和，只是需要强调和完善对老年人的服务和供养体系。但另有相关研究结果提示老年人中85% 的人存在着不同程度的心理问题，67% 的人有明显的焦虑、忧郁等心理障碍，认为 75 岁左右的老年人是心理健康状态的重要转折期，与丧偶老年人的心理健康状态一同呈现明显偏低的趋势；而且老年人心理健康状态还与所在地区经济发展水平相关，我国东部发达地区老年人心理健康水平明显较高，而西部地区则偏低；农村老年人比城市老年人心理健康状况差，并认为其原因包括认知功能有障碍、文化程度低、社会地位偏低、生活条件艰苦、对健康缺乏正确认识、生活方式缺乏科学性、陈旧传统养老意识等，但农村老年人的经济问题是影响农村老年人心理健康状况的最重要因素。对农村贫困地区老年人心理社会问题的研究认为，农村贫困地区的老年人存在的主要社会问题依次是收入减少，功能减退或慢性疾病、孤独、丧偶、面临死亡和害怕等，进一步佐证了农村老年人现存的心理社会状况，也与本研究结果相互印证。对于城市老年人 60 岁意味开始安度晚年，但对于农村老年人特别留守老年人来说，农业劳动依然要有不同程度的参与，在人体老龄化的过程中，由于社会环境、家庭环境、自然因素的改变，心理和生理状态都在不断地改变，衰老现象不同程度地发生，进而导致老年人的社会适应能力降低及心理功能受损；同时日常生活能力下降，生活满意度降低，与人交流减少。

城乡的老龄化差别是中国的人口老龄化问题的特点之一，城乡对老年人的保健福利资源也存在着不同。与城市空巢老人相比，农村留守老人"物质空"与"心空"并存，并互为循环影响。他们没有广泛的社交圈子，也没有可消遣的老年娱乐场所，其中最重要的一点，就是没有养老保险、退休金等经济保障。虽然在社会主义新农村图景和新农村的建设后，一些农村的公共设施有所提高，也解决了部分问题，但是没有很好解决的问题依旧很多，这不是因为新农村建设不成功，而是因为改变是一个漫长的过程，虽然一些硬件设施方面能在瞬间改变，但软件建设方面需要各方的积极参与、协同前进。农村留守老人在面临城镇化和人口老龄化的双重冲击下，日益成为目前以及今后社会中的一个特殊群体。20 世纪 80 年代，我国大规模的农村人口开始流动，国内学者在子女乡城迁移流动对留守老人影响方面的研究成果主要内容集中在老年人抚养孙辈的隔代教育问题、成年子女外出后的老年人养老问题等几个方面。而流动人口外出对留守老人心理健康的影响主要通过经济支持、生活照料和情感慰藉三个方面来间接或是直接体现，目前学术界在这几个方面已经达成基本共识，但关注农村留守老人的心理问题的研究及其对策还是相对较少。

研究过程中发现很多农村老人都存在矛盾心理，一方面，希望孩子们进城务工多赚钱，改善生活；另一方面，又希望子女能在身边，享受天伦之乐。他们年纪毕竟大了，日常生活、求医看病等方面有很多困难，而"留守"老人一旦有个头痛脑热，因无人照料，只能自己硬撑着。很多老人说，外出务工的子女很少和自己联系，打电话回家问得最多的是孩子，一般逢年过节才回来看望他们，陪伴老人们的只有孤独。最近，有研究者从三个层次出发提出建议加强农村留守老年人的心理保健。首先是宏观层次——政策层面的政府的意见改进，包括对农村文化娱乐设施投入增加、社会保障力度加大、实施政策来促进农民返乡创业和实施政策减轻老人照顾孙子女辈的家庭负担。其次是中观层次上的分析，主要基于家庭层面与乡村层面，家庭层面则包括家庭的经济支持、感情支持；其中乡村层面上要求相应的心理机构在乡村一级建立、村干部的定期慰问和乡、村定期举办一些老年活动以增加农村留守老人的社会参与。最后微观层面——老年社会工作的介入。在现代新农村的建设中，解决并关注农村留守老人的心理问题是不可忽视的，这对促进和谐老龄生活、健康老龄化具有重要的作用。作为农村留守老人这一弱势群体中的一个特殊"脆弱群体"，需要社会采取措施来保障其心理社会的健康状态，本研究者认为上述建议不失为一较为全面而周详的干预措施。

3. 睡眠问题

本研究结果显示，武陵山边区民族地区老年人睡眠问题比较普遍，其中常失眠者近30%，这与老年人群的生理习性发展有一定关系，也反映了本人群的睡眠质量较差。老年人睡眠障碍的原因错综复杂，既有个人的行为因素，也有社会因素，或是正常衰老的结果，某些未发现的疾病，也可以是不良睡眠习惯，可能是这些因素联合作用的结果。许多研究认为失眠的发生与社会经济状况率显著相关，与其他危险因素相比，失眠与年龄之间的相关性显著降低。引起老年人长期失眠的原因中，常见的有神经衰弱、内分泌病、抑郁、焦虑及其他精神障碍，也有的老年人失眠是由于生活不规律、饮酒、喝咖啡等原因造成，是老年人躯体、心理、社会健康的一种综合体现。在社会中老年人可能由于躯体器官的衰老，易发生各种疾病，如冠心病、脑血管硬化、高血压等疾病造成呼吸不畅、疼痛、瘙痒等，影响睡眠。也可能由于居家为主的生活方式、家庭角色的变化，使老年人与子孙后代生活方式的差异及价值观矛盾更为突出，或是会因为社会角色的改变、自己经济收入的变化，担心在家庭中的地位发生变化，于是变得敏感，显得固执、罗嗦、唠叨，造成紧张的家庭气氛、不和睦的家庭成员间关系，使老年人心情苦闷、压抑、情绪低落，从而引起失眠。丧偶、丧子(女)、再婚、子女独立、意外伤害等重大生活事件也是造成老年人失眠的祸首之一，其中一件重大的精神刺激是丧偶，老人因为失去生活中的得要伴侣，失去了精神支柱，突然变得寂寞、孤单、失去信心而陷入失眠。对于本研究样本中的农村留守老年人，其躯体健康状态不佳，慢性病缠身，经济水平较低，生活压力大，婚姻状态因为丧偶发生改变的痛苦，居住方式因为隔代共存带来的无奈与忧郁等会使其睡眠受到影响。人的健康与睡眠息息相关，只有适宜的睡眠保证，机体各器官功能才能得以恢复。然而，老年人由于心理与生理的一系列变化，正常睡眠常受到扰乱，出现失眠现象。失眠不仅影响老年人的日常生活，还会影响情绪，甚至导致意外伤害的危险性增加，因此，社区卫生服务中给予关注和指导老年人睡眠问题显得尤为迫切。

4. 健康体检情况

定期的健康体检可监测个体与群体健康状况的动态变化，便于疾病的预防与治疗，是三级预防的重要手段之一。我国的企事业单位一般均为职工办理了定期健康体检服务，或每年一次或两年一次，城市社区卫生服务开展后，也开始对社区内服务对象进行常规性健康体检。由于农村没有医疗保险及相关社会福利的保障，农村居民健康体检费用主要是自理，而且农村基层也没有必备较全面的体检中心及相关设备与人员，加之农村居民的健康观念与健康意识较为滞后，农村居民的健康体检几乎处于空白状态。对于经济水平处于最低点的农村老年人，健康体检也许更像一个外来词。本研究结果正证实了这种趋势，绝大部分农村老年人去医院检查身体，是因为生病了，而且是病得比较厉害的情况下才去的。就是按这种非标准性的健康体检来框定，1 年内到医院做过相关检查者不到 10%，近 70% 的农村老年人要么是 5 年以上都未与医院正规检查接触过，要么是从未检查过或不知要检查身体，这不是因为他们身体好，实在是因为自身经济承受能力差、健康意识受束缚、健康服务政策与卫生服务实施滞后所致。新医改实施后，将城乡基层卫生服务放在了中心位置，据统计，2009 年至 2011 年我国为约 1.1 亿符合条件的 65 岁以上老年人进行了免费健康体检。除了为 65 岁以上老年人体检外，到 2011 年，老年人、残疾人、慢性病患者、儿童、孕产妇等重点人群的建档率城乡分别达到 90% 和 50%。很多新闻报道称许多地区包括一些农村地区为 60 岁以上老年人进行一次全面的免费健康体检，这对城乡老年人来说是一种福音。但在农村，现主要推行新农合以保障农民的医疗服务，而新农合则只针对疾病治疗，并且是住院治疗，如果没有更合理的筹资渠道、更持续的医疗保障政策、更可及的卫生服务，这种健康体检服务对于农村老年人来说就可能是"昙花一现"或者是"梦中昙花"。

5. 生活自理能力

自理能力是一个人照顾、管理自己生活的能力，是反映老年人健康状况的一个重要方面。老年人健康水平测量的常用指标是日常生活自理能力，包括基本的日常生活自理能力：走动、吃、穿等；社会生活工具使用的生活能力：家务、购物、做饭等；以及提高生活质量的活动能力：社会活动参与、娱乐等。老年人最终丧失日常生活自理能力表明其健康期望寿命结束，出现自理缺陷，进入依赖期，在以后的生命中将依靠他人的帮助完成日常生活的必要活动。社区服务机构在全面了解社区老年人日常生活自理状态基础上，提高、维持以及补充或制定帮助老年人的生活自理能力，对老年人健康期望寿命延长，生活质量提高，促进健康老龄化具有重要意义。很多学者认为，老年人最主要的健康问题是生活自理能力的丧失，预测老年人照护需求可以根据生活自理能力的丧失情况进行，而且对行政区域卫生规划也具有现实指导意义。相关研究已证实随着年龄的增长，自理能力日渐减弱，而且存在性别之差，女性重于男性；我国老年人生活自理能力还存在城乡差距，农村老年人生活自理能力低于城市老年人，生活不能自理比例城乡老年人分别为 6.9% 和 10.8%。比较前后 10 年的抽样调查数据，无论是农村还是城市，我国老年人生活不能自理的比例都有所上升。城市老年人不能自理的比例从 1994 年的 5.3% 提高到 2004 年的 6.9%，农村则从 8.7% 提高到 10.8%。

本研究结果显示，样本农村老年人中 50% 以上能完全自理，功能明显障碍者为 12.2%。PSMS 各项功能丧失率最高是洗澡（6.9%），进食最低（4.9%）。IADL 8 项功能中，丧失率最高的是做饭菜（19.2%），坐公共汽车（3.9%）与吃药（3.4%）较低。IADL 和 PSMS 功能丧失情况与国内外研究存在一致性，又具有独特性：①调查结果显示 PSMS 功能丧失率较 IADL 低，IADL 各项功能如做家务、做饭菜等，都需要 PSMS 各项功能为基础，难度更大，故 PSMS 功能丧失率较 IADL 低，这与唐根富等对安徽省城市老年人的研究结果类似；②本调查结果表明，IADL 各项功能丧失率以做饭菜为最高，而国内其他研究者认为处理钱物、乘公交车等功能丧失为高，这一结果应与样本特殊性（农村地区）有关。本次调查对象身处武陵山区的农村地区，受地域影响，社会经济等各方面较为落后，老年人收入有限，受教育较少，乘车出入机会不多，购置生活用品基本在社区内小卖部解决，皆为邻里关系，这些方面功能平时需求小、期望低，因此可能导致本次受调查者对这些方面功能丧失的感知不如做家务、做饭菜等方面功能丧失来得明显。

从老龄化至高龄化，"失能化"（部分或全部丧失生活自理能力）随之而来。目前，有关资料显示我国城乡老年人失能、半失能率达到 19.6%，其中城市为 14.6%，农村已超过 20%。据预测，到 2020 年，中国失能老年人口将达到 2185 万人，比 2007 年增长 61%；2051 年人口老龄化高峰将达到 3850 万人，是 2006 年失能老年总人口的约 3 倍。在人口基数大、老化速度快、未富先老、社会保障未健全的背景下，失能老年人照料和护理问题日益突出，已成为民生问题、社会问题。我国农村人口老龄化水平高于城镇，绝大部分老年人生活在农村，农村老年空巢家庭已达 38.3%。长期以来的二元社会结构，伴随着农村过疏化、留守化，传统家庭照护模式难以为继，使农村特别是经济不发达的农村地区成为老龄化问题的"重灾区"，因此发展农村老年人的长期照护服务是应对人口老龄化、保障和改善民生的必然要求。人类生命晚期均面临失能失智风险，只存时间差异，日常生活自理能力的丧失是老年人最主要的健康问题。在发达国家，老年长期照护服务体系与老年医疗制度、养老金制度并称老年生活保障三大支柱，对于我国如何在社会保障体系未健全与快速发展的人口老龄化博弈下，利用非正式与正式制度，提供长期照护服务，满足处于社会与生理双重弱势高龄老年群体的晚年生存需求，成为刻不容缓的重要课题。以往涉及老年人日常生活能力的研究中，影响因素关注较多，区域差异探讨较少。我国幅员辽阔，各地区在卫生、社会、经济资源服务及配置等各方面发展中差异较大，武陵山区为少数民族聚居地，农村老年人生活在社会发展程度较低的相对落后的边远山区，交通不便，可及性低的健康照护服务，使其难以促进与维持生活自理能力。因此，当前民族地区构建社区卫生服务体系过程中，应在全面了解农村老年人健康服务需求的基础上，考虑如何建立健全老年人照料机构，运行怎样的服务模式，来满足民族地区老年人的其他健康服务需求与生活照护，并且制定相应的措施与政策加以保障，促进民族地区农村老年人群的健康水平。

6. 生活习惯

生活习惯是人们生活中循环往复、不断重复的规律性行为。这些行为因其日积月累的惯性必然会对身心健康产生负面或正面的影响。本研究主要通过饮食习惯与烟酒嗜好情况了解武陵山区少数民族老年人生活习惯。

饮食是人生存的最基本的行为之一，饮食习惯是一种生活方式的基础，与身体健康息息相关。调查结果发现，有绝大多数的农村老年人没有养成吃早餐的习惯。每天规律三餐只占 36.1%，每天吃一日两餐有 63.9%，武陵山区少数民族老年人有一半的农村老年人没有养成天天吃早餐的习惯。这是由于的武陵山区少数民族早期形成的劳作习惯，晨起外出劳作一段时间才回家吃饭，这时名曰"早饭"实际从时间上已成"中饭"，从而省掉了一顿饭，早餐被直接忽视，这在偏远农村是较为普通的现象。武陵山区以种植稻谷为主，大部分的农村老年人主食为大米饭，但农村老年人饮食偏咸，喜咸菜、腌菜，家家都有腌制咸鱼、咸肉、酱菜等，而且长年保存，长期食用。这与少数民族地区生活环境有关，少数民族居住地一般皆为山区，生存环境较为恶劣，土地、劳作物种植均分布在离居地较远的地方，而且较为分散，外出劳作时间较长，不便回家吃饭，很多人就带着食物上山劳作，而腌制食物是最为理想的选择。同时，腌制食物保存时间长，而少数民族居民与外界交流少，赶集购物不甚方便，自制腌制食物可保证自我需要。久而久之，许多腌制物成为本区域少数民族的特色食品。但长期与腌制物为伍，这是一种不合理、不健康的饮食习惯，与其慢性病高血压、冠心病等疾病的发生密切相关，在饮食方面需要指导与长期的调整过程。

烟酒对身体健康的负面影响已成共识，但在偏远落后的农村地区，这种认知远不如城市或者经济发达地区，少数民族的"豪饮"与"土烟"还成为某种特征，有些居民则甚是引以为荣。民族地区农村老年人的烟酒嗜好方面，本研究调查显示，武陵山区农村老年人吸烟时间超过 31 年的有 7.2%，而且相当部分老年人吸的是土旱烟；经常饮酒的老年男性留守老年人有 41.4%，少量偶饮的有 46.8%，较之孙金华等调查云南省老年人饮酒率 28.9% 还高；有些老年人存在酒精成瘾、酒精中毒的危险，也不乏饮酒后致中风者。这两种不良嗜好，与老年慢性支气管炎、高血压、冠心病等这些慢性病互为呼应，需要改善。民族地区农村老年人的烟酒嗜好，特别是饮酒，与民族风俗习惯有关。这种生活方式、不良健康行为的改变过程中需要从民风、民俗、民族心理切入，长期攻坚。因为这种习俗在某种意义上已成为民族文化的一部分，是长期生活、劳动过程中积累、沉淀的结果，这种改变是一个漫长的过程，并需要服务对象的积极参与才能达到效果，需要其内心上的认同和改变。

人的寿命长短与自身的生活方式、饮食习惯是密切相关的。世界卫生组织提出的"维多利亚"健康四大基石（心理平衡、戒烟限酒、适量运动、合理的膳食）中，唯有饮食与生活习惯是人们可以把握的，而从人类的发展史来看，饮食变化也是造成人们疾病、死亡的重要原因，要让农村老年人群深知健康不是靠医生和哪一个人可以解决的，唯有去改变自己的生活方式，饮食习惯。

（四）武陵山区农村老年人群健康存在的相关问题

1. 经济收入处于较低水平，无稳定的经济收入保障

子女外出务工对农村老人经济来源有积极影响，经济收入有所提高，但整体仍处于较低水平。而且由于农民工在外多从事劳动密集型工作，经济收入有限，且不稳定，对家中老年人的经济供养并非固定式，何况大部分回寄款在供孙辈上学读书、购买农作物种子化肥后更是所剩无几，作为生活费的很少，导致他们仍然生活拮据。而武陵山区山寨自然生存条件差，农业耕种少，老年人观念传统重、接受新信息少，对新的农业技术、新的经济作物种植方法不能掌握，使其自身收入有限。有些老人由于自己身体欠佳而无法耕种劳动；由于大部分老年人有子女，不属于"五保"供养对象，也没有退休金等社会保障，在遭遇水、旱等自然灾害导致歉收时，致使老年人的经济收入少得可怜，甚至陷入生活无着落的境地，有的老年人只有靠救济款生存。因此，在这种条件下，靠自己劳动所得的收入来生活的老人自身的生活需求难以得到很好地满足，让老年人难以有更多的精力、更多的时间、更多的经济花费在健康的维护与促进上，很多情况下只能是自求无病多福了。

2. 生活压力大，不堪重负

随着社会经济发展，我国外出就业农村劳动力人数呈逐渐增长态势。根据中国统计局农调队实施的抽样调查，1997 年至 2000 年调查农户中的农村转移劳动力占农村劳动力的比重由 18.1% 上升至 23.6%，中国农村外出务工的劳动力于 2003 年达 11390 万人。第五次全国人口普查资料显示：流向城镇的劳动年龄人口主要集中在 35 岁以下，约占迁移者总数的 77%。这些外出务工的民工潮中，有相当一部分农村年轻劳动力是年初而出、年终而归，他们与老人相处的时间一般在 1 个月左右。这样的结果就是老年人在本该安享天伦之年之时，非但不能如释重负，还不得不身兼数个不能胜任的角色。有的老年人子女多，但都外出，留下数个大小不等的小孩给老人照管，经常天不亮就要起来做饭，每天既要为孙辈们的茶饭煞费苦心，又要为他们读书教育等事情绞尽脑汁。农村青壮年外出务工，不仅撇下老人，也撇下了自己的孩子，老人们只好重新当起"爸爸""妈妈"，挑起教育第三代的重任。这种隔代教育现象让老人常常心有余而力不足，大多数老人只能管孩子的玩、吃、住，至于道德教育、心理、学习和性格，就只能听之任之了，不能奢望老人们能给孙辈多好的家庭教育。其实他们更担心的是孩子的安全出问题，烫伤、溺水、受伤等意外伤害防不胜防，而且因与父母长期分离，这些孩子缺少正常的亲情和家庭教育，很容易产生一些心理障碍和性格缺陷，变得性格内向、自卑、抑郁、孤僻，有些孩子还出现逃学、抽烟、打架现象，更使老年人忧心忡忡。当然，田里的农活还属于常规性重要工作，到了农忙季节，老人们不得不强迫自己再"老当益壮"一把，耕地犁田、肩挑背扛，什么重活都得干，实在累得动不了、病了才躺在家里休息。这种生活状况对老年人的身心健康维护是极其不利的，也是对我们传统"孝"文化与居家养老模式的拷问，农村老人们在奉献了青春后，再默默奉上黄昏下的夕阳，劳心劳力，"春蚕到死丝方尽，蜡烛成灰泪始干"，他们被榨干了人生所有，包括健康，他们其实无力承受，但他们面对时又主动承受，是伟大，还是无奈？是什么让他们的健康承受如此之重负？是他们家庭的责，还是这个群体的命，还是整个社会的过？也许是值得深思的问题！

3. 健康状况不容乐观

（1）各种慢性疾病缠身，生存质量差：老年人本身随着年龄的增长，身体机能、健康状况会每况愈下，如果患有慢性病，更是会雪上加霜。研究结果显示，农村老年人慢性疾病患病率高，慢性疾病对个人可以通过多种途径造成损害或损失：①对健康的损害；②就医后产生的医疗费用（经济损失）；③患病后，承受的巨大压力（经济和心理压力）。农村老年人自身缺乏抗风险能力，疾病经济风险高，与他们经济、心理和生理上的脆弱性有密切的关系。农民经济收入水平低于经济发展水平，并且高速增长的医疗费用已经极大限制了农村居民的经济收入水平的提高。在农村，生病是一件较为"奢侈"的事，因病致贫、因病返贫的家庭屡见不鲜。因此，身患慢性疾病的农村老年人不止要承受身体方面的痛苦，更意味着生活质量的全面下降，因此出现睡眠障碍等问题也在所难免。

（2）缺少精神慰藉，具有心理脆弱性：健康是一个多维的概念，是生理、心理及社会适应三个方面全部良好的一种状况，不仅仅是指没有生病或者体质健壮。农村老人的另一个突出问题是心理、精神需求的满足问题。相关研究表明，农村老年人的精神生活水平严重偏低，精神生活单调，精神生活状况堪忧。随着社会经济发展和农村大量青壮年劳动力的迁移，对农村老年人生存状况在经济方面有正面支持，在精神方面有负面影响。农村老年人在子女外出打工或学习后，不但精神上的慰藉失去了，而且面临高强度的体力劳动，同时肩负隔代孙辈教育的重任。精神上的贫乏和生活的困窘，使他们生存质量受到严重影响的同时，还对其心理健康产生极大影响。成年子女一代与老年父母一代在空间上的分离，导致两代人观念上的差异加大，淡化了照料中精神慰藉的内容。子女对老年人情感的慰藉和支持对老年人的生活质量至关重要。相关研究发现子女外出扩大了他们与老年人的代沟，老人更容易感受到精神上的缺乏慰藉和孤独。有些人长年累月难回家，大多数长期务工农民工只是定期在春节回家过年，平常的交流主要依靠电话，家庭经济条件好的，子女有孝心的，表达能力好的，在这种沟通中，老年得到的精神分享更多，而许多的老年人可能一年难得到子女的只言半语，大多数过的是"出门一把锁，进门一盏灯"的寂寞生活，这种状况下孤独难言，心绪难宁。此外，农村精神文化生活比较单调，"聊聊天、蹲墙根、找树荫"的老年人多，家庭之外很难找到精神寄托。再者，慢性疾病不仅治疗费用普遍较高，而且治疗效果也较差，老年人大量的积蓄或资源流失支出，使老年人陷入沉重的精神和经济压力中，很容易让老年人产生寂寞感、失落感、孤独感，甚至对生活失去信心。

（3）自我照顾能力下降：高龄化社会的前奏是老龄化社会。高龄老人与低龄老年相比，往往失去自理能力，病残率高，不得不依赖他人生存，因而对护理和照顾的需求大幅增加。农村老年人由于身体机能下降、疾病损害、自我保健差，使得生活自理能力下降较快，而农村的经济发展水平、公共服务水平均低于城市，社会保障少有覆盖，社会、社区照料服务缺失。所以农村的老年问题，更主要是老年人尤其是高龄老人的护理和照料问题。本次研究结果也印证了这些理论，怎么解决这一问题与众多因素错综交横。

以第五次人口统计普查数据计，我国616万农村老年人长期需要照料。

2009年60岁以上老年人达1.67亿，近1899万老人达80岁以上，超过1500万失能老年群体长期需要照护，并快速持续扩大。目前，中国城乡老年人半失能、失能率达到19.6%，其中城市为14.6%，农村已超过20%。在国外，因为社会保障体系与公共服务体系较为健全，农村老年人的日常照护与疾病护理开展较到位，如近邻日本面对农村养老中的难点——日常护理问题，制定了介护护理制度，并有多种护理方式可供选择。而我国农村当前是医疗卫生机制中较为薄弱的一环，老年人照护体系尚未正式形成。农村地区老年照护模式以家庭为主，除照顾孤寡老人、农村五保户成立的敬老院，农村老年人的生活日常照护社会机制鲜有介入，以欠发达地区农村为甚。可见，农村老年人护理和照顾的客观需求与实际供给之间存在巨大缺口。如果社会照护未建，家庭照护不存，农村老年人群之安老、养老之惨状则不言而喻。

　　造成这种巨大缺口的原因：首先，发展水平低的农村经济，农民收入提高相比城市缓慢，人均收入相对低下；其次，大规模的农村过剩人口受到城市化、工业化浪潮的裹挟，大批涌入城市，随着大量农村青壮劳动力外流，传统的家庭照料的提供者急剧减少；最后，老人由家庭直接照料才是孝道的传统观念仍在农村盛行，并没有因经济发展而自然消退。与此同时，长期以来的二元社会结构，使农村居民游离于社会保障制度之外，医疗保障缺乏，这些都是重要合力。随着农村问题的突显，研究者介入农村老年人照护问题渐多。夏传玲提出加速的社会流动，不断流失的农村劳动力，导致忽略不计人力资本价值的传统家庭照护模式难以维持；低经济水平，有支付能力的老年照护有效需求不足；继续守旧的传统文化，心理排斥非家庭成员的照护模式，是导致农村老年人照护供需矛盾的三个主要因素。而且，这三个要素形成的三股力量来向和朝向都不同，形成此长彼消合力，因而形成复杂的非确定性形态。供求矛盾要解决，巨大缺口要填补，必须研究来自文化、经济、社会这三个方面的影响力，以及在农村老年照护供求中是如何作用，且各自作用力的能量和方向怎样。对于农村老年人的生活照料而言，配偶、子女、亲友、邻居和社会分别是主要的照料者。陈成文对湖南农村的研究表明，在生活照料上，子女、配偶是农村老年人最主要的照料者。研究资料显示，城镇高龄老人比农村的更少依赖子女而更多依靠社会服务和本人的配偶，依靠社会服务的比例比农村的高出4倍。与经济供养不同的是，日常照料是一个依赖于社会互动的过程，空间因素是决定照料者和被照料者之间行为的重要因素。夏传玲研究认为，地理可近度和社会可近度均是影响照料行为的显著因素。依此理论，在目前的情形下，农村老人配偶和儿媳在责任上、可近度上和成本上均比社会化服务具有相对优势。在农村地区要求社会化服务具有较高的覆盖面，这几乎是不可能的，也就是说，老年人日常照料的社会化服务难以替代家庭照料。章芸芸则提出家庭成员在照料过程中的压力问题以及其他照料体系的及时补充。但目前农村留守老年人应享受的家庭照料，除有配偶者，基本缺失，反而还承担着照顾者的角色，这种状况将进一步使其自理能力丧失加快。我国老龄化问题重心在农村，现有农村老年人长期照护体系基本模式为家庭模式，但随着社会经济与社会体制发展，农村老年人长期照护公共服务将与家庭照护互为补充，并逐渐成主导之势，这是老龄化社会发展要求与发展趋势。本研究者认为现有阶段为主的农村老年人家庭照护模式并不是可供选择的情景下产生，而是文化、社会制度、社会结构共同的作用所致。在转型期的农村，并不意味着家庭照护模式是不可替代的。当前农村地区老年人长期照护公共服务需要与需求间的转化还存在较大距离，但并不代表其没有需求或是可以漠视权利，只要体制、方式得当，适度引导，农村老年人长期照护公共服务也可出现"忽如一夜春风来，千树万树梨花开"之状。

（五）应对措施

1. 强化农村老年人自我保健能力，提高农村老年群体抗疾病风险能力

按照奥伦姆（Orem）自理理论，每个人都是有自理需要和自理能力的个体，而且个体的自理能力在外界正向力的影响下，会随之提升。在当前农村社会经济发展及社会医疗保障状态下，增强农村留守老年人自我保健能力，以应对疾病风险，维系生存质量，是一条上上之策。从某种意义上说，提高农村老年群体的自理能力，构筑抵御疾病经济风险第一道防线具有十分重大的现实意义。首先，通过各种方式，充分发挥农村老人自身的积极性和能动性，参加健康教育讲座，学习健康知识，更新健康观念。劳逸结合，注意锻炼身体，养成良好的生活习惯。加强心理教育，一方面提高老年人的自我调控能力，另一方面创造良好的外围环境，促进老年人心理健康。具体说来，一是帮助老年人树立科学的老年价值观，积极参与社会生活，发挥自身能动性，以积极的态度对待老年生活。二是对老年人进行基本的心理学培训，强化其心理卫生意识，帮助老年人掌握维护心理健康的基本技巧与方法，增强心理调控能力，学会控制消极情绪。充实新的生活内容，积极寻找精神寄托。寻找精神寄托的方式有很多，如：邻里之间多在一起下下棋、聊聊天，相互串串门，参加村寨里的文化活动，养养小动物。只有这样，才能使农村留守老人逐步改变自己的思维方式，从而更新观念。从社会、家庭、老年人自身都需要明确增强自我保健能力的重要性，这样积极性与主动性才能得到充分发挥。

2.加强农村社会保障，扩大农村医疗保障，落实农村医疗救助，发展商业保险，抵御农村老年人疾病经济风险，为农村老人编织一张牢固的正式安全网

从长远看，老人通过社会保障体系安度晚年，是解决农村老人问题的重要途径。政府应给农村老人与城市老人一样的待遇。地方财政、中央财政应共同出钱建立农村养老保障体制，规定一定年限给农村老人们发放一定数量的养老金，让其老有所养。逐步推行城乡一体化的低保制度，把符合条件的农村留守老人全部纳入低保范围，从经济上保证老年人达到基本生活水平。为农村老人提供各种医疗保健服务，逐步建立农村社区卫生服务中心。在农村社会保障、医疗保障方面可开展积极的探索：①对于未参加新农合的贫困老年人，可以为其缴纳参加新型合作医疗的费用（参保费），通过特困医疗救助途径，保障老年人最基本的医疗服务需求；②应扩大合作医疗补偿范围，其门诊、住院皆由合作医疗先负责补偿，而后由医疗救助进行大病费用的二次补偿；③在一些经济较发达地区，政府应大力推广商业保险，并给予理论指导和政策支持，以满足老年人健康需求。

此外，在农村老年人的医疗保障与社会保障方面，应建立统一协调的机制，并有健全的法律保障实施。这一点有很多国家的经验可供参考，如美国主要从老年社会服务项目与老年社会保险项目两大体系建构老年人医疗、生活等方面的相关保障制度与政策。早在1970年我们的近邻日本，就成为亚洲第一个老龄化国家，日本的老年社会保障，从开始就走法制化，而且经历了效仿西方模式到构建本土模式的转变。《老人福利法》《老人保健法》《国民年金法》等法律制度，撑起了日本老人福利保障体系；其"黄金计划"，以居宅看护、居家养老为发展方向，构建了具有日本特色的"居家养老"模式；面对农村养老中的难点——日常护理问题，又制定了护理介护制度，有多种护理方式可供选择。国外发达国家社会保障度全，经济水平较高，老龄化问题与我国未富先老状况大相径庭。他山之石可攻玉，不妨借鉴。

3.加大农村社区照料组织构建

家庭成员对老年人的照料，在中国农村有深厚的社会文化基础和悠久的历史传统。子女的数量及居住的方式对于老年人的晚年生活有很大的影响。与传统的照料相比，社会转型时期的老年人照料提供者在数量上减少了。这主要是由于城镇化、子女外迁等使得老年人居住方式向单身化、夫妻化、隔代化趋势发展。这种照料关系中的提供者与接受者在空间上的分离，大大增加了老年人照料的难度。当前我国处于社会转型时期的事实蕴涵了这样两层含义：一是传统的子女照料的功能在逐渐弱化。农村留守老人因子女外流面临着一系列照料问题。这些问题可归结为社会转型带来的照料资源变迁引发的。二是现代化的

社会照料体系尚未全面建立起来。社会各方面如农村基层组织、农村社区、志愿者等为留守老人提供的照料体系还很不完善。可以说，处于社会转型期特别是城镇化进程迅速的背景下，如何构建农村老人的社会照料体系是至关重要的课题。

老年人照料体系依赖于家庭照料网络和社会网络，社会网络对老年人的照料随着社会发展发挥着越来越大的作用。农村劳动力外流弱化了家庭照料老人的功能，但其对社会照料体系的构建有作用。一方面，在给老年人提供帮助照料方面，子女外流直接产生了反作用力，但子女外流增加经济收益对老年人照料产生了间接的正向作用力。除了为老年人提供照料日常生活照料外，经济支持也至关重要。有关调查发现，多数的老人认为子女外出改善了自己的经济状况。另有研究表明外出打工改善了经济收入，使外出子女成为老年人经济支持的主要提供者，弥补日常照顾的不足。另一方面，农村中青年劳动力外流对宏观经济的改善以及农村老年人的照料水平产生了巨大的潜在影响。农村劳动力外出改善老人生活照料、健康的确切贡献率虽然目前还很难测算出，但可基本判断。近年来，大量农村劳动力进城务工，对农村经济的改善、城市的发展都有极大帮助。社会为老年人提供的包括照料在内的保障是靠社会再分配实现的，只有国民经济持续增长，社会养老保障体系才能趋向完善。

可通过整合社会、家庭和个人的照料资源，应对农村老人照料问题。在完善与农村老人照料相关的如农村合作医疗等方面的政策措施外，对于外出人口数量庞大的农村地区，可以考虑建立以政府为主导的留守老人照料基金，广泛争取资金来源，特别是号召外出务工人员积极捐助，以达到互助的目的。可发挥农村基层社团组织的助老作用，通过老年人协会等社团组织来加强志愿者与老人的互助。农村中现有的健康的低龄老人、邻居、中青年人等都可作为志愿者，长期的联系制度在志愿者与需要照料的老人、老人的子女之间建立。另外，还可以建立为老服务站、老年活动室等，以此为依托开展生活照料、医疗、文化娱乐、法律援助等服务，进一步强化农村社区为老服务的功能。非正式支持是农村老年人抵御疾病经济风险不可缺少的手段和工具。对于独居、孤寡老人，政府应大力宣传，打破非正式机制中亲缘、血缘的界限，鼓励老人与各种非正式团体之间形成互帮互助的良好氛围。此外，政府应该给予这些非正式分担机制更多的科学指导和政策支持。政府的科学指导和政策支持不仅能够加强非正式机制分担能力和稳定性，而且可以合理地分配内部资源，更加有效地化解老年人的疾病经济风险。

4.家庭的物质赡养和精神赡养并重

对农村老人的关爱，需要儿女们精神赡养与物质赡养并重。敬老尊老是我国的传统美德，孝敬老人一直受人尊崇。老人们也都希望子女赡养他们，希望从家庭温暖和谐中获得物质和心理上的满足。

可通过签订家庭赡养协议书和加强孝道教育，进一步强化家庭的养老功能和子女对农村老人的赡养义务。子女应时常联系父母，大事与老人商量，尊重老人的意见。让老人无后顾之忧，按时给老人寄钱送物。所谓精神赡养，就是在外的儿女们要与老年父母进行精神上的安抚慰藉和交流沟通。要常回家看望父母，关心父母，听听他们的心愿。远隔千山万水的，应经常嘘寒问暖，写信打电话，加强彼此之间的交流和沟通。我们需要构建的是和谐的永久亲情，这其实也是一种美德。作为子女，可通过物质帮助、经济支持等方式间接对老年父母提供照料，如子女出钱帮助父母参加医疗、养老等保险。农村外出务工人员还应该充分履行自己在教育、照料子女方面的责任，切实减轻留守老人照看孙辈的负担。传承"尊老爱幼"的民族传统，让普天下的家庭都和谐相处，让更多的人来关爱农村的老人，无疑是天经地义的美德，也是新农村建设的根本要义。农村精神文明建设不应被淡化和边缘化，应着力搞好农村精神文明建设。党的十六届五中全会提出建设社会主义新农村的重大历史任务，按照"生活宽裕，生产发展，村容整洁，乡风文明，管理民主"的社会主义新农村建设的目标和总体要求，要在全社会提倡敬老爱老的优良传统，建立团结和谐的农村家庭关系。当前甚至在今后相当长的时期内，在农村，养老的主要承担者仍将是子女。因此，必须将敬老爱老作为社会主义精神文明建设的一个重要方面，渗透到农村社会生活中去。有关部门应多组织一些送文化下乡活动，以此丰富农村留守老人的晚年生活，填补亲人离家的精神空白。在广大农村大力弘扬倡导爱老尊老的社会风尚，让街坊邻里之间伸出相互帮扶之手，形成一家有难、八方支援的良好局面。

此外，出台优惠政策，让在外打工的人能实现"凤还巢"。农村留守老人问题的存在是建设社会主义新农村过程中不可避免的现象。要通过宏观而又具体和系统的政策引导，从家庭生活和人性的角度出发，来推进农村人口的就近就地转移。这就要求地方政府将"输出"和"引回"相结合，改变单纯输出劳动力的做法，通过出台一些吸引和激励能人的优惠政策，把在外务工人员中的那些会经营、懂技术的能人引回家乡创业，实现"凤还巢"，从而真正实现能人带众人，众人成能人，让农民不需出远门也能致富。这样，农村家庭又将成为一个完整的家庭，农村留守老人问题就会成为历史。

5. 重视老年人精神文化生活和心理健康问题，建立农村老年人精神支持体系

为农村老人建立一个温暖的大家庭，建立完善的老年人组织。农村老人渴

望关怀，因此，建立老年之家在农村老人生活的社区，并以此为依托组织钓鱼、戏曲、书法等各种协会；建立农村老年人组织和老年志愿者服务队，如成立老年人互助会、老年人工作委员会、老年人协会等，让老年人重新找到归属感。通过老年人互相帮助组织，可将个人解决不了的问题通过集体的力量克服，如承担田里的重活、维护老年人的权益等。在老年人组织内部，可以建立起时间储蓄银行机制，低龄留守老人为高龄留守老人服务，储蓄并积累护理时间，等将来自己需要这方面服务时，可以利用储蓄的服务时间获得相应的服务。为丰富农村老人的精神文化生活，应加大对老年活动场所建设的力度。各乡镇每年必须保障老年体育活动经费，并提供相关场所。创造轻松、愉快、和谐的环境，让老年人有心理倾诉的空间，可不同程度地缓解他们的心理压力。总之，明确农村老年人心理健康存在的问题，从农村独特社会性、文化性视角寻求多途径解决方法，以维护农村老年人心理健康，促进社会经济的发展与和谐。

第二节　武陵山区农村留守老年人健康需求与健康信念

一、武陵山区农村留守老年人健康需求与健康信念

（一）武陵山区留守老年人健康自我感知

在健康状况自我感知方面，485人（33.3%）感觉健康状况良好，自己健康状况感觉一般的有690人（47.4%），281人（19.3%）感觉自己健康状况很差或是较差。健康状况满意程度方面，572人（39.1%）满意自己健康状况，569人（39.1%）认为自己的健康状况过得去，317人（21.8%）对自己的健康状况不满意。

（二）武陵山区留守老年人健康需求

受调查的留守老年健康需求较多，主要以健康体查、慢性病护理等为主，具体综合排序见表5-14。除此之外，单项需求方面，需要药物帮助睡眠者为163人（11.2%），确定需要牙齿保护者328人（22.5%），定期健康体检需求意愿者614人（42.2%），医疗保险或合作医疗需求意愿者748人（51.4%）。

表 5 – 14　留守老年人的健康保健需求情况($n = 1456$)

项目	人数/需要构成比(%)	人数/未明确表示构成比(%)	需要状况排序
社区健康体查	251(86.85)	38(13.15)	1
老年慢性病护理	226(78.20)	63(21.80)	2
急救意外事故处理	217(75.09)	72(24.91)	3
健康教育咨询	97(33.56)	192(66.44)	4
改善环境卫生	69(23.88)	220(76.12)	5
社区康复指导	55(19.03)	234(80.97)	6
社区心理护理	46(15.92)	243(84.08)	7
指导就医	32(11.07)	257(88.93)	8
社区临终护理	26(9.00)	263(91.00)	9
家庭访视	18(6.23)	271(93.77)	10

(三)武陵山区留守老年人健康信念

1. 有关健康观念

1456 名留守老年人对健康、疾病、健康重要性的认知见表 5 – 15。

表 5 – 15　留守老年人的健康观念($n = 1456$)

项目		人数	构成比(%)
怎样才算健康	身体没病	585	40.6
	身体和心理都没病	317	22.0
	身心健康、社会交往正常	135	9.4
	身心健康、社会交往正常,行为符合社会道德	363	25.2
怎样才算生病	卧病在床	404	28.0
	身体不舒服或精神失常	567	39.3
	身体不舒服、或精神失常、或社会交往能力很差	301	20.9
	身体不舒服、或精神失常、或社会交往能力很差、或行为不符合社会道德	133	9.2

续表 5–15

	项目	人数	构成比(%)
健康在生活中	非常重要	797	55.3
	重要	579	40.2
	不怎么重要	29	2.0
	不重要	25	1.7

2.自我健康所持态度

1456 名留守老年人对自身健康状态、患病后果、健康维护等认知如下,见表 5–16。

表 5–16 留守老年人对自我健康所持态度(n=1456)

	项目	人数	构成比(%)
认为自己	易患病	603	41.4
	不易患病	568	39.0
	不知道	285	19.6
老年人患病后果	严重	1044	71.7
	不严重	167	11.5
	不知道	245	16.8
如果不采取任何措施维护健康,健康情况会	没问题	125	8.6
	可能会有问题	643	44.2
	肯定有问题	563	38.6
	不知道	125	8.6
担心健康状况	不担心,我很健康	360	24.7
	有点担心	907	62.3
	非常担心	189	13.0
只要不疼痛、不难受,所患的任何疾病就没问题	完全对	201	13.8
	基本上对	750	51.5
	基本上错误	344	23.6
	完全错误	161	11.1

续表 5 – 16

项目		人数	构成比（%）
健康情况变化应	时刻注意	707	48.6
	不必太在意	546	37.5
	不必在意	99	6.8
	根本不在意，这是老年人正常现象	104	7.1

3. 健康知识

1456 名留守老年人对健康知识的态度、关心健康知识原因见表 5 – 17。其健康知识来源途径主要依次排序为医务人员、电视、熟人、下乡健康宣传。

表 5 – 17　留守老年人健康知识相关情况（$n = 1456$）

项目		人数	构成比（%）
健康知识	关心	1109	76.2
	不关心	347	23.8
关心健康知识原因	以前接受过健康教育	42	3.8
	以前患过重病	230	20.7
	正受疾病困扰	632	57.0
	亲友患病	99	8.9
	亲友亡故刺激	45	4.1
	媒体宣传	61	5.5
	熟人	115	8.0
	其他	71	4.9
	两者以上	762	53.1

二、武陵山区农村留守老年人健康需求与健康信念特征

老龄化带来的是器官机能的不可逆低下，并不能通过治疗来治愈，只能通过激活肌体机能，以提高生活质量。所以提供给老年人的医疗服务，实际上是医疗照护与生活服务的结合体。由此出发，老年医疗服务的需求应该分为：保健、生活照料、综合医疗、慢病管理、康复、临终关怀等多层次、多方面的服

务。有研究者报告,过去10年间老年人不能自理的比例增加了20%左右,社会和政府需要关注这种变化。一方面,经济在发展,在将来,"照料"这部分的支出、压力可能也在增大。老龄化高峰还没有到来,到来的时候会严重影响老年人照顾需求的服务总量和费用支出,而且对于日益增多的独生子女家庭会形成很重的照料压力。所以政府应当提早采取相关政策、措施帮助这些家庭满足照料需求。如建立长期照料保险制度和家庭照料补助制度,大力发展社区为老服务。以上资料多为城市老年人状况论述。第五次人口普查显示,农村65岁以上老年人口约为城镇老年人的1.7倍,占全国老年人的60%以上。那么农村老年人存在哪些健康需求?这些需求是所有需要的反映,还是权宜下的无奈?

(一)武陵山区留守老年人健康保健需求情况

农村留守老年人在现实生活中面临诸多困境,他们的健康保健需求需要社会共同关注。本研究结果显示,农村留守老年人对卫生服务的需求仍以传统的"疾病—医疗"模式为主,而非社区卫生服务强调的"健康—预防"模式。民族地区农村留守老年人综合健康需求排在前四位的是:健康体查、慢性病的护理、急救意外事故的处理、健康教育咨询。主要表现在治病、防病方面,而对于健康保健知识相对较少。单项需求方面,11.2%的留守老年人需要药物帮助睡眠者,确定需要牙齿保护者达22.5%,定期健康体检需求意愿者42.2%,医疗保险或合作医疗需求意愿者51.4%。与杨娜等人对吉首市城区老年人社区护理需求的研究有所不同,其研究结果显示城区老年人在健康促进、疾病护理、疾病预防等三个方面的社区护理需求比例分别为76.93%、79.63%和91.57%,平均82.71%。吉首城区老年人对社区护理需求较高,不仅体现在疾病护理上,也体现在健康促进和疾病的预防上。

农村留守老年人对健康体检的需求最高,由于留守老年人对健康重要性认识日趋增强,对健康体查的需求增长,与农村老年人低健康体检率相比,这是一种令人欣喜的表现,需要基层医疗机构与社区卫生工作人员尽可能地为他们提供贴近、方便、快捷、持续的卫生服务,及时满足需求。农村留守老年人慢性病患病率高,对日常生活自理能力、生存质量带来重大负面影响,使其急需慢性病的治疗、护理相关服务,而且这种服务应是综合性的、长期性的、适宜的,这也决定了需要基层的、可及的农村卫生服务机构发挥主要作用。而急救事故处理的需求,一方面与留守老年人慢性疾病患病率高,害怕病情发生各种突然变化,需要给予紧急救护;另一方面与多数留守老年人为隔代共同生活,留守儿童高意外伤害率有关。农村留守老人由于受教育少,获外界安全健康教育知识不足,在应对孙辈安全意外时手足无措。在走访中,有家中冬天儿童洗澡，因先放热水，在备冷水兑和过程中，小孩子戏闹中，掉进热水盆而致烫伤者；有因吃食过急，造成噎食、窒息者；也有不少因贪吃，误食药物、老鼠药中毒者。因此，负责照看留守儿童的留守老人需要补补这重要的一课。

人的健康需求发展及表现程度受一定经济水平、社会文化背景的制约，本研究对象受教育少，地处偏远落后地区，有的甚至从没走出过大山，对健康的理解不全面，很多受调查老人认为身体没病就是健康，有病才应看医生，一部分老人认为老了就会得病这很正常，所以就算病了也不一定去医院，这种健康观念的存在体现于健康需求中也就不足为怪。此外，本地区由于受经济发展、地域因素影响，健康卫生服务的可及性、覆盖面均较滞后，基本健康服务难以保障，并且老年人群的经济承受能力等因素都是导致调查对象健康需求处于最基本层次的原因。因此，社区护理工作者一方面应通过各种方式、途径及时满足老年人群现有健康需求，另一方面要转变本地区老年群体的健康观念，通过健康宣教等多种手段，引导潜在的健康需求变为现实型健康需求，以利老年人群的健康保健水平及生活质量的提高。此外，农村留守老年人心理状态不佳，一方面担忧子女外出务工的健康和平安，另一方面养育留守儿童，而又缺乏倾诉和释放压力的对象，容易引起精神卫生方面的问题和疾病。尤其是因武陵山民族地区的闭塞，使得文化心态趋于保守，寻求专业服务的需求比较低。但基层卫生服务人员应关注此方面的需求，重视其心理需要，正确处理留守老年人的心理问题或疾病，加强沟通，通过各种途径改善农村老年人的心理状态。

今后对西部山寨社区健康服务工作方向的重点是与当前不断推广的农村合作医疗制度相结合，通过增加对西部地区农村山寨社区的卫生宣教和健康指导，使留守老年人能够获得科学、合理、及时的治疗和护理知识，有效的帮助留守老人应对慢性躯体疾病和心理疾病。

（二）武陵山区农村留守老年人健康信念

当前，区域经济发展不均衡与医疗卫生资源配置不合理，使偏远民族地区的山寨老年人难以平均享用卫生保健资源，促进与维持自身健康状况；民族地区基层卫生机构的服务模式及服务功能，也远远不能满足民族地区的村寨老年人健康服务的需求，而村寨老年人的健康认知与健康信念基本处于一种低水平的"平衡状态"，健康需求有待刺激与引导。基于此，本研究者认为，在卫生服务资源不能充分适应老年人健康需求的形势下，构建民族地区山寨老年人健康信念实践模式，通过健康信念的转变与完善、健康知识传播，使山寨老年人采纳、建立健康行为，提高山寨老年人群的自我健康照护能力，以促进其健康状况，是不失为明智的选择。

1. 健康信念

信念就其内在产生过程来讲是指人们对基本需要与愿望强烈的、坚定不移的意识、思想、情感。信念是意志行为的基础，是一种心理动能，是个体动机目标与其整体长远目标相互的统一，没有信念人们就不会有意志，更不会有积极主动性的行为。健康信念则是人们对自身健康基本需求和欲望的根本观点与认知。国内外许多研究都表明健康信念与健康行为关系密切。万巧琴等对糖尿病患者的调查显示，老年2型糖尿病患者的健康信念与足部护理、血糖监测和异常情况处理等健康行为呈正相关；金如锋等对社区脑卒中患者研究结果表明健康信念越正确则日常行为越有益于健康。健康信念理论于20世纪50年代，由美国社会心理学家逐步完善形成，从社会心理学角度，遵照认知理论原则，分析影响健康行为的各种因素，强调个体主观心理过程，即信念、期望、思维、推理等对行为的主导作用。该理论认为健康信念的形成是人们接受劝导、采纳健康行为、改变不良行为的关键，人们要采取某种促进健康行为或戒除某种危害健康行为，必须具备三个方面的认知：

（1）认识到某种疾病或危险因素的严重性及威胁（知觉易感性、知觉严重性）。

①对疾病严重性的认识：指个体对罹患某种疾病严重性的看法，包括人们对疾病引起的临床后果的判断，如疼痛、死亡、伤残等；对疾病引起的社会后果的判断，如工作烦恼、失业、家庭矛盾等。

②对疾病易感性的认识：指个体对罹患某种疾病可能性的认识，包括对医师判断的接受程度和自身对疾病发生、复发可能性的判断等。

（2）认识到采取或戒除某种行为的益处及困难。

①对行为有效性的认识：指人们对采取或放弃某种行为后，能否有效降低患病危险性或减轻疾病后果的判断，包括减缓病痛、减少疾病产生的社会影响等。只有当人们认识到自己行为的有效性时，人们才能自觉采取行为。

②对采取或放弃某种行为障碍的认识：指人们对采取或放弃某种行为所遇困难的认识，如费用的高低、痛苦的程度、方便与否等。只有当人们对这些困难具有足够认识，才能使行为维持和巩固。

（3）对自身采取或放弃某种行为能力的自信，也称效能期待或自我效能。即一个人对自己行为能力有正确的评价和判断，相信自己一定能通过努力，克服障碍，完成这种行动，到达预期结果。

2. 民族地区农村留守老年人的健康信念

（1）严峻现实：少数民族地区地处偏远落后地区，有的甚至从没走出过大山，村寨老年人受教育少。本研究结果显示，由于以文化程度偏低及受认知水平的限制,导致农村留守老年人的健康观念陈旧。民族地区农村留守老年人健康知识普遍匮乏,健康知识知晓率较低,对健康的理解不全面,健康观念陈旧。在调查与访谈中发现,虽然大部分留守老年人重视自身健康,但很多农村留守老人认为"身体没病就是健康""有病才应看医生";部分老人认为老了就会得病这很正常,就算病了也不一定去医院,不愿多花钱拖累子女,这些健康观念的存在非常普遍。他们很少意识到可以通过自身行为的改变去减少一些慢性病的发生,自我健康责任意识淡薄,缺乏学习健康知识、采纳健康行为的积极性、主动性。一些老年人对药物、医疗诊治也存在不现实的、过高的期望,期望一旦生病,医生或药物治疗就能解决问题;另一些老年人则将迷信活动与人的健康、疾病混为一谈。很少有人注意到通过自我生活方式的控制来维持健康,缺乏学习健康知识的积极性,自我健康责任意识淡薄。如何重塑民族地区山寨老年人群健康信念,变消极被动对待自身健康为主动、积极地关注自身健康,建立健康行为,是维护与促进其健康状况的重要一步,也是卫生服务工作者、健康管理者面临的重大挑战。健康信念的形成是一个长期的工程,短期工作效果不明显,只有长期坚持才能取得成效。对不良行为态度与保健观念的转变需要时间,但行为的改变更困难。

(2)山寨老年人现存健康信念形成的众多因素。

主要有三个方面:一是农村山寨老年人文化水平偏低,接受和理解能力差。这种低文化水平状况可能给健康信念形成带来一定的负面影响,较低的文化水平以及与之相应的接受和理解能力也必然影响各类健康信息传播的实际效果。加之老年人容易遗忘,功能退化,反应迟钝,难以理解和接受、容纳新的健康信息,形成正确的健康信念,尤其是部分老年人性格固执,即使理解,也不愿改变自己过去的不良行为习惯。二是经济收入低,交通闭塞,与外界交流沟通少,医疗保障低覆盖性,卫生服务资源不可及性与有限性等生存现实使山寨老年人难以接触到更多的健康信息与正确的健康信念,对接受健康知识有一定的局限性,一般只根据自己所患疾病选择与自己疾病相关的健康教育知识,而对接受全面的健康教育知识的意识还较淡漠,甚至不愿意关注与自己疾病无关的老年人保健知识。三是固有的民族习惯和民族信仰中存在的不良行为习惯如抽烟、饮酒等,山寨老年人不愿改变,难以形成正确的健康信念。

(三)民族地区农村留守老年人健康信念与健康需求状况之对策

以健康教育为中心,推进农村留守老年人良好健康信念形成,引导其健康需求。

1. 健康教育在我国的发展

健康教育是通过有系统、有计划、有组织的社会和教育活动，运用教育、传播等手段，促进人们自觉地采纳有益健康的行为和生活方式，减轻或消除影响健康的危险因素，促进健康。运用传播、教育等手段，干预个体、群体及社区健康相关行为，减轻或消除健康危险因素，保障各项卫生工作顺利开展，维护、促进人群健康的工作。健康教育的基本思想与方式，自有人类起就已经客观存在，最初表现形式为健康知识传播，例如《韩非子.五蠹》记载"上古之世取火以化腥臊"，《淮南子.修务训》记载"神农尝百草之滋味水泉之甘苦令民知所避就"等。后来健康教育逐步上升到推动社会发展等功能，如约公元前500年，扁鹊提出"信巫不信医，六不治也"，和媚神事鬼的巫祝进行斗争；宋代蔡襄"晓人以依巫之谬，使之归经常之道"等。这些知识的传播，不仅维护了人类健康，更是积极推动与引导着社会进步与发展。20世纪80年代中期以前，中国的健康教育工作主要为卫生宣教或卫生宣传形式存在。在当时社会经济发展水平条件下，根据开创爱国卫生运动，动员社会人群讲究卫生、预防疾病的需要，健康教育工作沿袭了战争动员的工作方法，在强有力的行政干预下，由社会各有关部门进行广泛的医学科普知识传播，旨在动员社会人群参与卫生工作的宣传。这一模式的目标，一是传播环境卫生知识，主要是个人卫生和疾病防治等基础卫生知识；二是宣传卫生工作，主要为宣传卫生工作方针政策和先进典型。知识传播多为单向传播，宣传卫生工作多具有较强的政治性。20世纪80年代后期开始，我国真正步入正规的健康教育阵营，陆续建立了各类健康教育机构与组织，如中国健康教育研究所、中国吸烟与健康协会、中国健康教育协会等国家级健康教育组织机构，并逐渐在各大中专学校设立健康教育专业，组织了多种类型的健康教育在职培训，编辑出版健康教育教材与专著，发展原有的健康教育工作方法，拓展健康教育工作内容，使我国的健康教育迅速由凭经验工作，发展为应用现代管理学、心理学、传播学、行为学等学科理论进行管理组织。在健康教育活动中以健康相关行为为目标，以干预影响健康的因素为手段，使用适宜的传播教育方法和科学的方法确定的目标和策略，组织开展健康教育活动。

由此，"卫生宣传"工作模式，迅速过渡发展为"健康教育"。随着社会动员、健康促进理论的运用，我国健康教育新的水平迅速达到，健康教育由群体、干预个体、社区健康相关行为的一维世界，走向影响健康的公共政策、个人健康技能、环境、社区行动和卫生服务方向的多维空间。健康教育工作逐渐被作为卫生工作的基础与先导，成为卫生工作的中心任务，成为康复、医疗、预防、保健等卫生工作的各个方面的重要工作内容。

2. 健康教育在发展基层卫生服务、初级卫生保健中的重要作用

健康教育内容方法由单一到综合、由简单到复杂，其先导和基础作用逐渐突出，21世纪健康教育将处于优先发展的地位。世界卫生组织在著名的《阿拉木图宣言》中指出："健康教育是所有卫生问题、预防方法及控制措施中最为重要的，是能否实现初级卫生保健任务的关键。"这一宣言强调了初级卫生保健各项任务当中的首要任务是健康教育。1996年10月，中国第一个由党中央和国务院联合颁发的卫生工作文件——《中共中央、国务院关于卫生改革与发展的决定》明确指出："健康教育是公民素质教育的重要内容，要十分重视健康教育"。这表明了党和政府对新时期卫生工作的特点和面临任务的重视，把健康教育提到了十分重要的位置。全国各地的健康教育机构相继开始了疾病预防控制中心（Centers Disease Contol，CDC）新的工作模式。

在传统医学中人们普遍认为疾病的治疗就是医学的目的，追求健康就是不生病，以致高新技术的发展被医疗机构无限制地追求，医疗服务费用无限上涨，看病难、看病贵，服务质量低下，距离人人享有初级卫生保健的目标越来越远。随着生活水平的提高，人们对卫生的需求出现了高层次、多方面的卫生需求：从获得好的治疗、减轻痛苦，又发展到要求能够预防疾病的发生；从要求有病能够得到好的医疗条件，发展到不仅要获得好的医疗条件还要能减轻痛苦；进而发展到不仅要求身体没有疾病，而且要求心理和身体的共同健康，要求有良好的生存环境和对社会的良好适应。不良生活和行为方式成为慢性病的主要危险因素，使疾病谱发生改变，更使传统医学目的受到质疑。解决这些社会人群健康需求，不能只期望医药的作用，要多依靠社会性措施的突破。健康促进与健康教育的核心是促使人们建立新的健康的行为和生活方式，制定一系列行为和生活方式向有利于健康发展的策略，减低危险因素。除了进行必要的保护环境、社会改革、发展经济等工作外，解决慢性非传染性疾病的根本措施只有健康教育和健康促进。有病再治远不如无病早防，而且，有些疾病预防是唯一的有效措施，是无法治愈的。因此，人们对防病知识的需求在急剧增加。满足人们卫生需求改变和增长的最经济、最有效的首选途径是大力开展健康教育。虽然健康教育在促使环境改变中需要一定的资源保证，但它们所需要的资金投入与高昂的医疗费用相比要少的多。据美国CDC研究指出，若通过开展健康促进和健康教育能使美国男性公民不过量饮酒，不吸烟，采用合理饮食和进行经常性的有规律的身体锻炼，其寿命可望延长10年。而每年以1000亿美元用于提高医疗技术的投资，却难以使美国人口的平均寿命增加1年。

近二十年来，由于一些发达致力于健康教育与健康促进，其冠心病与脑血管病的死亡率分别下降了1/3和1/2，吸烟率每年以1%～1.5%的速度下降。

例如澳大利亚提出的健康促进工作的目标"健康澳大利亚",其中"控制吸烟"就是重要内容之一。维多利亚早在 1987 年颁布的《烟草法》规定:增收烟税,提高烟价。从烟税中提取 5% 作为"维多利亚健康促进基金会"的基金,主要用于疾病预防和促进人民的健康。该基金会的最大资助项目是控制吸烟,该规划联合社会健康服务中心、州抗癌委员会和心脏基金会共同行动。事实证明:该州吸烟率男性已从 1988 年的 32% 下降到 1993 年 25.6%;女性则由 29% 下降到 24.8%;肺癌的死亡率亦呈下降趋势。这种取之于民用之于民的健康行动,已为澳大利亚广泛采用。有关评估研究证实:健康促进的效益—成本比相当高,仅戒烟一项,支出为 1900 万澳元,而效益高达 21000 万澳元。芬兰的"北加里里曙光":北欧美丽的千湖之国芬兰,国民生活富足,经济繁荣,但冠心病年死亡率居世界之冠,达 800/10 万。老师在课堂上问小学生,谁家父母因冠心病去世,举起手的孩子竟有 1/3。严峻的形势促使政府下决心,请 WHO 的专家到发病率最高的北加里里地区,指导社区居民冠心病防治。10 年后,吃黄油的人从 90% 下降到 20% 左右;男性烟民从 50% 下降到 33%;北加里里冠心病死亡率男、女分别下降了 24%、51%;全国范围内冠心病死亡率从 500/10 万降低到 280/10 万,下降了 44%;其中 35～64 岁的男性,从 20 世纪 70 年代的 720/10 万,下降到 90 年代的 360/10 万,即冠心病死亡率下降了 49%。许多国家仿效,这被称为照亮了心血管病预防之路的"北加里里曙光"。我国人群心血管病社区防治典型——首钢模式:1969—1971 年,调查了 10450 名首钢职工,脑卒中年发病率为 137.4/10 万,死亡率为 93/10 万,即每年有 100～150 人发生脑卒中;高血压患病率为 8%～12%,年发病率为 1.2%。20 年的健康指导和健康教育包括:饮食限盐[6 克以内/(人·天)];减体重;戒烟;系统管理高血压患者。1990 年后,首钢职工高血压发病率降为 0.65%;平均血压水平未随生活水平的提高而上升,反而略有下降(全国 10 个监测点多数为上升);脑卒中标化死亡率下降了 40%～50%。1994 年,中国的"首钢模式"被 WHO 向全球推广。1997 年 6 月 10 日历时 28 年,阜外医院和首钢医院完成的《首钢社区人群高血压防治研究》课题,通过专家鉴定。

健康教育也是提高广大人民群众自我保健意识的重要渠道。随着医学模式的转变,保健模式从"依赖型"向"自助型"的发展,社区居民对卫生保健知识需求的增多,使人们有更多的机会获得保健知识的渠道健康教育。21 世纪的人群健康保障只有在人群积极参与基础之上才能可持续发展,才可能使"知行合一"。

3. 农村老年人的健康教育策略

使老年人重视自我保健,并通过自我保健增进健康,减少疾病发生,延缓衰老，保持良好的自理能力，以及适当为社会服务的能力，能健康老龄化、积极老龄化，已成为社区工作者的主要职责之一。解决好这一问题，需要全卫生网络协作，较完善的社区健康教育与健康促进系统更是必不可少。

（1）农村老年人的健康教育策略：随着我国老龄化社会进程加快，作为一个特殊群体的老年人，他们的健康状况备受关注。开展老年人健康教育，提高他们的健康水平和保健意识，已成为一种社区护理的必然发展趋势。应整合资源，形成农村老年人健康教育多元主体共同合作格局。人力资源以专业医务人员为骨干，并充分发挥当地学校教师、社区居民和居民中自愿参与健康教育的志愿者，甚至包括中小学生在内的各种力量的积极作用。争取社会捐赠、企事业单位和民间团体的支持、政府的财政支持、三级医院经费支持等物质资源。

开展针对性强的连续性健康教育活动，在评估老年人健康行为和知识的现状基础上，根据民族地区农村老人的自身特点、生活环境和文化习俗，以及他们的实际需求等来采取适当的形式、选择合适的内容。重点在于：①传播现代健康观念，培养健康责任感，提高老年人的自我保健意识；②指导老年人选择合理的行为方式，包括如何实现平衡营养、饮食合理安排，如何进行改变饮酒吸烟等不良行为方式；③指导农村老年人如何合理用药，普及用药知识；④传授风湿性关节炎、心脑血管疾病、消化系统疾病和呼吸系统疾病等常见老年病的防治知识。教育内容要具体明确，便于老年人操作和接受。

在教育的方式方法上，要充分考虑民族地区农村老年人的接受能力、生活方式、文化背景等各方面特点，将大众传播与人际传播、行为教育与知识传播、行政干预与专业干预相结合，利用个别辅导、集中讲座、集市现场咨询、卫生宣传栏、播放科普录像等多种形式开展老年人健康教育。社区健康教育的作用对象是干预个体的群体、社区人文环境，以及个体、周围人群。而个体是生活在一定的环境和社会中的，个体的行为和认知受多种元素的影响，因此，在农村老年人健康教育中应使用多元化健康教育模式。在教育过程中，医护人员还要考虑老年人认知能力的变化，降低音调、放慢语速，教育内容呈现尽量运用直观形象的形式。如围绕高血压健康教育主题，进行活动的前期宣传，由志愿者绘制各种漫画式海报，并张贴于农村社区宣传栏。设计并编写高血压健康教育内容情景剧，并准备相关的实物道具。运用食物彩色图片、血压计、啤酒盖等道具将预防高血压的知识、不良生活习惯如何改正、身体锻炼方法等贯穿于"某定位老年人"生活的一天中。情景剧后，对剧中的相关知识进行提问，赠送小礼品并鼓励老人主动回答。节目之余，志愿者测量在场的每一位老人的血压，指导他们学习血压计的正确使用方法。与老人进行一对一非结构式访谈，对他们生活方式、运动习惯、掌握高血压相关知识以及对此次活动的评价等进行调查，及时给有疑问的老人耐心解答疑惑，并进行个体化指导。相关研究表明老年人最欢迎的健康教育方式为角色扮演式，其次是访谈式。

再者，至关重要的一方面是普及卫生知识，加强老年健康教育，增强老年人的自我保健能力。老年人的健康状况与其生活习惯、健康知识和生活方式存在一定的相关性。健康生活模式是预防疾病特别是预防慢性病的有效方法，是个人可以控制的预防途径。因此，一条经济代价最小的健康之路是帮助老年人建立健康生活模式，学会自己照顾自己。针对老年人的慢性退行性衰老变化，向老年人普及健康知识，开展老年健康教育，增进和培养老年人的健康意识。在老年人健康教育的内容上，除了重点进行老年精神卫生以及饮食与营养、常见病防治、生活卫生、合理用药等多方面的常识，对老年人应特别注意强化自我保健意识，定期进行健康检查，提倡老年人自觉开展保健活动；在教育形式上，应根据老年人的实际情况和农村居民采取灵活多样的方式进行。总之，要将保持积极健康生活的方法和健康知识教给老年人，提高其保健能力和自我保健意识。

此外，应加强社会环境对农村老年人健康的支持，建立社会、家庭、个人三者结合的管理模式，才能真正使健康教育产生效果。农村基层医院方便就医环境，提高卫生服务质量，打造信任度，村、组、山寨举办组织各类活动，丰富生活，重视家庭照顾力量。形成医务人员专业性指导、社会环境强化、家庭成员主动支持的连续性健康教育体系。

（2）农村老年人的健康教育原则：农村基层健康教育应与老年人生理特点相结合，并考虑到农村老年人的地域性差异。老年期各器官出现一系列的改变呈进行性衰老退变，主要为：①躯体内环境对各种性质刺激的反应调节能力削弱；②对外环境改变的反应能力和适应性减退；③器官组织的储备能力下降；④对感染的防御能力减退；⑤大脑功能衰退，感觉器官老化迟钝、注意力不容易集中、联想速度迟缓、记忆力下降等。一些与生活方式、年龄相关的慢性疾病发病概率显著增高，严重影响了老年人的生活质量。在健康教育中此方面的关注意识与相关内容应贯穿始终。

农村基层健康教育应与老年人心理特点相适应，农村老年人由于健康状况恶化、居住方式的改变、照料力量的减少、子女外出精神慰藉少、生活压力较大以及多角色冲突等，常会出现焦虑不安、烦躁等一系列负面的情绪，如不能及时调整心理状态，可导致身心疾病，严重影响老年人的生活质量和身体健康。在健康教育计划与实施过程中应注重老年人的心理状况，提供必要的情感援助，指导老年人以正确的应对方式和认知观点对待老年期的生活应激事件，使老年人在生活变化面前有较强的适应能力和充分的心理准备来顺应变化。

农村基层健康教育应全面考虑老年人群的认知特点、健康信念状态与实际需要，农村老年人文化程度低，与外交流沟通有限，生活理念单一，且根深蒂固，健康教育活动一定要在充分分析其认知特点与健康信念后，有的放矢，针对性强，根据当地老年人的自身特点和生活环境，以及他们的实际需求等来选择合适的内容、采取适当的形式。要了解和评估老年人健康知识和行为的现状，协助老年人共同确定其学习需要，建立学习目标，保证传播的健康信息被接受并正确理解，强化为信念，形成健康行为。老年人中的已患病患者群具有较强的求知欲，特别关心与自身疾病相关的知识，包括生活、饮食、运动、用药等方面的知识，可以具体到吃、穿、医院就诊、安全服药细节，这样的知识才是对老年人群指导到位的实用的知识，与老年人自身需要相适应的知识。

　　（3）民族地区农村留守老年人群健康信念构建的思考。

　　①以健康信念理论为理论框架构建村寨老年人健康信念实践模式。

　　可以对民族地区区域内，发病率高的慢性病行为危险因素干预作为初始试点，从知觉严重性、知觉易感性，困难的认知及戒除危险行为益处，到培养自我效能等关键点进行，构建村寨老年人民族地区健康信念的实践，反复完善、总结，以点带面推广。导致山寨老年人群观念落后和健康行为欠缺的重要因素之一是健康知识的贫乏，因此，采取根据老年人群认知特点的针对性的健康信息传播方式与媒体，通过本民族小剧目表演，寓教寓乐的、易于理解接受的健康教育片，现身演示就近事例以及喜闻乐见的图文并茂的健康纸质资料等对村寨老年人进行多渠道"健康信息大轰炸"，大力提高其对危险行为、危险行为因素威胁度及严重性的全面认知，知觉到严重性和易感性，由此产生害怕情绪，有了采取健康行为的动能。仅仅危险行为的严重性和危害性让山寨老年人认识到还远远不够，在此基础上，进一步通过各宣传教育方式，加强山寨老年人对戒除危险行为可能存在障碍及所有益处的充分了解，使其意识到预防效果可以通过放弃危害健康行为能换取到，即行为的有效性，而对危险行为困难认识的消除，能使山寨老年人健康行为与信念巩固更为持久。美国心理学家罗森斯托克曾说过"知觉到易感性和严重性，确实为行动提供了能量和力量；但只有让公众知觉到效益，并能先了解所有困难再决心克服之，他才算是真正找到了行为的道路"。因此，健康服务人员需帮助山寨老年群体正确判断和评价自己的能力，让其不良行为有信心通过长期努力改变，树立良好自我效能。总而言之，健康信念形成过程中放弃危害健康行为、采取促进健康行为的实践，应遵循以下步骤：首先，充分让山寨老年群体对危害健康行为的后果感到害怕；然后，使他们坚信会得到有价值的回报，同时也清醒地认识到改变行为过程中可能出现的困难；最后，使他们充满改变行为的信心。维护健康的动机越强烈，采取良好健康行为的可能性就越大，而且应大力激发村寨老年人实践过程中的主动性、积极性。

②民族地区山寨老年人健康信念构建的组织管理。

多职能部门协作参与，以政府领头，以村寨为主，专业团队定向、结对服务，建立家庭、村寨健康信念转变管理组织网络。目标人群包括村寨干部、村寨老年人、老人家庭成员尤其是小学生和家庭主妇等。家庭的主要照顾者一般是家庭主妇，而家中小孩对老年人也有较强的影响力，这样对老年人的自我保健意识提高，健康责任感培养颇有益处。实践过程中可将大众传播与人际传播、行为教育与知识传播、行政干预与专业干预相结合，以集中讲座、个别干预、家庭恳谈、村寨卫生宣传栏、农村集市现场咨询、科普录像与宣传册、三下乡义诊活动等多种形式开展。

③山寨老年人群健康信念转变制约因素应对。

一是全方位加快基层卫生机构建设，全面普及新型农村合作医疗，提高卫生服务的可及性，并建立相应社会救助与社会保障机制以改善山寨老年人生存现实，存留健康信念转变的空间。二是在以各种形式展示民族文化精华的同时，应大力批判对健康有害的不良风俗与民族习惯，以解除其对村寨老年人群健康信念的束缚。三是应尽量运用直观形象的形式呈现健康信息，在科普录像、集中讲座、现场咨询、个别辅导等过程中健康服务者应降低音调、放慢语速，以适应村寨老年人认知特点。

第三节　武陵山区老年人健康服务利用与社区卫生服务

一、武陵山区农村老年人健康服务利用与社区卫生服务现状

(一)武陵山老年人健康服务利用

患慢性疾病的老人共 1168 名，就医率为 64.5%，就诊医疗机构依次为县级医院、村卫生室、乡镇卫生院、私人诊所、市级及以上医院、其他。老人选择就诊单位主要考虑因素依次为距离远近、价格、服务、定点单位、有熟人，具体见表 5-18。老人慢性疾病患者未就医前 3 位主要原因为经济困难、自感病轻、认为年纪大了没必要。老年人家庭与最近医疗机构距离见表 5-19。

表 5 – 18 患慢性病老年人卫生服务机构选择情况(n = 1168)

项目		人数	构成比(%)
常就诊单位	村卫生室	272	23.3
	卫生院	151	12.9
	县级医院	317	27.2
	市级及以上医院	144	12.3
	私人诊所	147	12.6
	其他	137	11.7
选择原因	距离近	366	31.3
	价格低	146	12.5
	服务好	134	11.5
	定点单位	124	10.7
	有熟人	93	7.9
	两项以上	305	26.1

表 5 – 19 老年人与医疗机构距离(n = 1456)

项目		人数	构成比(%)
医疗机构距离	1 公里以内	652	44.8
	1 ~ 2 公里	335	23.0
	2 ~ 3 公里	177	12.2
	3 ~ 4 公里	94	6.5
	4 ~ 5 公里	77	5.2
	5 公里及以上	121	8.3

(二)武陵山区社区卫生服务状况

1.城区社区卫生服务机构

(1)设备与资源:通过抽样,调查了武陵山区社区卫生服务中心28家,社区卫生服务站167家资源设备情况,见表5 – 20。

表 5 -20　社区卫生服务中心/站医疗设备配置状况

医疗设备	服务中心(28 家)		服务站(167 家)	
	机构数	拥有率(%)	机构数	拥有率(%)
心电图机	28	100.0	122	73.1
B 超	28	100.0	112	67.1
血糖仪	28	100.0	116	69.5
显微镜	28	100.0	78	46.7
血球计数仪	12	42.9	64	38.3
尿常规分析仪	28	100.0	68	40.7
恒温箱	12	42.9	46	27.5
X 线机	28	100.0	0	0
氧气筒	22	78.6	56	33.5
吸痰器	28	100.0	23	13.8
呼吸机	28	100.0	0	0
手推式抢救车	28	100.0	67	40.1
监护/除颤仪	11	39.3	0	0
高压蒸汽灭菌设备	28	100.0	134	80.2
输液泵	28	100.0	77	46.1
洗胃机	7	25.0	0	0
气管插管	13	46.4	1	0.6
喉镜	12	42.9	1	0.6
妇科常规检查设备	10	35.7	67	40.1
身高体质测查设备	28	100.0	48	28.7
电冰箱	28	100.0	78	46.7
电脑	28	100.0	89	53.3
电视机	28	100.0	96	57.5

　　(2)服务项目与内容:以武陵山区社区卫生服务中心28家,社区卫生服务站167家为样本,了解其社区卫生服务情况,工作内容主要集中于健康档案建立、家庭访视、计划免疫等方面,服务面在扩大,见表5-21。

表5－21 近三年社区卫生服务情况

服务项目	2009 年	2008 年	2007 年
健康档案人份数	1489	1256	1123
传染病报告次数	30	24	22
产前检查人次数	516	478	412
产后访视人数	345	267	256
生育咨询人数	217	234	223
计划内免疫人数	1367	1123	1098
儿童保健人次数	678	564	467
健康教育讲座次数	14	10	8
健康教育材料发放数	1400	1200	1000
残疾康复人数	167	127	112

2.农村社区卫生服务

（1）设备资源：典型抽样，以武陵山区域内的湘西州花垣县为样本，调查乡卫生院与卫生室资源设备情况，见表5－22。

表5－22 农村卫生服务机构配置状况

医疗设备	卫生院(20 家) 拥有率(％)	卫生室(67 家) 拥有率(％)
心电图机	100.0	73.1
B 超	100.0	67.1
X 线机	100.0	0
血球计数仪	42.8	28.3
尿常规分析仪	56.0	40.7
生化分析仪	47	23.0
救护车	25.5	0
监护/除颤仪	39.2	0

(2)农村社区护理人力资源：抽取湘西州花垣县 10 所乡镇卫生院全部在岗护士 49 名，发放调查问卷 49 份，收回有效问卷 49 份，问卷回收率、有效率为100%。在岗护理人员均为女性，年龄 19~48 岁，平均 27.6±6.78 岁，工作年限 1~26 年，平均 6.7±6.73 年，其他资料见表 5-23。

表 5-23 花垣县 49 名乡镇医院护理人员一般资料

项目		人数	构成比（%）
民族	汉族	7	14.3%
	苗族	38	77.5
	土家族	4	8.2
年龄（岁）	25 岁以下	21	40.7
	26~30 岁	19	38.8
	31~40 岁	7	14.2
	41~50 岁	2	4
婚姻状况	未婚	20	40.8
	已婚	29	59.2
最初学历	中专	33	67.3
	大专	16	32.1
最后学历	中专	14	28.6
	大专	31	63.2
	本科	4	8.2
职称	未评职称	6	12.2
	护士	27	55.2
	护师	13	26.5
	主管护师	3	6.1
工作年限	5 年以下	29	59.2
	6~10 年	13	26.5
	11 年以上	7	14.3

(3)农村护理人员对农村社区卫生护理服务的认知状况，见表 5-24。

表 5 – 24　花垣县农村护理人员对农村社区卫生护理服务的认知情况

项目		人数	构成比（%）
在农村基层医院开展上门护理服务是否可行	可行	36	73.5
	不知道	5	10.2
	不可行	8	16.3
农村居民是否需要医院开展上门护理服务	需要	35	71.4
	不清楚	9	18.4
	不需要	5	10.2
是否愿意为农民开展上门护理服务	愿意	31	63.3
	无所谓	10	20.4
	不愿意	8	16.3
农村基层医院开展上门护理服务是否有困难	有困难	40	81.6
	不清楚	4	8.2
	没有困难	5	10.2
农村基层医院开展上门护理服务主要的障碍	医院管理者	8	16.3
	护理人员	11	22.4
	居民	1	2.0
	政策与法律	16	32.7
	不清楚	13	26.5

（4）农村护理人员对社区护理服务的个人储备情况，见表 5 – 25。

表 5 – 25　护理人员对社区护理服务的个人储备情况

项目		人数	构成比（%）
《社区护理》这门课程学习	学习过并取得成效	15	30.6
	正在学习	17	34.7
	准备学习	5	10.2
	没学习过	11	22.4
	不清楚	1	2.0

续表 5 – 25

项目		人数	构成比（%）
近五年内参加与社区护理相关的培训学习	学习过并取得成效	7	14.3
	不清楚	11	22.4
	从没参加过	31	63.3

二、武陵山区农村老年人健康服务利用与社区卫生服务特征

（一）武陵山区老年人群卫生服务利用特征

本研究对象农村老年人慢性疾病患病率高，但就医率不到70%，就诊医疗机构依次为其他 137 人（11.7%），市级及以上医院（12.3%），私人诊所（12.6%），乡镇卫生院（12.9%），村卫生室（23.3%），县级医院（27.2%）。就诊医疗机构主要为村卫生室与县级医院，而乡镇卫生院的就医率与私人诊所相当，仅为前两者的1/2。

农村老人选择就诊单位主要考虑因素依次为有熟人（7.9%），定点单位（10.7%），服务（11.5%），价格（12.5%），距离远近（31.3%），两项因素以上（26.1%）。县级医院就医率高主要是因为诊疗护理服务质量，村卫生室就诊率高与距离近、方便有关，而处于农村三级卫生服务网中心的乡镇卫生院就医率却与私人诊所旗鼓相当，这与近期政府对其在农村卫生保健服务中所寄予的厚望，以及对乡镇卫生院的大力投入是格格不入的。研究过程中发现许多老年人认为能劳动、能吃、能睡就是健康，对待疾病大部分患者采取无所谓的态度，感觉不舒服时，采取能拖则拖或农村惯有的"土"方法处理，无效者去村卫生室拿药吃或输液。病情较急、重者，才去大医院看病。去镇医院看病需要坐车，而且还需要等待较长时间，去医院看病手续繁杂且花钱多，除危、急重患者外，村卫生室为村民第一时间就医点，实在不行了，反正要坐车还不如去条件更好的县医院，因此，反而出现乡镇医院"上不着天、下不着地"的半空尴尬境地。其实这正是西部民族地区乡镇卫生院，一直以来服务质量差、自身服务水平较低的现实反映，由于卫生资源配置、社会经济发展落后等原因，乡镇卫生院服务质量、医疗队伍、就医条件长期较差，与服务对象对其的长期不信任互为呼应，能应付的健康问题居民就近在村卫生室解决，村卫生室难以解决的，具备有医疗保障或是经济条件者则选择往县级医院就医。调查与访谈中发现，农村社区留守老年人对基层医院社区卫生服务总的满意度不高，不满意的

原因主要是设备环境差和诊治水平低，难以满足农村留守老年人卫生服务的需求，这也是留守老年人卫生服务利用较低的原因之一。在大多数群众的心目中，农村基层医务工作人员的专业技术水平差，担心病情会被耽误。主要的原因是对社区卫生服务机构医疗水平的不信任。也与部分群众长期以来形成的看病观念、看病习惯有关，比如人们只是被动看病，很少注重保健，只要看病住院就选择去较大医院。因此，乡镇卫生院应持续大力展开各方面建设，在患者中树立信任感，引导留守老年人正确选择就医途径，以提高卫生服务资源利用度。

而农村老人慢性病患者前 3 位未就医主要原因为自感病轻、经济困难、认为年纪大了没必要。郭平等认为急速上涨的医疗费用支出，较慢提高的收入水平，会直接影响自费医疗的农村老人对医疗服务资源的有效利用。武陵山区各方面发展较滞后，属非医保覆盖面，农村老人收入少，新农村合作医疗刚刚普及，全自费的农村老人，迫于经济压力有可能放弃就医治疗，加之前述本区域老年人自我健康意识不当，共同导致慢性病患者老人较高的未就医率。健康服务利用是居民方面的卫生服务需要和卫生服务资源供给的相互作用的卫生服务系统工作综合表达与描述。影响健康服务利用的因素包括卫生服务需要、卫生服务供给、经济收入、医疗保障、文化和教育程度、传统习俗和信仰等。因此，应从两个途径对此改善：一是外部途径，普及合作医疗，加快提高医疗保险覆盖率；二是内部途径，转变老年人的健康观念与健康意识，以保证卫生资源留守老人能够合理利用，促进健康发展。

（二）武陵山区民族地区社区卫生服务发展状况

1. 城区社区卫生服务发展

武陵山区社区卫生服务起步较晚，发展较缓慢，以武陵山边区的湘西自治州为例，城市社区卫生服务机构设置规划（2006—2010 年）显示 2007 年才正式启动社区卫生服务建设。本研究调查结果显示武陵山区社区卫生服务站与社区卫生服务中心的建设较迅速，通过近年专项投入社区卫生服务建设，社区卫生服务机构的医疗设备的添置与医疗建筑用房基本到位，能保证正常医疗卫生服务，有些社区卫生服务站初具规模。目前这些社区卫生服务机构的主要工作内容集中于初步服务网络完善、基线资料收集，同时正在推行家庭访视、计划免疫。近年来，社区卫生服务机构的妇幼保健、健康档案数量、宣传服务与健康教育方面逐年上升，点与面都在扩大。社区卫生服务对于偏远落后的民族地区来说是一新生事物，让所有居民短时间内完全认同并全面进入机构内接受服务是不现实的，这需要一个过程，需要服务机构、服务人员服务意识、思维方式、服务理念的转变,服务质量的提升以吸引居民,产生信任的服务关系;对于居民,需要全面了解社区卫生服务机构。虽然武陵山区社区卫生服务网络建设已初成,但多限于硬件建设,软件建设方面还有诸多问题与困难有待解决。

武陵山社区卫生服务主要存在以下方面差距:

社区卫生服务机构建设方面,形式重于内容,本研究过程中发现部分社区卫生服务中心与服务站是由原来的街道诊所或私人诊所直接换牌而来,并没有开展相关的公益性卫生服务内容,而且也并非按人口覆盖面设点,社区卫生网点布局不平衡。按照国家有关社区卫生服务机构设置标准(每3万~10万人设一卫生服务中心),虽然武陵山区社区卫生服务机构总量基本达标,但人口数量覆盖并不符合要求。由于地区经济投入不同,经济水平高低差异大,社区卫生服务机构的建设标准略有参差不齐,尚有部分市区人口没有得到社区卫生服务,很多新建小区没有预留和设置社区卫生服务机构,而中心地带又过于密集,导致过剩和缺位的矛盾并存。此外,极个别社区服务机构缺乏房舍,只能靠暂借或租赁维持运转,装备仪器水平比较低。

社区卫生服务技术力量比较弱,开展的工作还是以医疗为主,社区卫生服务中心的健康教育等开展少、收效低。平均每个社区卫生服务机构的高职称人员偏低,缺乏足够合格的全科医生数量,致使一些现有诊疗工作水平也受到限制,人民群众对社区卫生服务存在误解和缺少信任,有些甚至是漠视,认为现在的社区卫生服务机构与以前的诊所并无区别,只是名称不同而已,难以维系与吸引更多的患者接受社区卫生服务。在相关已开展的社区卫生服务工作中,工作效率较低,电子化、信息化、程序化差距尚远,医疗信息资料能共享的少,除医院直管的社区卫生服务中心,能实现与医疗转诊制度完全对接的少,这与有关人员素质欠缺有关。

综上所述,武陵山区社区卫生服务尚处于起步的初级阶段,需要更高级系统管理,投入社区卫生服务机构专项服务多见于妇幼保健,如计划免疫、产后访视等,而老年人社区护理服务未正式全面开展。

2. 农村社区卫生服务

武陵山区实质性的农村社区卫生服务尚在萌芽状态,这与一贯来的服务方式有关,也与服务人力资源量与质有关。以边区中心点湘西自治州为例,老年人口近15万,14岁以下儿童约70万,女性群体约130万,土家族、苗族占总人口75.06%,乡村人口占69.5%,而基层卫生服务机构乡镇卫生院仅219个,乡村医生2528人,州平均每千人口拥有病床2.5张,农村比率更低。

(1)农村社区卫生服务与相关人力资源。

本研究以花垣县为典型样本进行农村社区卫生服务与社区护理服务相关调

查与访谈。花垣县是湘西州的一个苗族聚居县，因有矿产，经济较活跃，人口以苗族、土家族为主，在武陵山区具有一定的代表性。全县共有 18 个居委会、288 个村、18 个乡镇，总人口 27.8 万人，农村卫技人员共有 448 人，20 所乡镇医院。农村卫生服务主要以新农合推进，2003 年成为全省 5 个新型农村合作医疗试点县之一，2006 年达到 100% 参合率，2007 年被授予全省新型农村合作医疗试点工作先进县，全县乡镇医院硬件投入如设备、房屋到位，新建医院楼房屡见。但相关服务以治疗性服务为主、仍局限于医院内。从调查结果看，花垣县农村 10 所医院仅有 49 名护理人员，护理人力资源较弱，这也是农村护理人力的普通现象；护理人员以本地苗族为主，这对稳定队伍、工作开展有益；平均年龄不到 30 岁，队伍年轻化；中级仅有 3 人，以低职称护士为主；农村医院护理人员工作时间较短，但学历情况明显改善，这与年轻化的队伍相关。花垣县卫生系统认为"乡镇卫生院缺乏管理人才和妇产、检验、放射、外科等专科人才"，但未有提及护理人才。文多有论"卫生资源配置不合理、农村医疗卫生设备与基础设施差、新农合问题突出、公共卫生工作薄弱"，鲜见述农村社区护理服务与社区卫生服务开展，这些可以看作是我国农村社区护理服务现状的一个缩影。

（2）农村社区护理人员对农村社区护理服务开展的认知。

本研究资料显示，对农村社区卫生护理服务开展花垣县农村护理人员有一定的了解、认知与思考。社区护理服务在农村实行：73.5% 的农村护理人员认为可行；可及性的社区护理服务：71.4% 的农村护理人员认为农村居民需要，63.3% 护理服务者愿意下农村社区；在农村开展社区护理服务：80% 以上农村护理人员理性评估认为存在困难，对此障碍与困难的认知也较全面，从护理人员本身、服务对象农民、医院管理者及相关法律与政策支持等方面的考量均有涉及。其中第一大主要障碍为相关政策与法律支持，政策不明朗，立法未有保障，在患者维权意识上升、医患关系紧张的背景下，在农村社区开展护理服务护理人员如履薄冰之感尤甚；第二大主要障碍为护理人员自身的素质与能力，社区服务与医院内服务区别较大，工作场所多、可控性差、工作内容广、工作对象层次多，对护理人员的知识、能力、素质的要求更高、更强，让农村护理人员压力倍增。这证实社区卫生服务的推进以及新农合的开展正向刺激了农村护理人员，也与受调查对象整体年轻化相关，年轻者相对更求上进、更好学、更多与相关信息碰撞，认识在提高，思考在深入，这些都有利于农村社区护理服务的启动与发展。因此，这些因素应受到农村卫生服务相关主管部门与提供机构的重视，利用这些因素解决问题，如系统轮训农村护理人员、制定相应政策等推动农村社区卫生服务与社区护理服务的开展。与此同时，部分农村护理人员安于现状，与外界沟通、学习、交流少。调查数据显示农村护理人员总体仍有20%以上，对农村社区护理服务开展面临的困难缺乏认识或认识不足，需要对农村社区护理服务模式、服务理念进行大力宣传，促被动变主动；组织学习，只有所有农村护理人员主动积极的参与，才可能使农村社区护理服务保质保量持续发展。

（3）农村护理人员的社区护理服务知识储备状况。

本研究结果显示，"社区护理"课程60%以上的农村护理人员学习参加过，了解社区护理的基本理论，实践过其相关的基本技能；但参加社区护理继续教育培训者则很少，不到20%。党和国家高度重视农村社区卫生工作，是新医改的重点之一，农村医院及农村的医务人员如何满足农村人口对生活质量与健康水平的要求，是一个很大的挑战。提示应加大相关农村社区护理服务与技能内容的继续教育与医学学历教育的学习与培养；相关主管部门、农村卫生机构管理者，应制定完善的农村护理人员在职培训规划，尤其是开展针对性强的农村社区护理服务培训，保证服务质量，以促进农村社区卫生服务工作的开展，维护农村居民健康水平。

（4）农村老年社区卫生服务相关政策制定与落实。

农村老年人社区医疗卫生服务状况较为滞后，很多地带尚是有待开垦的处女地，最为突出的就是政策设计上的缺失与不当。但改革为农村老年人卫生服务解决提供了更多的机遇和可能，以前的农村卫生问题的累积与社会公平缺失，政府公共服务责任淡化有关。农村卫生本应成为国家卫生事业基底防护网，由于二元社会结构使城乡差别扩大化，农村不但成为非重点，还成为附庸，国家对农村卫生事业欠账太多，农村卫生落后，不仅对农村居民健康造成直接损害，而且也严重影响国家卫生事业的整体发展。农村卫生问题，尤其是农村老年人的卫生服务问题不能被政治与社会双重边缘化。有研究者提出中国农村卫生问题的解决应基于历史经验教训，结合现况实情，从多方构筑改革途径，要确立农村卫生事业国家福利性质。目前农村老年人的卫生服务正在改善，如湖南省为推进农村居家养老服务工作的开展，自2009年，湖南省老龄办协同民政厅联合开展农村综合性老年福利服务机构示范工程建设，利用乡镇敬老院等现有设施，整合社会资源，添置服务设备，拓展服务内容，扩大服务对象，健全服务队伍，推动全省农村居家养老服务示范建设。2010年，湖南省老龄办就整合资源、合作推进农村老年人福利服务中心建设与老龄委部分成员单位达成共识，继续依托乡镇敬老院，在全省14个市州选择并建立好50所省级农村老年人福利服务中心示范点，为更多农村社会老人提供居家养老服务。同时要求并指导各市（州）、各县（市、区）积极筹措资金建立市县级示范点，共同推进全省

116

农村居家养老服务体系的建设，力争未来 10 年内在全省乡镇实现老年人福利服务中心的全覆盖。这些大大有益于农村老年社区卫生服务的开展与促进。

三、武陵山区农村老年人健康服务利用与社区卫生服务存在的问题及对策

(一)存在的问题

1. 农村老年人对健康服务资源了解与利用有限，有利用不良趋向

(1)慢性病患者就诊率低。

(2)就诊场所以县级医院与村卫生室为主，农村三级医疗网络中心点乡镇医院服务资源被利用有限，难以发挥应有的作用。

(3)健康服务资源利用有限，主要与低经济水平、低教育程度、服务资源的低了解度与服务质量低信任度以及低可及性有关。广大农民缺乏足够的对社区卫生服务意义和目的的认识，只有疾病发展到一定程度他们才去就医，并且高级别的医疗机构是他们的首选；忽视缺乏预防保健；这些因素导致卫生资源的浪费增加。

2. 农村社区卫生服务开展的质与量有待提升

本研究通过对边区城区与乡镇医院、卫生室的调查、考察发现，经过城市社区卫生服务的启动与农村新型合作医疗制度的实施，大部分城乡社区医疗机构建设基本完成，但也不乏较差的地区，医疗用房破旧，只有简陋的洗胃、小抢救仪器等设备。部分村卫生室抢救设备缺乏，注射、处置、药房共处一室，缺乏纱窗纱门，室内卫生条件极差，人员素质参差不齐，无菌操作观念意识薄弱，注射器不能保证一人一用一废弃，缺乏消毒、处理医疗废物设备。总体来说，存在以下具体问题：

(1)城区社区卫生服务尚在起步阶段，卫生服务机构的硬件建设铺开面广，设置基本到位，但软件建设的相一致性距离尚大。

(2)农村社区卫生服务在新农合体制的推动下，以乡镇医院为中心的农村三级网络得以强化，乡镇医院医疗用房、医疗设备与仪器都得到大大改善，但服务质量核心的保证——人才资源缺口大，缺乏各类医疗卫生人才，仍以医院服务为主，深入农村社区较少，服务质量提升缓慢，受人民群众真正关注较少，在农村居民中的信任度有待提高。

(3)边区农村社区卫生服务体系框架基本是农村三级医疗网的另一名称，但服务内容实质并无彻底改变，或者是根本未改变。

（二）解决对策

社区卫生服务是在一定区域内开展的以居民个人为中心，以家庭为单位，以社区为范围，具有预防、医疗、康复、健康教育、保健等功能的低成本、高效、优质的基本的卫生服务；其目的是为群众提供高效、优质、及时、方便、价廉的基本卫生服务；达到服务内容的综合性、服务关系的固定性、服务方式的连续性，将更多的保健实惠供给居民。中国农村经济落后，医疗保健条件差，然而医疗保健需求相对较高的重点人群是老年人。因此，农村老年人老有所医的问题和矛盾就变得特别突出。社区卫生服务是世界卫生组织向全世界推荐的应对老龄化社会最经济适宜的医疗卫生服务模式，不仅能合理配置卫生资源，卫生保健服务的公平性和效率也会大大提高，而且能有效控制医药费用增长，并提高居民健康水平，尤其是在提高老年人卫生服务水平、关注老年人生存质量方面发挥非常重要的作用，是解决老年卫生保健问题的根本途径。积极开展农村社区卫生服务，从社区卫生服务的目的、内容和方式看，也是解决农村老有所医问题，是促进农村老年人健康长寿的有效途径之一。

到目前为止，农村社区卫生服务的试点工作，已在全国 31 个省（直辖市、自治区）大部分地区开展。大量的实践调查及文献表明，近年来，在中国农村社区卫生服务已初露基本的网络框架。卫生资源的乡（镇）村一体化管理通过农村社区卫生服务得以实现，根据强化三级卫生服务网的需要和区域卫生规划的总体要求，在村委会的直接参与和镇、市两级政府的领导下，依据乡镇卫生院现有卫生资源，合理布局，合理配置；二是农村卫生组织的现状得以改善，使农村卫生组织的业务和功能管理得到了平均提高，为实现治疗、预防、保健、康复、健康教育、计划生育技术指导的六位一体，提供了可能和保证；三是农民医疗保障制度（以农村合作医疗为主要模式）的广覆盖过程得以推进。同时，农村社区卫生服务比城市社区卫生服务起步晚，还存在着很多的不足，比如政府投入少、卫生服务人员素质不高、医疗设备简陋、管理体制不完善等。在农村地区，农村社区卫生服务体系政府职能模糊，村卫生室、乡镇卫生院转变成社区卫生服务站和中心存在困难。同时社区卫生服务中心新转变过来，管理体制不健全，正处于探索阶段，医务人员的工资奖惩、职责、聘用标准等尚未统一。乡镇卫生院的医生层次偏低，以初、中级医务人员为主，全科医生也只有短期培训人员，正规全日制学历的全科医学人才乡镇卫生院至今尚无，农村社区卫生服务全方位的需求无法满足。"重有偿轻无偿、以医养防、以药养医"的传统模式在农村社区卫生服务机构难以摆脱，而政府目前的经济补偿对农村社区卫生服务来说明显不足。政府一般提供启动资金，但后续资金无补充。社区卫生服务机构有经济收益的项目只有医疗服务，健康档案建立、健康教育、卫生防疫、普查以及健康促进等多为无偿服务，人财物消耗大，后备资金却缺乏，工作难以开展。

在中国，对于城乡卫生发展不平衡、农村卫生双瘫腿的状况即技术人员质与量不足，深受政府与各界的高度关注，对农村卫生人才队伍建设制定了系列政策支持，如对口帮扶城乡医疗机构、"三支一扶"计划、万名医师支援农村卫生工程等"输血"式政策，其实施效果从相关资料得以充分肯定，但效果的持续性受到质疑，"输血"替代不了"造血"。《中国农村卫生人才培养与稳定机制研究报告》(卫生部2001)中指出农村综合医院14.91%的医务人员无专业学历；2006年国家卫生部统计信息显示，农村医院21.16%的医务人员无专业学历；而沈志坤(2009)报道湖州市农村乡镇医院卫生人员高中及无学历者高达32.5%。这种逆向发展与国家医学教育发展规划"村卫生室以中专或相当中专学历人员为主，乡卫生院以大专学历人员为主"差距甚远，而个人专业成长、经济待遇以及对农村医院就业片面认知与偏见等成为绝大部分医学生不愿到农村基层医院就业的主要因素，在一定程度上诠释了前者。基于此，国内研究者提出医学教育应改变相关体制向农村卫生人才倾斜，开始思索解决农村卫生人才队伍问题的途径；国家五部门共同下达《关于加强农村卫生人才培养和队伍建设的意见》及新医疗中农村卫生人才队伍建设的精神等，从政策上促发了医学教育体制改革，使功能弱化的农村卫生人才"造血"之势开始逆转并逐渐加强。首都医科大学、绍兴文理学院等高校相继开展农村卫生人才培养模式与全科医学教育系列教学改革研究。此外，在相关政策支持与倾斜下，农村卫生人才免费培养与定向招生试点工程等相继启动。在农村卫生人才"固血"方面，一批在职教育培训项目先后开展，并开始对相关继续教育对策及建立农村卫生人力培训网络进行探讨。

边区农村社区卫生发展状况具有全国一致的普遍性表现，也有其独特的一面，如经济落后、城市社区服务尚处于启动期等，使农村社区卫生服务发展面临更多的问题与困难。研究者认为应从以下几个方面推进边区农村社区卫生服务的发展，以保证农民与老年人群等农村弱势群体的健康需要。

1. 健全边区农村社区卫生服务网络，减少服务半径，提高服务的可及性

农村老年人生活在农村社区卫生服务的大背景下，只有农村的社区卫生服务得以改善，其健康水平才能得以保障。

实施农村社区卫生服务的基础是网络建设，应在原农村三级预防保健医疗网的基础上，本着因地制宜的原则，以乡镇卫生院为主体，逐步完善建立。因为从服务半径、服务人口、资源配置、医疗费用和行政体制来看，尚无以取代

服务中心的地位。乡镇卫生院所居层次重要，公共卫生服务的职能、责任以及对村级卫生机构的管理职能与日常监督尚无以取代。乡镇卫生院应建立农村社区卫生中心服务站或社区卫生服务指导科，组织开展健康教育、康复、保健、预防、医疗等项工作，组织鼓励医护人员走进农村家庭和社区，为社区老年人和农民提供综合性卫生服务，并积极探索大医院与农村社区医疗机构之间双向转诊关系和全科门诊服务的合理机制。同时要根据服务半径、基本医疗条件、病员流向和行政村的远近、大小、居民密度等规划好村级社区卫生服务站。可以由政府成立农村社区卫生服务领导小组，结合本区域的实际，制定乡村卫生服务规范管理一体化实施方案，统一规范在步行 20 ~ 30 分钟或 3000 ~ 5000 人的范围内设立一个卫生服务站，按标准建设卫生服务站，乡镇卫生院设立中心、村设卫生所。各乡镇卫生院院长为社区卫生服务的第一责任人。原乡村医生是社区卫生服务站的主要工作人员，下派的乡镇卫生院医护人员参与服务站的工作。社区卫生服务站的建立与合作医疗工作、乡村医疗机构一体化管理工作结合进行，把农村合作医疗纳入社区卫生服务的范畴。

在农村看病走几十里山路是常事，为了省去走路时间，一些小病大多数人都自己扛着，不愿到医院，有些人因此小病拖成了大病。如果看病能更方便，半小时路程内有卫生服务站，医务人员能定期下村巡诊，农村老年人群的健康服务资源利用率肯定能上升，对医疗机构的信任度也会相应提高。因此，建立农村社区卫生服务网络，为农民提供优质、价廉、便捷的医疗卫生服务，是解决农民"看病难""看病贵"问题，带给农民和老年人实实在在的实惠的根本办法。

2. 转变医务人员服务模式，改变服务意识，强化服务技能，提升服务质量，建立农村老年健康服务体系

20 世纪七八十年代，中国人口的死因谱和疾病谱由感染性疾病和急性传染病为主转向以慢性非传染性疾病为主，糖尿病、恶性肿瘤、心脑血管病等成为影响人民健康，威胁生命、导致残障的主要疾病，而且患病率有逐年增长的趋势。这些疾病对老年人的生命和健康的威胁尤其显著，是导致老年人口高医疗利用率、高伤残率和高患病率特点的重要因素。随着生活水平的提高，农村老年人的健康观念逐渐提升，即注重寿命长短和生命质量。老年人对卫生服务的需求层次日益丰富，需求也日益加大，除了要享有优质的医疗服务，还越来越意识到保健、预防的重要性。老年人行动不便、收入有限，更需要便捷、有效、经济的卫生服务。因此，以疾病治疗为主的医疗卫生服务体制已难以适应人群医疗保健的新要求，需要积极发展社区卫生服务，使老年人小病在社区、大病进医院，形成以农村社区卫生服务为基础、村组与上级医疗防保中心合理

分工的新型卫生服务体系。

　　社区卫生服务的一个重要特点是，医生进入社区和家庭提供上门诊疗，不再坐堂行医。很多的农村卫生服务人员存在错误认知，对社区老年卫生服务健康发展不利。误区一，将社区卫生服务的主要功能放在医疗服务上。实际上，公共产品和公共卫生的服务是社区老年卫生服务的关键。这种误区的存在原因有两点，一方面是因为相当多的医务人员受传统的"疾病—医疗"卫生模式的思想观念影响，另一方面，经济利益也有一定的因素。医疗服务是好处看得见的、收费的；而老年人慢性病防治和健康教育很难收费，政府的经济补偿又不到位。甚至部分医务人员把公共卫生和公共产品的服务当作是一种负担。误区二，认为只有政府举办的非营利机构才能提供社区卫生服务，而民办的营利和非营利机构不能提供相应服务。误区三，夸大全科医生的重要性，社区卫生服务中其他医务人员的作用被忽视。实际上，所有社区卫生服务的工作任务需要全部类型的卫生工作人员团结完成，由公共卫生医生、全科医生、心理医生、护士和其他护理人员、康复医生等共同完成。因此，农村社区卫生服务的新形式应从等患者医院来就诊，变为走出去主动包村巡诊，成为农民健康的教育者、朋友、管理者和咨询者，为农民，特别老年人等生理弱势群体，提供全方位的医疗服务。乡镇卫生院定期抽调业务骨干下到服务站，采取分村包干，责任落实到人的方式开展社区卫生服务。下到服务站工作的医务人员有计划地轮换、选送到上级医院进修学习，提高业务素质。使常年在基层巡诊、上门为农民服务的医务人员真正成为农民健康的管理者，业务技术水平在不断实践中提高，由"要我服务""一般服务"逐步变为"我要服务"和"跟踪服务"。定期进村寨、入农户，送医送药上门，为农民提供预防、保健、医疗、康复、健康教育、计划生育技术指导"六位一体"的连续、经济、方便、有效、综合的基本卫生服务，在农民中逐步树立威信，赢得农民的信任，建立长期的伙伴关系。随着农村社区卫生服务的开展，使乡镇卫生院观念更新，服务模式转变，医患关系拉近，真正使农民群众看病做到小病不出村，大病不出乡，在一定程度上缓解因病致贫、因病返贫的现象，使农民身体健康得到可靠保障。在管理方面，社区卫生服务站应做到统一内部布局，统一档案资料，统一服务模式，统一人才培训，充分利用信息化平台，统一电脑建立健全与管理好农民健康档案。

　　发展农村社区卫生服务，放在第一位的应是社会效益，导向是老年人和农民的健康需求，因地制宜开展工作。服务准则为可及性，组织农民进行健康调查，为农民特别是老年农民在调查的基础上建立健康档案，以档案为依据，为农民和老年农民提供集医疗、健康教育、保健、预防和康复于一体的综合性服务。通过签订保健合同等方式，对老年高血压、心脑血管等慢性病患者，提供连续性服务，实行长期固定的管理。再就是一定要坚持防治结合、预防为主的原则，以防促治，通过对一些眼病、牙病、慢性病的普查，做到早诊断、早治疗，提高治疗效果。此外应以各类慢性病患者需求为导向，设法满足农村老年人和农民的健康需要。服务要进行健康全程管理，以家庭为单位，特别要保证农村老年人老有所医，搞好老人保健。

3. 提高政府支持力度

推动农村社区卫生发展，强化政府功能，将老年卫生保健工作和农村社区卫生纳入社区建设重要内容和政府实事工程，为民努力办实事，逐步完善老年服务事业。湘、鄂、渝、黔四省边区农村乡镇政府对老龄化社会认识不足，对老年人的医疗卫生服务需求认识不足，支持不力。社区卫生服务涉及面广，政策性强，是一个社会系统工程，强调政府的"推动"和"主导"在发展初期至关重要。同时，老年人是社会保障的重要对象，属于社会弱势群体。因此，政府的政策支持和财政支持对社区老年卫生服务是非常必要的。政府实行的社区卫生服务是社会公益事业，具有一定福利性质。初期构建社区卫生服务体系时，政府的财政支持是必不可少的。从 1997 年起，北京市社区卫生服务中心(站)的硬件建设为每年专项投入 400 万元；从 2000 年开始，天津市基层社区医生的培训每年支出 100 万元资助；上海市把用于支持社区卫生机构开展非盈利性的服务项目的每万人的防保费(用于防病和保健的公共卫生经费)，由 1.2 万元提高到 8 万元；济南市连续投资 3 年，每年投入经费 100 万元用于社区卫生服务的宣传教育。相比之下，湘、鄂、渝、黔四省边区社区卫生服务专项经费每年落实的就很少了。由此可见，加大投入是社区卫生服务健康发展的关键，投入不足必然造成社区卫生服务的变味和行为上的扭曲。在社区老年卫生服务方面，制约各项工作尤其是老年人的公共卫生服务的瓶颈是经费紧张。政府对农村社区老年卫生服务的优惠政策还没有真正落到实处。还需要进一步协调政府各职能部门工作，以切实保证有稳定和充足的经费补偿来源支持农村社区老年卫生服务。

农村开展社区卫生服务，有利于卫生资源的有效利用和合理配置，有利于向农民特别是老年农民提供便捷的卫生服务，也有利于改革与调整农村卫生服务体系，路子对头、方向正确。但是由于涉及相关政策的制定、经费的投入、机构的重新规划调整等诸多大事，因此，财政支出结构各级政府要建立稳定的社区卫生服务投入和筹资机制，加大对农村社区卫生服务的投入力度，尤其是对老年弱势群体，要在思想上、决策上、政策上高度重视，建立财力、人力、物力上的长效投入机制，使农村社区卫生服务成为老年人健康的"守门人"。县(市)乡(镇)政府要实施制定意见，加强领导，审定设置规划，为发展农村社区卫生服务提供政策保证和财力支持，把农村社区卫生服务列入政府的重要议事日程。依据农村社区卫生服务工作中的社区卫生服务人员的待遇、经费、人才培养、管理，医疗保险管理范围和合作医疗等，制定相关的配套政策。如有关厅局相继下发了《农民健康体检管理办法》《农村公共卫生服务项目实施方案》《农民健康体检专项补助资金管理办法》《农村公共卫生服务专项补助资金管理办法》《乡村卫生专业技术人员高级资格评价与职务聘任规定》《关于加强新型农村合作医疗医药费用管理的意见》等文件，为"农民健康工程"的实施提供基本保障和铺就政策。

农村老年人由于受子女流动性增加和数量减少的影响，身边可以依赖的子女越来越少，出现大量身边没有子女的空巢家庭和留守老人。如果健康出现问题，则可能出现照料和经济资源的双重匮乏。在这种现实背景下，农村基层地方政府可有前瞻性地，充分利用自身优势，大力发展农村社区老年照料服务。可以利用社区人力资源和医疗资源、居民互助人员与专业人员相结合方式，为社区内老年人提供诸如健康咨询与辅导、疾病观察、体检、护理等健康照料服务。

4. 加强农村社区卫生服务人才培养

（1）农村社区老年医疗保健护理服务人力资源相关背景。

由于老年人的生理功能相对较弱，病因往往又是多种多样，这就要求卫生服务人员具备相应的技能、观念、态度、知识，有良好的思想素质、广博的知识、较高的道德修养及丰富的临床实践经验，有处理社区常见健康问题的能力，有良好的人际沟通、宣传说服的能力，掌握心理咨询、心理治疗、健康教育等技术。农村老年人有其独特的生理与心理特点，民族地区的老年人还应考虑到风俗习惯与宗教信仰的不同。在湘、鄂、渝、黔四省边区，农村社区卫生服务人员职称、学历较低，甚至相当一部分为无学历者，而且大多数卫生院至今未建立在职培训制度。由于人才少、乡镇卫生院待遇低，留不住人才，在提高技术水平方面非常困难，加之子女教育等其他因素，很多正常的应具备的诊疗水平尚未能达到，更别说进一步的深入保健。就是在较发达的浙江省，其农村卫生院的工作人员大部分只参加过多年前的短期培训，而无专业学历者达到51.00%，中级以上职称的仅占4.74%，且很少有高级职称人员。建立一支适应社区卫生服务工作需要的卫生专业技术队伍，作为搞好社区卫生服务的人力资源保证。从目前的形势来看，尚存在不少问题，例如：全科医学培训的系列教材匮乏、人事制度、培训时间比较短、分配制度改革滞后，涉及到全科医生的职称等一系列政策并没有配套实施。由于培训工作还没有走上规范化、制度化的轨道，社区卫生服务的医务工作者的服务技能和业务素质并不能适应社区卫生服务发展的需要。据笔者了解到的情况来看，目前湘西自治州不少社区卫生服务人员对老年心理、生理、社会以及老年人的患病特点缺乏认识，且服务意识有待加强，其中大部分社区卫生服务人员对老年人护理知识、社区护理知识方面储备欠缺。因此，今后的农村社区卫生服务人员培训工作中要特别注意在医疗质量、保健及护理水平上加强，并不断完善。在国外，全科医生和社区护士取得工作资格证的前提为均需要接受专业的教育和系统的训练并进行考核。这种通过一次短期培训就开展全科医生和社区护士业务的培养方式尚值得商榷。

（2）创新农村卫生服务人才培养思路。

农村卫生人才是指在我国农村地区乡、镇、村等级别卫生机构从事健康服务的卫生人员，应包括全科医生、护理人员、医技人员及乡村医生与计生服务人员等，是建构我国卫生服务网络的基石，同时也是支撑我国农村卫生事业发展的关键点。农村卫生人才输送与农村卫生事业发展需培养农村卫生人才。农村卫生人才队伍建设是一项长期持续性的系统工程，是一个网络式的超级开放系统。本研究者首次提出其由三个子系统或次系统组成："造血系统"——面向农村的医学生培养及相关政策体系，如医学院校开展全科医学教育，面向农村培养农村卫生人才的人才培养体系建设及相关实践，以及农村医学生定向招生、免费培养等政策性工程实施；"固血系统"——现有农村卫生人才稳定，如职业培训、继续教育、相关保障等长效机制，如农村卫生人才相关职业相关教育培训需求与意愿、教育培训机构与制度、继续教育量与质等；"输血系统"——城乡对口帮扶与对口支援等短时或长期有效机制，包括制度、政策实施状况及其效益与效果的评价。系统整体及各子系统之间的良性发展与建设与否对农村卫生人才队伍有效、长效建设与农村卫生服务质量至关重要。

首先，"造血系统"建设为重中之重。我国长期以来医疗卫生资源尤其是优质医疗卫生资源大多集中在大医院和大中城市，80%的卫生资源被占总人口30%的城市人口享有，占总人口70%的农村人口却只能分配到20%的卫生资源。医学生工作意识和去向也随之改变，导致农村缺医少药的现象较为严重，极度缺乏农村基层卫生人才，"老少边穷"地区更甚。我国新医改政策在2009年4月6日出台并实施，农村医疗卫生服务质量与服务体系改革备受关注，日益彰显基层农村卫生人才队伍建设的重要性，此次改革的重点与基点便是健全基层医疗卫生服务体系。而相关医学院校现有的人才培养方案及培养机制与基层医疗服务机构人才现实需求存在较大差距。当今已有的人才培养模式还不能完全适应农村基层医疗机构人才需求，为农村培养"下得去、留得住、过得硬"医学人才的培养机制与教学体系还不完善，尚未挖掘到医学类专业潜在的社会服务价值。医学教育如何在农村卫生人才培养网络建设发挥应有的作用是个值得深思的问题。研究组认为,应开展基线调研,了解农村卫生人才需求;以农村医疗需要为据点并结合相关政策,进行人才培养模式的改革与创新。真正做到"零距离"农村卫生人才培养非常重要。各医学院校应开展社会服务辐射区域农村社区卫生人才需求状况的调研,深入了解农村基层医疗机构现有人力资源结构,包括职称、年龄、学历继续教育等,以及对卫生人才技能、知识、素质等多方面的需求、期望与要求,对农村社区卫生服务人才需要的最新一线资讯进行收集。且调研相关专业医学生农村社区卫生服务意愿,以及相关支撑政策分析,了解医学生对农村基层医院就业的态度、信念、认知及相关行动的可能性。《教育部关于加强高职高专教育人才培养工作的意见》中指出:根据人才培养目标,针对地区、部门、行业经济结构的变化和社会发展以及自身教育资源,按照技术领域、职业岗位群的实际需要与可行性来设置或调整专业,医学专科教育在专业设置上可在全科医学、预防医学等农村社区卫生服务需求大、服务口径宽的专业有所突破,进一步优化专业设置。同时可以争取定向培养、定向培训政策的支持。编写符合农村基层医院实际需要的教材,根据实际设置医学教学计划、教育课程,并增设相关类医学生人际沟通、基层实用医学、全科医学等课程。在教学内容上注重知识的应用性、实践性,符合"必需、够用"。其次还须加强农村基层卫生相关技能的训练,使学生具备到基层医院工作所需的基本实践技能及专业理论知识。此外开展针对性就业指导与农村卫生发展的系列讲座以加强医学生专业思想教育,引导医学生树立正确的就业观,找准自己的人生价值定位,激发医学生农村基层就业热情。真正做到"下得去、留得住、过得硬"农村卫生人才培养标准,为农村卫生人才培养打造高效、有序的"造血系统"。

此外,积极探索加快农村卫生人才队伍建设的途径,对现有卫技人员的在职全科培训的加强是一条通途。开展农村社区卫生服务需要一支以全科医师和社区护士为主的技术队伍,对基层现有卫生技术人员的在职培训要加强,且加大力度抓在职补课教育、全面建立社区卫生服务的教育培训制度。财政应对欠发达地区人才培养予专项补助,在现有教育资源基础上建立农村全科医学师资及培训基地,在县(市)扩大全科医学专业试点和岗位培训,就近提高服务能力和解决人员转型;对现有乡村医生知识培训要加强。将乡村医生全科知识培训与中专学历教育相衔接;要重视加强社会医学、老年医学、医学心理学、流行病学、康复医学的理论知识和技术的培训。积极探索全科医学的规范化培训,逐步开展系统化的全科医生毕业后教育。还需要对社区护士培训加大力度,尤其是家庭护理培训,建立一支高素质的社区护理队伍。在新农合实施背景下,湘西怀化市卫生系统2009年开始进行县、乡、村一体化基础医疗管理体制改革试点，注重提高农村卫生技术人员的能力与素质，建立健全继续教育制度，加强农村在职卫生技术人员技能和业务知识培训，实现县医院每月免费对镇卫生院培训1次，医护人员免费于县级医院、市级医院乃至省级医院进修轮训。结合"万名医师支援农村卫生工程"等"输血系统"，切实落实对口支援、下乡服务的责任和义务，以确保为农服务的效益和质量；鼓励县（市）医院技术骨干，到社区卫生服务站发挥区域内人才优势；设立农村贫困地区公共卫生服务特殊津贴，建立人才、设备、技术"下沉"机制，城市支农制度化。在农村医疗后备力量的培养方面，目前吉首大学正开展的农村医院免费定向本科生培养模式试点不失为一种适宜的选择，同时本校也正在开展农村医院无学历者的中专学历深造教育。这些教育模式都为各自生源特点、服务需求特点设置了不同的培养方案，为农村社区卫生服务的发展提供了人力资源的保障，保证了人才质量的优化。医学教育除打造好本质上的"造血系统"外，还可在现有农村卫生人才的"固血系统"方面有所成就，搭建起与农村卫生发展共赢的机制。在利用现有优势资源联合卫生行政部门长期、固定地为农村卫生服务工作者举办各种针对性强的实践技能、理论知识的培训，不仅能使资源盘活、服务社会，同时也能有效地锻炼师资。此外，假期开展专业师资下乡支医活动进行有限度的"输血"举措也是可行的。从教学的某种程度上来看，这也可作为一种较为特殊的产学研结合方式来考虑。

5.强化社区组织配合力度

对于社区老年卫生服务能否顺利进行，社区组织起着关键性作用。首先，社区卫生服务机构进乡镇社区，需要乡镇领导和村委会联系或提供业务用房。湘西自治州政府出台了有关政策，要求社区尽可能为进入该社区的社区卫生服务机构提供优惠的水电补助和业务用房。这会导致社区自身的经济收入有所减少，在一定程度上不利于此政策的落实。除了提供业务用房之外，村寨组织的帮助和配合农村社区老年卫生服务的日常工作也是必不可少的。特别是乡镇社区卫生服务人员进社区的时候，因为社区居民对社区卫生服务人员并不熟悉，老年人对陌生人的戒备心理一般是较重的。这需要社区村委会人员去与老年人沟通好，将社区卫生人员"引进门"。调查过程中发现，社区村委会与老年人的关系比较密切，而与社区卫生服务人员的关系则相对疏远。所以，如果由社区村委会来做社区老年卫生服务的宣传推广工作，效果会优于社区卫生服务机构。即使社区卫生服务机构已经在社区扎根，对老年人的慢性病干预和健康教育也仍需要社区村委会的协助。实际情况是农村社区对社区卫生服务机构工作配合力度还须加强。除了上面所说的经济利益的原因之外，认识上也有所偏差，即认为社区卫生服务是卫生部门为基层医疗机构找出路，而忽视了社区卫生服务的本质是为了满足社区广大居民的健康需求。因此，在社区村委会看来，配合社区卫生服务机构只是完成上级安排的任务，对社区卫生服务机构的工作并不会真心实意地积极配合。除了社区村委会之外，其他的社区老年组织目前在湘、鄂、渝、黔四省边区农村发展得并不成熟。如果这些社区老年组织发展起来，并与社区卫生服务机构相互配合，相信必将对社区老年卫生服务工作的顺利开展大有裨益。

依托农村社区推进农村老年人的健康老龄化是较为理想的实现途径。依托农村社区，充分利用村、组、山寨传统组织，家族、氏族力量，各类民族文化资源，形成民族地区农村社区老年疾病预防、老年保健、老年康复网络、老年医疗系统。通过大力开展农村老年健康宣传教育来提高老年人自我预防和控制疾病的能力。

6.借助新农村合作医疗载体强化农村卫生发展

本研究结果显示，目前，四省边区农村老年人新农合参保率只有半成，这是对其健康保健非常不利的一个因素。加快农村老年人的新农合参保覆盖率，会对农村老年人的健康维护及农村社区卫生发展产生极其重要的影响。近两年的数据显示，新农合的覆盖率大大提升。

新型农村合作医疗和社区卫生服务可以相辅相成，互助共济。首先，两者的目的是一致的。合作医疗的目的是通过建立一种互助共济的制度为农民提供以大病统筹为主的医疗保障，从而减轻农民医疗负担，防止农民因病致贫、因病返贫；社区卫生服务的目的是通过提供廉价的、可及的、持续的、有效的干预措施，为农民提供集医疗、预防、保健、康复、健康教育和计划生育"六位一体"的服务保障，使农民无病早预防、小病早发现、大病早治疗，从而缓解"看病难、看病贵"的现象。"看病难、看病贵"的呼声反映了现在的医疗卫生服务价格与患者承受能力之间的不和谐。这个不和谐要通过农村卫生体制改革和提高农村的卫生保障能力的方式来解决。新型农村合作医疗和社区卫生服务为该问题提供了一个良好的解决方案。新型农村合作医疗是连接农村社区卫生服务"供方"和"需方"的桥梁，在向农民和老年人提供基本卫生服务方面可起到重要的作用，而社区卫生服务可满足农村居民的基本卫生服务需求，两者的目标一致。再者，新型农村合作医疗和社区卫生服务的工作方法相似。新型农村合作医疗是建立在农民自愿的基础上的，这就要求把合作医疗的方法、内容、目的、意义告诉农民，即宣传到位。除了报纸、电视、广播、标语、公告等外，还要深入农户，进一步把政策讲清，把道理讲明；社区卫生服务是由社区医生、护士或驻村医生提供的，而社区医务人员必须走村入户，提供预防、保健服务，才能实现健康咨询和健康教育，才能了解掌握社区居民的健康状况。此外，新型农村合作医疗和社区卫生服务的内容相通，新型农村合作医疗要求拉开不同层次医疗机构的报销比例，越基层的医疗机构报销比例越高；在社区定点医疗机构看病实行"零基数即时刷卡"报销制度，而县级及以上定点医疗机构设有起报线的政策，引导患者进行医疗资源的选择，促进了社区卫生服务的开展。有了新型农村合作医疗，社区卫生服务可以在更高的水平上得到发展，新型农村合作医疗成为社区卫生服务的催化剂。新型农村合作医疗的对象是农民，为了积极引导农民就地就诊，减轻农民医疗经济负担，达到"小病进社区，大病上医院"的初衷，应在政策上向农村社区医疗机构倾斜，促进社区卫生服务机构发展。目前在开展新型合作医疗的同时，各地加大了对农村卫生投入，加强了对乡（镇）卫生院房屋和设备等基础设施建设，合理、优化地配置卫生资源，引导卫生资源向农村基层社区流动，满足农村居民对卫生服务的需求。因此，新型合作医疗和农村社区卫生服务是相得益彰的。在广大农村地区，广大农民特别是老年人无法支付费用，加上传统习惯的束缚，缺乏对健康投入的热情，使新型农村合作医疗制度的构建和完善存在很大的阻力。而农村社区卫生服务形式作为一种新兴的医疗服务模式，其萌芽、发展和完善也受到质疑。因此，政府努力转变观念，创造和谐的外部环境，广泛宣传发动，引导农民尤其是农村老年人积极参加新型合作医疗和利用社区卫生服务。在具体政策上，政府建立合理的、持续的公共卫生财政转移支付手段，购买公共卫生服务。

第四节　武陵山区老年人社区卫生服务个案分析

一、武陵山区空巢老人健康状况及社区卫生服务

总体来说，当一个国家 60 岁及 60 岁以上的老年人口数占全国总人口数的 10% 时，标志着该国家进入老龄化社会。从我国老龄办副主任吴玉韶的介绍来看，我国自 1999 年进入人口老龄化社会到 2017 年期间，老年人口增加了 1.1 亿，2017 年增加的老年人口第一次达到 1000 万以上。据此推测，在 2050 年前后，我国老年人口将占总人口的 34.9%，达到最高值 4.87 亿。随着社会经济的发展，武陵山区出现了大量空巢家庭和空巢老人。为了解武陵山民族地区空巢老人的健康状况，更好地开展社区卫生工作，我们对武陵山区空巢老人进行了调查，结果发现他们的健康状况堪忧。

（一）对象与方法

以武陵山区常住人口中 60 岁及以上且家中子女长期外出的老人为调查对象，调查范围包括湖北恩施土家族苗族自治州、湖南省湘西土家族苗族自治州、贵州铜仁地区和重庆黔江地区。采取便利抽样方法对被调查者实施入户询问，所有调查人员在与被调查者之间的不同语种，即吉首地区汉族方言与苗族语言及沟通方式等方面都有进行统一培训，没有沟通困难。调查人员为吉首大学医学院护理学本科、专科学生及老师。此次调查发放问卷 1560 份，在调查中即时记录，共收回有效问卷 1456 份，有效问卷回收率为 93.3%。研究工具：采用自行设计的老年人卫生服务需求调查表及健康状况表。调查内容包括一般资料、卫生服务需求、健康状况、心理状况等方面。

（二）调查结果

1. 健康状况

通过初步体检结合询问老人情况，分年龄段分类统计，其统计结果见表 5 – 26；所患慢性病前 10 位的病种见表 5 – 27；心理自评，见表 5 – 28；卫生服务需求情况，见表 5 – 29。

表 5 – 26　不同年龄段空巢老人患病情况（$n = 1456$）

年龄（岁）	调查人数	患 1 种疾病		患 2 种疾病		患 3 种以上疾病		未患明显疾病	
		人数	患病率（%）	人数	患病率（%）	人数	患病率（%）	人数	患病率（%）
60 ~ 69	853	258	30.2	265	31.1	156	18.3	174	20.4
70 ~ 79	368	105	28.5	122	33.2	65	17.7	76	20.7
80 ~ 89	194	21	10.8	93	47.9	45	23.2	35	18.0
> 90	41	6	14.6	21	51.2	11	26.8	3	7.3

表 5 – 27　留守老年人慢性病前 10 位的病种统计（$n = 1456$）

疾病分类	患病数	患病率（%）	排序
风湿性关节炎	440	33.2	1
高血压病	448	30.8	2

续表 5 – 27

疾病分类	患病数	患病率(%)	排序
慢性阻塞性肺疾病	276	19.0	3
慢性胃肠病	170	12.9	4
冠心病	165	11.3	5
白内障	107	8.1	6
慢性胆囊炎/胆石症	90	6.8	7
糖尿病	82	6.2	8
慢性肾病	63	4.8	9
恶性肿瘤	27	2.1	10

表 5 – 28　空巢老人心理卫生自评情况($n = 1456$)

项目	分级	例数	百分比(%)
心理状况	很好	108	7.4
	好	367	25.2
	一般	684	47.0
	差	297	20.4
生活满意度	满意	594	40.8
	一般	556	38.2
	不满意	306	21.0
担忧事件	经常有	789	54.2
	有时有	467	32.1
	几乎无	200	13.7

2. 卫生服务需求情况

卫生服务需求情况见表 5 – 29。

表 5 – 29　空巢老人卫生服务需求情况（ $n = 1456$ ）

项目	需求例数	需求率（%）
建立方便门诊	957	65.7
一般疾病护理知识	768	52.7
日常安全知识	731	50.2
传染病护理与预防	703	48.3
紧急救护知识、方法	619	42.5
康复指导	256	17.6
定期体检	248	17.0
心理疏导	225	15.5
家庭病床	223	15.3

（三）讨论与建议

　　由于经济、文化和交通的限制，武陵山区大量的农村剩余劳动力涌向城市，因此产生了一定规模的空巢老年人群。而且空巢老人一般存在年龄偏大、体质偏差、易患疾病的特点。同时，武陵山区医疗、保健服务不到位，居民不能很好地获得公共卫生资源，使得该地区空巢老人的健康问题更为严峻。调查结果显示，空巢老人经济收入低，接受教育程度远低于全国平均受教育水平。武陵山区空巢老人独居比例大，自主就医行为少，遵医意识薄弱，缺乏主动获取卫生知识的动力，导致应对突发事件的有效能力减弱。

　　调查得知，武陵山区空巢老人慢性病的患病率高于其他地区，半数以上空巢老年人同时患有两种以上的慢性病，这一结果与有关报道相似。在武陵山区空巢老人中，风湿性关节炎的患病率居首位，其次为高血压病、慢性阻塞性肺疾病、慢性胃肠病、冠心病、白内障、慢性胆囊炎或胆石症、糖尿病、慢性肾病、恶性肿瘤，与其他地区所报道的以心血管疾病为首位存在一定的差异。导致这种情况的可能因素为：武陵山民族地区气候湿润，经济落后，农村空巢老人居住环境差。我国中医学认为，湿为阴邪，其性黏滞，易与风、寒等多种邪气合而为病，居住湿地时间长了，湿邪风寒易在关节处聚留而使气血运行不畅，对关节屈伸活动不利；现代医学研究发现，细菌在空气潮湿的环境中易生长繁殖，对于体质较差的人来说居住在通风采光条件不好的地方，其风湿性关节炎的发病率也会增加。以上观点可为本次调查中发现空巢老人患风湿性关节炎的较多作解释，同时提示在社区健康保障服务、社区卫生服务政策制定时应对武陵山区老年人患病的特点作全面了解，以提供具有针对性的医疗技能与保健知识，以此更好地解决民族地区老年人的健康问题，满足其健康需求。

调查发现，大约有五分之一的空巢老人对生活现状不满意，经常担忧事件的空巢老人达半数以上，且自评心理状况差。此次调查中，武陵山区的空巢老人负性情的发生率绪比大中城市（如广州市等）的老人高，可能与该地区空巢老人社会活动少、尚未全面铺开社区卫生服务等有关。以处于湘西自治州地区为例，在2000年时社区卫生服务开展及城市社区卫生服务机构设置才正式启动，由于对空巢老年人群健康服务的关注力度不够，空巢老人的健康需求还不能得到有效满足。因此，要积极开展社区卫生服务工作，重视慢性病防治，落实健康宣传工作，增强健康意识，促进健康发展。

通过对空巢老人健康需求的调查发现，在防病、治病方面的需求较多，在健康保健知识及健康教育方面的需求相对较少。人们对于健康的需求受经济状况及社会文化的影响。本次调查对象受教育少、对健康的理解不全面，有的甚至从没走出过大山，他们认为身体没病就是健康。另外，武陵山区社区卫生服务覆盖面少、可及性差，可能会影响本次调查结果。因此，社区卫生工作人员要通过健康教育，转变老年群体的健康观念，满足健康需求，提高老人群的健康保健水平。

二、武陵山区空巢老人抑郁状况调查及影响因素分析

随着老年人口的不断增加，社会老龄化越来越严重，老年人群的健康已成为困扰全世界的社会问题。其中老年抑郁症是最常见的精神疾患，可降低老年人的生活质量，严重危害老年人健康，甚至危及生命。在武陵山区居住着白族、土家族、苗族、侗族等多个少数民族，随着打工潮的出现，加上地区社会经济的制约，大量的青年人外出打工，留下大量的老年人和儿童，出现了大批的空巢老人。这些老人身边缺乏子女和亲人照料生活，生病时不能及时就医。课题组为了解该地区老年抑郁症的发病状况、治疗情况，并更好地为老年抑郁症的干预提供依据，采用相关老年抑郁量表对武陵山区老年人进行调查并分析，调查情况如下：

（一）调查对象

居住在武陵山区超过6个月的空巢老人，排查其他器质性病变，而且无心理及认知障碍者为本次的调查对象。

（二）调查方法

调查实施者为本校教师和本科学生，按培训用语开展调查并即行记录。

（三）统计学处理

将调查资料检查、核实后，用 EPIDATE3.02 建立数据库并录入数据，采用 SPSS 18.0 软件包进行描述性分析，Logistic 回归分析、χ^2 检验。$P<0.05$ 为差异统计学意义标志。

（四）调查结果

（1）一般情况调查对象中，男 573 例，女 883 例；年龄为 67.3±2.3 岁，年龄分布从 60~98 岁，年龄中位数为 70.4 岁，其他社会人口学特征见表 5-30。

表 5-30　空巢老人一般社会人口学资料（$n=1456$）

项目	构成比
民族	土家族 635 例，苗族 514 例，其他民族 307 例
婚姻状况	已婚 836 例，丧偶 437 例，独身 183 例
受教育程度	文盲或半文盲 576 例，小学、初中教育程度 643 例，高中及以上教育程度 237 例
职业	农民 1124 例，工人 231 例，其他 101 例
经济状况	生活费≤300 元/月 865 例，300~800 元/月 268 例，≥800 元/月 323 例
居住方式	独居者 342 例，夫妻共同居住者 1114 例
医疗费支出	完全公费者 201 例，*部分公费者 1068 例，全自费者 187 例
健康自评	自认为健康者 288 例，患有 1~2 种疾病者 789 例，患有 3 种以上疾病者 379 例
生活自理能力	基本可自理者 825 例，部分自理者 579 例，不能自理者 52 例
负性生活事件	未遭遇负性生活事件者 311 例，遭受 2 种负性生活事件者 783 例，遭遇 3 种以上负性生活事件者 362 例
社会支持	经常参与组织活动或兴趣爱好聚会者 441 例，有时参与者 331 例，从未参与者 684 例

注：*表示农村合作医疗作为部分公费医疗来源。

2.患病情况

在参与调查的有效答卷中，无抑郁症者占 52.13%，患病老年人占 47.87%。空巢老人中抑郁症患者的一般情况见表 5-31。

表 5-31 空巢老人抑郁症患者一般情况

项目	分层	调查总例数	患抑郁症例数(%)	*P
性别	男	573	256(44.7)	0.049
	女	883	441(49.9)	
受教育程度	文盲或半文盲	576	219(38.0)	0.000
	小学、初中教育程度	643	387(60.2)	
	高中及以上	237	91(38.4)	
婚姻	已婚	836	402(48.1)	0.000
	丧偶	437	231(52.9)	
	独身	183	63(34.4)	
居住状况	独居	342	215(62.9)	0.001
	夫妻共同居住	1114	482(43.3)	
生活自理能力	好	825	244(29.6)	0.000
	较差	579	403(69.6)	
	不能自理	52	50(96.2)	
负性生活事件	无	311	75(24.1)	0.000
	少	783	369(47.1)	
	较多	362	253(69.9)	

注：*表示构成比的统计学差异。

（五）影响因素分析

以抑郁症评分为因变量，把社会人口学相关的因素设为自变量，进行多元逐步回归分析。变量的概率设定为 0.10。多因素回归分析显示：健康自评对抑郁症的影响最大，明显超过其他因素；其次是自理能力和负性事件分列第 2、3 位因素。老年人的性别、年龄、婚姻、经济情况等因素对抑郁症都有一定的影响。

表 5 – 32　影响空巢老人抑郁症评分的多因素 Logistic 回归分析（$n = 697$）

序列	变量	β	S. E	Wald	OR	95% CI	P
X1	健康自评	– 6.32	0.32	43.18	2.75	1.38 ~ 2.92	0.031
X2	生活自理能力	– 1.29	0.22	10.26	2.09	1.59 ~ 2.28	0.024
X3	负性生活事件	0.91	0.11	5.33	1.35	1.04 ~ 2.30	0.028
X4	居住方式	0.24	0.04	4.28	1.13	0.86 ~ 1.71	0.011
X5	经济状况	0.13	0.06	1.12	0.77	0.22 ~ 1.11	0.076
X6	婚姻状况	0.12	0.03	0.98	0.45	0.07 ~ 1.02	0.037
X7	性别	0.10	0.06	0.84	0.38	0.03 ~ 0.62	0.004
X8	年龄	0.09	0.05	0.85	0.13	0.01 ~ 0.35	0.023

其回归方程常数为：19.34。

因为多种因素的变化，空巢老人的适应能力不断减弱，抑郁症成为老年人的主要健康问题。老年抑郁症（geriatric depressive disorder, GD）泛指发生于老年期的一种精神障碍。空巢老人因子女长期外出，无人照顾生活，经济收入低，遭遇负性事件后心理排遣能力不够，容易发生情绪障碍。在武陵山区老年人群心理疾病患病率每年增多情况下，对空巢老人患抑郁症的早期发现和积极治疗及改善疾病预后、减轻负担，显得尤为重要。

本次调查结果显示：接受调查的 1456 例空巢老人中，首次诊断 697 例（47.87%）空巢老人患有不同程度的抑郁症。该初步抑郁症筛查结果提示，湘、鄂、渝、黔四省边区空巢老人人群抑郁症患病率可能较高，但以轻度抑郁症 519 例（74.5%）为主，中度和重度抑郁症 178 例（25.5%）所占比率较低。为了进一步分析民族地区空巢老人抑郁症的影响因素，我们通过多元 Logistic 回归分析检验以空巢老人抑郁症患病与否为因变量，以社会人口学所涉及的因素包括职业、受教育程度、婚姻状况、经济状况、医疗费支出、居住方式、健康自评、负性生活事件、生活自理能力、社会支持 10 个因素为自变量的因素进行分析。经济状况差、独居、丧偶、生活自理能力差、健康自评差、负性生活事件多、高龄等因素与抑郁症患病率有密切关系（$P < 0.05$）；空巢老人健康自评差（OR = 2.75，95% CI 为 1.38 ~ 2.92，$P = 0.031$）、生活自理能力差、负性生活事件多为影响空巢老人抑郁症患病排名第 1、2、3 位的影响因素。调查得知：空巢老人患有多种慢性疾病是导致其发生该病的重要原因。民族地区医疗条件差而且覆盖面低，经济收入低，缺医少药的问题难以根本解决，预防治疗慢性疾病可

能具有正性作用。空巢老人生活自理能力差、心理负担重也是民族地区老年人抑郁症患病的主要因素，必须积极发挥现有社区医疗功能，提升社会支持力度，改善老年人的生活能力，增强心理承受能力，提高生活质量。

三、武陵山区空巢老人心理健康状况与干预

在湘、鄂、渝、黔四省边区的广袤土地上，居住着多个少数民族人民，由于受各种条件制约，大量年轻人外出学习、打工，因此大量老年人在偏远贫穷的山寨独立生活，形成空巢老人。空巢老年人精神空虚、压力大，常年心理高度紧张，生活质量下降。面对如此状况寻求缓解措施，提高健康水平，提升生活质量，是广大研究人员和行政管理人员及政府部门应该高度关注和思考的问题。本课题组为了探讨影响民族地区老年人健康的因素，实施心理调控方法，进行有效的心理干预，达到促进空巢老人的心理健康水平的目的，进行了调查研究，具体情况如下。

（一）研究方法

1. 研究对象

按便利抽样方法选取在湘、鄂、渝、黔四省边区居住的少数民族空巢老人，年龄在60岁以上，子女外出务工，老人独自在家生活且自愿接受调查的老年人作为调查对象。

2. 调查内容

采用自行设计调查问卷，并广泛征求专家及相关人员的意见，形成本次调查表进行预调查，在预调查后经过多次修改开展正式调查。调查内容涉及空巢老人心理健康状况、可能的压力及应对能力等项目。根据受试者过去的压力情况，用压力表评定受试者在生活中所感受到的压力。按不同程度分别给予5、4、3、2、1的分值，并计算出总分，统计百分率或构成比。

3. 调查方法与资料分析

采用便利抽样进行问卷调查。调查员统一培训，并严格按照操作规程开展调查。收集到的原始数据经严格审核无误后再输入计算机，采用SPSS18.0进行统计分析。

（二）调查结果

1. 空巢老人心理健康的评价

空巢老人心理健康的评价见表5-33。

表 5 - 33　空巢老人心理健康的评价[例(%)]

项目	几乎总是	经常	有时	不经常	几乎从不
自我感觉良好	48(16.9)	127(43.8)	96(33.1)	18(6.2)	0
心情愉快	37(12.8)	73(25.2)	112(38.6)	68(23.4)	0
容易烦恼激动	62(21.4)	82(28.3)	130(44.8)	16(5.5)	0
对生活态度积极	82(28.3)	63(21.7)	76(26.2)	54(18.6)	15(5.2)
失眠	35(12.1)	76(26.2)	101(34.8)	53(18.3)	25(8.6)
精力充沛	33(11.4)	85(29.3)	130(44.8)	25(8.6)	17(5.9)
焦虑	0	86(29.7)	105(36.2)	72(24.8)	27(9.3)
兴趣下降	0	46(34.1)	45(33.3)	25(18.5)	19(14.1)

2. 空巢老人压力及应对能力状况

空巢老人压力及应对能力状况见表 5 - 34。

表 5 - 34　空巢老人压力及应对能力状况(例)

压力					应对能力				
极大	相当大	中度	轻度	无	很强	较强	正常	一般	不强
50	70	120	50	0	12	60	72	78	68

表 5 - 33、表 5 - 34 显示,290 名留守老年人中大部分有积极的表现,心情愉快者占 38%,自我感觉良好者占 60.7%,生活态度积极者占 50%,而有一部分却经常有不同程度的心理应激表现,经常有焦虑症状者占 29.7%。100% 的留守老年人感到有不同程度的压力,而 24.8% 的老年人有较好的压力应对能力,而自认为对压力的应对能力不强的老年人有 23.4%。

3. 空巢老人心理干预前后焦虑、抑郁情况

对有不同程度焦虑、抑郁的空巢老人进行心理干预前后焦虑抑郁的评分结果,见表 5 - 35。

表 5 - 35　空巢老人心理干预前后焦虑、抑郁评分结果

症状判断标准（分）		干预前（132 名）		干预后（132 名）	
		频数（名）	检出率（%）	频数（名）	检出率（%）
焦虑	严重焦虑	8	6.1	0	0
	明显焦虑	18	13.6	0	0
	肯定焦虑	27	20.5	7	5.3
	可能焦虑	5	3.8	0	0
	无焦虑	9	6.8	45	34.1
抑郁	严重抑郁	7	5.3	3	2.3
	中度抑郁	30	22.7	19	14.4
	轻度抑郁	10	7.6	5	3.8
	可能抑郁	6	4.5	3	2.2
	无抑郁	12	9.1	50	37.9

（三）讨论

人口老龄化状况在国际社会已经引起了高度的关注。全球均面临人口老龄化这个重大社会问题，不容忽视。据 2018 年 1 月 18 日国家统计局发布的最新老年人口统计数据显示，我国 60 周岁及以上人口于 2017 年末达 24090 万人，占总人口的 17.3%，而 65 周岁及以上人口达 15831 万人，占总人口的 11.4%，老龄化进程正在加快。

湘、鄂、渝、黔四省边区经济落后、交通不便、生活贫瘠，当地人民特别是空巢老人文化程度低，生活水平差，同时青年男女外出打工、参军或求学，空巢老人需要独自承担生活的所有压力和诸多的心理负担，对外出亲人担忧及思念，医疗卫生状况及养老模式落后，健康意识淡薄，所接触的外界信息少，关于养身保健方面知识知晓甚少，且少数民族地区可享有的卫生资源及相关资源配置十分有限、国家和地方政府政策支持平台不够等。空巢老人随着年龄的不断增加，重要脏器功能退化，各种生理功能逐渐下降，致使空巢老人承受压力的功能和承受不良刺激的能力急剧下降，更易出现不同程度的身心疲惫，引起各种心理及生理疾患的概率大大增加。如果在这个关键时段空巢老人拥有社会的关爱及得到社会支持性服务，便可激发机体合理利用自身的防御机制，从而能减轻各种心理负担，以良好的心态去面对困难及适应各种应急状况。在处理

各种复杂的人际关系时，空巢老人要善于调节和控制负面情绪，树立正确的世界观和人生观；积极参加文娱活动，有规律地参加体育锻炼、增强体质、加强健康意识和保持乐观向上的生活方式，对提升心理健康水平尤为重要。

地方政府和行政部门要提供有力条件，创建老年社区活动中心，让空巢老人有活动空间和心理倾诉的场所，创造和谐、愉快的环境，缓解空巢老人的心理压力。虽然，民族地区空巢老人心理健康问题多，但是从独特的视角寻求多途径有效的解决方法，达到维护空巢老人心理健康，对于促进社会经济的发展与促进健康养老是一个重要的研究课题。

四、武陵山区老年人健康需求与公共卫生服务

我国 60 岁及以上老年人口总数已达 2.22 亿，占总人口的 16.1%，一系列经济和社会问题也随之而来，其中健康老龄化问题日益凸显。少数民族地区由于地理、文化、经济等条件制约，农村医疗、养老、社会服务等发展滞后，老年人公共卫生服务相对欠缺，所面临的健康问题日益严重。为给老年人提供有效的公共卫生服务，更好地规划公共卫生服务工作，调查组于 2015 年 7—9 月用发放问卷和访谈相结合的形式进行调查，了解并分析了老年人对于公共卫生服务的需求及其影响因素，接受公共卫生服务内容、意愿和方式，为制订老年公共卫生服务措施和策略提供相关依据。

（一）对象与方法

1. 调查对象

武陵山片区的农村老人，入选标准为：①该地区常住人口；②年龄≥60岁；③知情同意。

2. 调查方法

（1）文献资料法：通过查阅相关资料，整理并分析，在结合本地区实际的基础上自行设计调查表。多次咨询相关专家，对问卷进行反复修改，并通过预实验（先行调查 20 例老年人）测试其信效度，问卷的 Cronbach's α 系数和内容效度分别为：0.834 和 0.953。

（2）调查法：通过问卷调查及结合个案访谈的方法取得本研究的相关资料及数据，研究方法采用定性相结合与定量分析并进行对比分析。采取随机抽样方法、入户调查的形式，总发放问卷 550 份，收回有效问卷 527 份，有效回收率 95.8%。

（3）资料整理与统计学方法：对有效问卷数据进行量化编码，采用 Epidata3.1 软件进行资料数据的双录入，应用 SPSS17.0 进行数据分析。

(二)结果与分析

1. 一般资料

调查老年人527人,其中湖北89人占16.9%、贵州91人占17.3%、重庆122人占23.1%、湖南225人占42.7%。平均年龄为70.1岁;男251人占47.6%,女276人占52.4%;汉族97人占18.4%,苗族145人占27.5%,土家族184人占34.9%,其他民族101人占19.2%;文盲或半文盲241人占45.7%,小学、初中教育程度233人占44.2%,高中及以上教育程度53人占10.1%;夫妻共同居住者389人占73.8%,独居者138人占26.2%;经济状况:生活费≤300元/月145名占27.5%,300~800元/月284名占53.9%,>800元/月98名占18.6%;医疗费用:公费医疗保险49名占9.3%,社会医疗保险131名占24.9%,农村合作医疗保险282名占53.5%,自费65名占12.3%。

2. 公共卫生服务需求

人们自身的健康状况决定了卫生服务需要,两周患病率是了解人们公共卫生服务需求的一个重要指标,也是衡量距离调查时间较近的调查对象患病状况的一个重要指标。本次调查中的疾病诊断是根据患者既往病史,并结合初步体检结果和医院确诊证明而得。老年人两周患病率及就诊率见表5-36。结果显示:60~70岁之间的人群两周患病率最低为25.1%,90岁以上的老年人两周患病率最高为40.0%。由此可见两周患病率随年龄的增长,先升高再降低最后再升高。两周患病率位于前5位的疾病依次是慢阻肺、骨关节炎、心脏病、胃肠疾病、高血压,占总数的79.6%。老人所患慢性病情况及生活满意度调查见表5-37。老年慢性病患者中65.9%的人同时患有2种及以上慢性病。在日常生活功能方面,能自理者397名占75.3%,部分自理者112名占21.3%,不能自理者18名占3.4%。

表5-36 老年人两周患病率和就诊率调查(n=527)

年龄	调查人数	患病人数	两周患病率(%)	就诊人次数	就诊率(%)
60~69	299	75	25.1	8	10.7
70~79	167	51	30.5	5	9.8
80~89	46	13	28.3	1	7.7
≥90	15	6	40.0	1	16.7

表 5 - 37　老年人健康状况及满意度调查 ($n = 527$)

项目	内容	人数	百分率(%)
患慢性病情况	患 1 种慢性病	40	7.6
	患 2 种慢性病	160	30.4
	患 3 种及以上慢性病	187	35.5
自评健康状况	非常健康	26	4.9
	健康	167	31.7
	一般	213	40.4
	较差	101	19.2
	很差	20	3.8
是否满意自己健康状况	非常满意	39	7.4
	满意	157	29.8
	一般	191	36.2
	不满意	119	22.6
	非常不满意	21	4.0

3. 对公共卫生服务的利用

医疗服务利用情况我们通常用就诊率来衡量,卫生服务需求与利用情况都可以通过就诊率的调查来了解。据表 5 - 36 显示:80 ~ 89 岁的老年人就诊率为 7.7%,从整体来看处于偏低,我们估计可能与调查偏性有关;而 90 岁以上的人群患病率是最高的、相应的就诊率也最高为 16.7%;60 ~ 69 岁的老年人患病率最低,就诊率居第二为 10.7%,可能与他们在家中拥有相对权威性和经济控制权有关。将两周患病率和就诊率进行对比,我们发现老年人的患病率和就诊率不相一致,这说明老年人的需求与利用间差距较大。自感病轻和经济困难是未利用卫生服务的最主要原因。老年人卫生服务需求高而利用率低,卫生部门应该给予老年人更多的引导并为老年人提供更多的公共卫生服务。

4. 老年人的卫生服务意向分析

通过调查发现,有 46.3% 的老年人认为最迫切需要解决的问题是公共卫生服务。35.1% 的老年人反映到医院看病最主要是存在经济困难,占所有困难中的 56.7%;其次手续烦琐,占 19.4%。老年人对目前的卫生服务主要不满是费用太贵,占 65.9%。农村老年人患病后一般采取就诊、自我治疗和就诊相结合的方式。在就诊患者中能够遵从医嘱者为82.3%，在日常服药过程中不随意换药者为93.5%。由此看出农村老年人用药意识、遵医行为良好。而调查显示有57.4%农村老年人在日常用药及遵从医嘱方面需要家人督促；其中明确表示自己能够遵从医嘱、正确用药的农村老年人仅为42.6%。由此看出农村老年人中大部分是在家人督促之下而实现良好遵医行为，有待提高自身积极性及遵医能力。调查发现，家中一般不准备常用药者有41.5%，而总会在家中准备常用药者有58.5%。据调查表明，农村老年人医疗方式的选择并不受家中是否备有常用药的影响，家中备有常用药受健康保健积极性影响较大，健康保健积极性越高的老年人家中备有常用药的比例越高。

调查显示66.8%的老年人愿意及希望到大医院诊治疾病，老年人对就诊机构的愿望趋向高层次。愿意接受社区卫生服务的老年人为62.6%。其中受欢迎的卫生服务项目依次为慢性病的防治、定期查体、上门服务、康复性服务、健康咨询等。调查还发现对社区卫生服务了解的老年人仅为15.8%。37.4%的老年人不愿意接受社区卫生服务，理由为认为没有必要的占57.3%，其次有42.7%的是因为费用不能报销。如果加大宣传力度，社区服务肯定会被更多的农村老年人接受。

(三)讨论与建议

1. 民族地区农村老人健康状况令人担忧

据本次调查发现，同时存在2种以上慢性病的农村老人占被调查总数的65.9%，高于有关报道。老年人一直以来最主要的健康负担便是慢性疾病，使老年人生活自理能力、生活质量、健康水平直线下降。由于农村老人缺乏足够的经济支持来应对疾病风险及身体的恢复，各种老年病威胁着农村老人，极大影响老年人的日常生活活动能力。虽然本调查中农村老人慢性疾病患病率居高，但在健康状况满意度和自我感觉方面出现了不一致。老年人中感觉自己健康状况较差或是很差的只有23.0%，认为自己的健康状况过得去的老年人有36.2%，对自己的健康状况感到满意的老年人有37.2%，仅有26.6%老年人对自己的健康状况不满意。这种反差值得深究，可能是由于此地区经济落后、交通闭塞、医疗保障少，而被调查者以农村体力劳动者居多，缺乏健康意识，自以为人老患病天经地义，综合起来使农村老人对健康期望水平降低，以致出现这种反差。以上农村老人健康状况的评价趋势与自我感知存在有利有弊，一方面，能起到稳定心理情绪的作用，在心理状态层面上的生活质量不致受到大的冲击；另一方面，这种趋势将导致老年人不能树立正确的健康观念，引起躯体功能早衰，最终使健康水平、生活质量全面下降。因此，应去弊保利，从自我意识层面展开对老年人针对性的干预，从而引起老年人对健康状况的重新认知，进而增强与提高自身健康水平。

2. 老年慢性病防治是农村卫生工作的重中之重

慢性病患病率是反映人口健康状况、疾病负担和卫生服务需求量的重要指标，而老年人群作为社会的弱势群体需要大家更多关注。老年人慢性疾病将随着老龄化进程的加快及生活水平的提高进一步上升，年龄每增加 10 岁，慢性病患病率将增加 50% 以上。老年人慢性病都具有易引发并发症、病程长、致残率高、对日常生活影响大的特点。527 名调查对象中患有慢性病的比例较高，且以骨关节炎、慢阻肺、心脏病、高血压等难控制、病程长、易复发的疾病为主。因此，目前老年卫生保健工作的关键是防治慢性病，急需建立适应老年人群卫生保健需求的服务模式。

3. 正确引导老年人健康需要提高公共卫生服务利用率

老年人对医疗服务需求量的大小由自身健康状况来决定。此次调查显示老年人慢性病患病率、两周患病率都高于其他一些地区，表明民族地区农村老年人公共卫生服务需求相对较高。就诊率很低表明该地区老年人群的公共卫生服务利用相对于较大的需要来说仍很低，尚有较大的卫生服务需求，须采取有效措施，使老年人的医疗保健需求得到满足。农村老人的需求也是多元化的。本次调查显示，比较受农村老人欢迎的卫生服务项目依次为上门服务、慢性病的防治、定期查体、康复性服务、健康咨询等。被调查者居住的地区公共卫生服务的覆盖面、可及性均较滞后，可能是导致本次调查对象卫生服务需求处于最基本层次的原因。由于武陵山片区启动社区服务较少，因而无法满足农村老人在这方面的需求。因此，社区卫生工作者须通过各种途径及方式及时满足老年人群现有公共卫生服务需求。农村社区在卫生服务需求方面有待加强和完善。

五、武陵山区老年人健康素养现状及与影响因素分析

中国社会老龄化的现实已勿容置疑，当前社会建设领域中的一项十分重要的民生议题便是搞好养老工作。武陵山片区是国家"十二五"西部开发和扶贫攻坚战略确定的六个重点区域之一，是集民族地区、革命老区、贫困地区于一体，贫困人口分布广、少数民族聚集多的连片特困地区。一个地区的医疗健康水平和基本养老质量状况通过健康素养能反映出来。对于健康素养目前还没有统一的定义，世界卫生组织认为，健康素养是指个体获取、理解和处理基本的健康信息和服务，并运用这些信息和服务作出正确判断和决定，维护和促进自身健康所具备的综合能力。国外已有较多的文献报道关于居民健康素养的研究，但国内对于居民健康素养研究报道比较少，武陵山片区老年人的报道更为

鲜见。因而，加强对武陵山片区老年人群健康素养的研究，对于提高我国连片特困地区老年人的健康水平和生活质量，实现健康养老，具有深远的社会意义。本研究拟探讨武陵山片区老年人健康素养的现状及其影响因素，制定适合区域特点方案，采取有效措施，提高该片区老年人健康素养提供科学依据。

(一)对象与方法

1. 调查对象

本次调查对象为武陵山片区内 60 岁及超过 60 岁的城乡常住人口。常住人口定义为居住并生活在该地区 6 个月以上。

2. 方法

(1)采取目的抽样方法。抽取武陵山辖区内的湖南省吉首市和花垣县、贵州省铜仁县、重庆市洪安县共 6 个乡镇及 3 个居委会的 60 岁及以上的城乡常住人口作为调查对象。总发放问卷 1500 份，回收有效问卷 1456 份，回收率为97.1%。

(2)采用中国健康教育中心统一设计制定的《2009 中国公民健康素养调查问卷》进行调查。问卷内容包括人口学特征、健康技能、健康知识、健康行为。每答对 1 题得 1 分，答错得 0 分，多选题选中全部答案记 1 分，不计分的情况有以下几种：多选、少选或漏选。通过对调查人员进行统一培训后开展调查，质量控制人员现场审核每份问卷，对逻辑不符、填写不清晰及漏项等问题及时进行补充调查。

(3)以 2009 年首次中国居民健康素养调查报告作为判断标准。调查对象回答正确80%及以上健康素养调查内容则被视为具备健康素养，健康素养中的基本知识和理念、健康技能健康素养或健康生活方式与行为 3 个方面的调查内容能回答正确80%及以上，则该调查对象视被为具备相应方面的健康素养。

(4)统计分析对有效问卷的数据进行量化编码，采用 Epidata3.0 软件进行资料数据的双录入，以确保录入过程中资料的准确性。运用方差分析及 T 检验方法检验城乡老年人健康技能、健康行为及健康知识的差异；运用 Logistic 回归分析方法对影响健康素养的因素进行统计分析。

(二)结果

(1)本次调查总发放调查问卷 1500 份，收回有效问卷 1456 份，有效回收率为97.1%。在所有的调查对象中，城区老年人 436 人，农村老年人 1020 人。男性 687 人(47.2%)，女性 769 人(52.8%)；80 岁以上 121 人(8.3%)，70 ~ 79 岁 460 人(31.6%)，而年龄在 60 ~ 69 岁居多为 875 人(60.1%)；82.3%为少数民族，人数达 1198 人；城区居民的文化程度以小学、初中为主，农村居民则以文盲、小学为主；城区居民职业以脑力劳动和轻体力劳动为主，农村居民则以重体力劳动为主。

（2）基本健康知识得分情况调查问卷中，涉及有关健康基本知识和理念题目为 18 道，总分 18 分，每题 1 分，总的知晓率为 56.8%。老年人的不同特征会影响基本健康知识的得分情况，其中年龄、性别、文化程度、经济状况及婚姻状况之间的差异有统计学意义，基本健康知识与家庭人口数得分虽无统计学差异，但也呈现基本健康知识得分在家庭人口数少者也相对较高的现象（见表 5 - 38）。

表 5 - 38　不同特征的老年人基本健康知识得分比较

变量		调查人数	x ± s	t/F	P
性别	男	687	16.60 ± 0.245	5.683	0.005
	女	769	16.78 ± 0.117		
年龄	60 ~ 69	875	16.84 ± 0.343	1.789	0.023
	70 ~ 79	460	16.82 ± 0.443		
	80 ~ 89	121	16.40 ± 0.975		
文化程度	文盲	669	14.45 ± 1.788	2.984	0.031
	小学	401	15.94 ± 0.624		
	中学	257	16.10 ± 0.075		
	中专、大专	86	16.09 ± 1.679		
	本科及以上	43	17.42 ± 0.555		
婚姻状况	已婚	1093	13.08 ± 1.924	1.921	0.026
	丧偶	304	13.18 ± 1.700		
	离婚	31	15.30 ± 0.964		
	未婚	28	12.89 ± 0.783		
月平均收入	<500 元	714	15.12 ± 0.718	1.132	0.035
	500 ~ 800 元	478	17.21 ± 0.049		
	>1000 元	264	16.74 ± 1.085		

（3）14 道题是健康生活方式与健康生活行为，总的知晓率为 61.2%。70%

以上对其中 6 道题有知晓，其中超过 80% 的人知晓骑摩托车必须戴头盔、出现煤气中毒应该怎么办；而在成年人被犬、猫抓伤、咬伤后如何处理，食盐日摄入量、成年人日饮酒入量知晓率较低，均在 50% 以下。本次调查中涉及健康行为的包括每年做一次健康体检、不与他人共用毛巾、生熟分开、食品的保质期及什么时候刷牙等问题，正确的总体健康行为形成率均较低，仅为 17.9%。

（4）老年人总体健康技能掌握率。本次调查中涉及居民健康技能的内容包括紧急医疗救助拨打 120 电话、OTC 的含义及火灾时安全逃离等问题 3 题，其中选项均正确的总体健康技能掌握率较低，仅为 8.4%。

（5）影响因素分析按照样本聚类方法将居民健康素养总得分分为两类，以聚类分组后的居民健康素养得分水平结果为应变量（大于等于 19 分为高分组，小于等于 18 分为低分组），以性别、年龄、民族、地区、职业、婚姻状况、文化程度、家庭常住人口数及家庭人均月收入等为自变量进行 Logistic 回归分析，A 入 = 0.05，A 出 = 0.10。结果显示：性别、民族、地区、职业、文化程度、家庭常住人口数及家庭人均收入与居民健康素养有关，见表 5 – 39。

表 5 – 39　居民健康素养影响因素的 Logistic 回归模型

相关因素	B	S. E.	Wald	df	Sig.	Exp（B）	95% CI. for EXP（B）	
性别	− 0.078	0.037	4.380	1	0.036	0.925	0.860	0.995
民族	− 0.092	0.044	4.342	1	0.037	0.912	0.836	0.995
地区	0.112	0.054	4.266	1	0.039	1.119	1.006	1.245
职业	0.074	0.037	4.065	1	0.044	1.077	1.002	1.157
文化程度	0.153	0.058	7.052	1	0.008	1.166	1.041	1.305
家庭常住人口数	− 0.189	0.054	12.203	1	0.000	0.828	0.744	0.920
家庭人均收入	0.151	0.070	4.640	1	0.031	1.164	1.014	1.335

（三）讨论

（1）根据本次调查结果，我们知道武陵山片区老年人总体健康技能掌握率、总体健康行为形成率分别为 8.4% 和 17.9%，大大低于《全国亿万农民健康促进行动规划（2006—2010 年）》提到的使中部农村居民健康在 2010 年达到 60% 的要求。造成这种后果的可能原因是武陵山片区健康素养促进工作还处于起步阶段，并没有取得预期效果。应加大工作力度，采取有效措施，使该地区居民的健康素养水平有所提高。另一方面，在调查老年人健康素养的过程中，我们发现某些条目的正确应答率非常低，如对健康的理解程度、健康生活方式包括哪些内容、被动吸烟可以引起的疾病有哪些、常见的易燃易爆等标志的识别程度等，这些方面应该成为今后开展居民健康素养教育和健康促进工作的重点。注意：武陵山片区老年人已成为今后开展健康素养干预工作的重点人群，提高该地区老年人群健康素养水平任重道远。

（2）武陵山片区老年人群的健康知识水平的高低因性别、年龄、婚姻状况、文化程度、家庭收入等方面的不同而存在一些差异，这与李多富等人的研究结果是一样的。这提示我们要在今后的健康素养教育和健康养老工作中，充分考虑到性别、年龄、文化程度、家庭收入等因素对老年人接受健康知识的影响，我们要因地制宜、因人而异地制定相应的健康教育与健康促进策略和采取相应的措施，需要将年龄大、文化程度低的老年人群作为干预的重点人群，使贫困地区老年人的健康素养水平有切实的提高。婚姻状况的不同对健康知识的影响，使我们知道家庭成员之间健康水平的相互影响是客观存在的。夫妻之间文化水平的高低也会慢慢地影响到配偶的健康水平影响。实际工作中，我们应充分利用家庭成员之间的传播桥梁，通过开展各种活动，使健康知识辐射到每家每户，建立一个农村健康教育的长效机制。

（3）健康素养水平受到多种因素的影响，本次调查结果告诉我们：性别、文化和职业都与健康素养有关。女性健康素养水平比男性要高，可能是由于女性大都为家庭的衣食住行活动而操心，特别是关心孩子的健康状况。本次研究中，老年人的健康素养得分与文化程度成正比。这是由于文化程度高的人在阅读、分析的能力和筛选信息的能力等方面比文化程度低者强，从而更准确有效地理解相同的信息。和脑力劳动者相比，轻体力劳动者比重体力劳动者健康素养相对较低，或许与其健康意识有关。一般来说，脑力劳动者都是文化程度较高的人，他们有能力去获得和健康素养相关的知识，会更加关注自己及家人的健康状况；体力劳动者，尤其是重体力劳动者，文化程度比较低，工作繁重且辛苦，没有过多的时间和精力去关注健康素养。

另外，家庭人均月收入也会影响到老年人的健康素养。本次研究显示：健康素养水平与家庭人均月收入成正比例关系，与国内外研究的结果基本一样。究其原因，可能和老年人的生活方式以及对健康的关注程度有关。家庭收入较高的老年人，经济和生活压力相对会比较小，有能力和精力去了解和获得更多的健康知识，从而达到促进健康的目的。本次调查结果还告诉我们：民族和地区也与健康素养有关。少数民族老年人和农村老年人的健康素养水平偏低，与国内外同类研究报道的结果类似。究其原因，可能是由于少数民族和农村老年人所生活的地区的经济和文化相对比其他地区落后，卫生资源和卫生服务利用也相对较差，从而影响了他们的健康素养水平。

第五节 武陵山区老年人医疗保障体系存在问题与对策

20世纪90年代末，中国步入老年社会，农村老龄化最为严重。农村老年人口的日益增长会使其医疗卫生服务需求日益增大。疾病模式的变化、医疗价格的上涨、医疗资源配置的不合理等因素使农村居民特别是农村老年人"看病难、看病贵"的问题更为严重。在湘、鄂、渝、黔四省边区，由于其经济、地域、身体及家庭结构等因素的诸多影响，使该区域农村老年人的医疗服务需求受到了抑制，使得利用医疗卫生保健服务较差，医疗保障等问题越来越突出。虽然我国新型农村合作医疗制度的试行与推广在一定程度上使这一问题得到缓解，但依然存在许多矛盾和问题。所以，新形势下，在湘、鄂、渝、黔四省边区建立一套符合农村老年人特点的医疗卫生保障体系是当前亟待解决的一个重要问题。

一、医疗保障现状及一些问题

（一）人口老龄化状况和特点

2005年中国60岁以上老年人口已占总人口的12.59%，预计到2020年，将达到2.45亿，占总人口的16%以上。根据有关部门公布的统计数字，湘、鄂、渝、黔四省边区老年人口占总人口的13.4%。据预测，未来20年还将以年均超过3%的速度递增。《中国人口老龄化发展趋势预测研究报告》指出，中国老龄化发展是不平衡的，和发达国家相比，我国存在城市人口老龄化水平一般低于农村，从而出现显著的城乡倒置问题。据目前所统计的数据，全国农村的老龄化水平比城镇高出1.24%，这种城乡倒置的状况将延续到2040年。发达国家是在基本实现现代化的条件下才进入老龄社会的，属于先富后老或富老同步，但中国是在尚未实现现代化，经济尚不发达的条件下已经步入到了老龄社会，属于"未富先老"。

发达国家在进入老龄社会的时候，人均国内生产总值基本都在5000~10000美元以上，但中国目前的人均国内生产总值才刚刚超过1000美元，仍然属于中等偏低的收入国家行列，用以应对人口老龄化的经济实力还相对较弱。

(二) 农村老年人医疗需求愈发强烈

老年人由于生理、心理、社会等各方面功能的低下，患各种疾病的机会将大大增加，老年人成为医疗服务的高消费人群。据目前的统计，一个人一生医疗费用开支最大的时期是人生最后 6 个月。老年时期是人一生中医疗需求最高的时期，心脑血管疾病、呼吸系统疾病、恶性肿瘤是老年人群中最常见的慢性病。陈方武等人的研究显示，农村老年人群的慢性病患病率为 33.07%。湘、鄂、渝、黔四省边区的老年人大都生活在偏远落后、交通不方便、经济贫困的地区，人民生活水平较低，文化程度不高，并且由于大多家庭中的青壮年外出打工或学习，老年人就得独自承担起生活的压力和对远方亲人的担忧和思念。再加上卫生观念的落后、保守，防病及保健意识的薄弱，信息通道的闭塞，对心理健康知识知晓少等情况，他们承受着各种各样巨大的压力。伴随着年龄的增加，人体各种重要的脏器都会发生退行性改变，使得他们的生理功能逐渐的、不可逆的下降，导致老年人承受压力的功能下降，更加容易出现身心疲惫。因此，农村老年人对心理医疗服务需求越来越高，其医疗卫生保健任务也会越来越重。

(三) 就医难、费用高

老年人常年患病的比率较高，大多都是多病缠身。而湘、鄂、渝、黔四省边区民族地区农村医疗机构较少，乡镇卫生院的医疗设备陈旧且落后，医务人员缺乏，甚至有的乡村卫生院已经到了濒临倒闭的边缘，缺医少药，自身难以维系生存，民族地区老年人就医困难问题非常严重。老年人发病往往具有突发性，若家中无人或者抢救不及时，可能就会错过最好的治疗时机，导致不可估量的后果。我国的医疗体制改革整体上遵循了市场化改革的方向，倡导并强调了市场力量的自发调节。但由于缺乏有效的引导与监管，市场化把医疗卫生服务的准公共性给淹没了，医疗服务的准公益性特征由于医疗机构的谋利冲动而被忽视，导致医疗卫生领域的扭曲服务和低效，"看病难、看病贵"的问题越发严重。对民族地区老年人来讲，每年的医疗费用支出更是一大笔开支，没有生病的时候生活收支尚可持平，少数老人生活费可能成问题，若遇到疾病就更加无能为力了。因此只能自己硬撑着，"小病抗、大病拖"的现象越来越严重，甚至有些老年人一旦染上重病就只有等死的了，往往带着遗憾痛苦地离开人世。

(四) 医疗保障制度的不完善

目前湘、鄂、渝、黔四省边区农村人口的医疗保障的三种主要形式：新型农村合作医疗，医疗救助以及商业保险。医疗救助由于它的经费来源不稳定、救助面较窄，就只限于遭受了灾害、五保户、孤寡老人、特困家庭等，而且救助标准低是解决不了根本问题的。商业保险受制于农村经济条件，很难推广和普及。新型农村合作医疗有了中央和地方财政的投入，个人负担较低，参保面变广，已成为农村最主要的养老保险制度。但实践证明了它并不完美，一是筹资水平低下，保障能力有限，难以兼顾受益面和保障程度，因此政府一般会优先考虑受益面而去降低保障程度；二是报销比例低下，住院报销比例在门诊费用没有纳入报销范围时大多在 20% ～ 30% 之间。新型农村合作医疗没有解决农村老年人的医疗保障的根本问题。

（五）医疗服务利用率低

2008 年 7—9 月份，我们调查了湘、鄂、渝、黔四省边区常住人口中 60 岁以上的老人 1456 人，分别是湖南省湘西土家族苗族自治州 395 例、湖北恩施土家族苗族自治州 369 例、重庆黔江地区 328 例和贵州铜仁地区 364 例。资料显示，有 70% 以上的农村老人因各种原因在生病后未能及时去看病，其中因行动不便未去看病的占 18.6%，因山路崎岖遥远不去看病的为 25.3%，由于经济困难不去看病的为 35.5%。调查发现有 12.6% 的患者经医生诊断需要住院治疗后而未住院。这说明湘、鄂、渝、黔四省边区农村老年人医疗服务利用率不高，医疗服务需求不能得到满足。医疗服务利用主要取决于医疗服务的可及性、经济支付能力及医疗保健意识等。由于经济发展与人口老龄化不同步，而且养老制度不健全，农村大多数老年人收入低于人均水平；加上医疗服务价格的快速上涨，大大降低了农村老年人的医疗支付能力，直接影响了医疗服务利用程度。我国医疗资源配置不平衡，医疗资源配置城乡倒置，医疗资源特别是优质资源都在城市和城市中的大医院，占人口 70% 的农村只有 20% 的医疗卫生资源，导致农村医疗服务的可及性差。农村老年人由于文化程度低导致不恰当的生活方式以及卫生知识缺乏，缺乏自我保健意识，从而影响医疗服务的利用率。

二、农村老年人医疗保障的对策

（一）强化政府责任，加强医疗保障

农村老年人年轻时为社会进步和发展贡献了自己的青春，而今他们年迈体衰，经济能力下降，在社会中处于不利地位，是一个弱势群体，需要政府和社会的特别关怀。积极推进新型农村医疗保险和合作医疗是首要任务。老年医疗保障既是老年保障的重要因素，也应是整个社会保障的重要部分。首先，整个社会特别是农村医疗事业的发展可以促进农村老年医疗保障的发展。从当前的情况来看，应根据各地的具体情况，积极推进新型农村合作医疗和医疗保险。在这个过程中，须进一步强化政府的责任。政府除了发挥组织和监督功能外，还应通过增大财政支持力度，来解决目前农村合作医疗和医疗保险的筹资标准过低的问题，这是有必要的，也具有可行性。其次，农村老年人口医疗救助制度的建立迫在眉睫。当今民族地区农村医疗保险和合作医疗还处于恢复和发展的过程中，加上筹资水平的限制，很难满足老年人的医疗需求。老年人作为一个特殊的年龄群体，民族地区老年人的经济收入低下，健康状况不佳，患病率较高，医疗需求很强烈。考虑到这些特殊性，针对这一年龄群体的老年医疗救助制度的建立很有必要。政府通过提供的政策、资金与技术支持，充分动员社会资源，对因为患病导致没有经济能力治疗的老年人实施经济支持和专项帮助，去缓解疾病给家庭和老人带来的经济风险。这对于保障老年人的生存权和健康权，在提高老年人生活质量上具有着重要意义。

（二）健全基层卫生网络、培养农村医务人员

优化资源配置，充实农村卫生资源，努力去解决民族地区农村卫生资源匮乏的问题。建立健全县、乡、村三级卫生的网络体系，健全农村医疗卫生网点，提高卫生应急能力。制定并实施县域卫生规划制度，通过优化配置和调整布局，使县级医疗卫生单位为指导、乡镇卫生院为枢纽、村合作医疗服务点为网点的村公共卫生网络体系得以建立并完善。同时患有多种慢性病和多器官损害是老年人患病的普遍特点，老年人的医疗保健工作往往带有全科医疗的特点，也是老年医学的多学科综合，这就要求农村医务人员不仅要有全面扎实的医学基础理论知识，还必须掌握全科医学的基本方法和技能。因此，应经常组织农村医务人员的培训工作，促使他们去不断的学习并掌握、运用新的医学知识、新的方法来适应现代医学新的发展。中华民族的传统医药是中医中药，尤其是民族地区的人们在长期的生活和生产过程中总结出的许多独特的方法，在治疗一些慢性病、疑难杂症和中老年腰腿病等症中，中医中药的作用显得尤为重要，而老年人群正是这些疾病的高发人群，因此受到普遍欢迎。特别是在农村，老年人经济收入偏低，中医药就显得尤为重要了。这就要求农村医务人员要加强学习研究中医中药知识并广泛应用于农村。

（三）重视健康教育立足治"未"病

人的健康需求受一定经济水平、社会文化背景的制约，民族地区老年人受

教育程度低，有的甚至从没走出过大山，对健康的理解很不全面，许多老人认为只要身体没病就是健康。这就要求医务工作者一方面通过各种途径去及时的满足老人们现有的健康需求，另一方面通过健康宣教等多种手段去转变老年群体的健康观念，重视老年人的慢性疾病防治，有目的地落实健康教育工作，从而达到提高老人的健康意识和自我保健的目的，引导潜在的健康需求转变为现实型的健康需求，增进并维护老年人群的健康。中国古代名医张仲景说过"上工治未病"。意思是讲，能治还未发生但已使人有可能致病的病因的医生才是最好的医生。用现代人的话来讲，就是对疾病应坚持以预防为主的方针。坚持这个方针的重要意义之一就是有利于完善新型农村合作医疗制度，增强农民群众主动去预防疾病的意识，使民众的健康水平得到提高，用有限的医疗费用去尽量满足农民群众的治病需求。综上，我们须重视对疾病的预防，因为疾病严重了反而要花更多的钱去治疗，也就是讲，不能就医疗而办医疗，我们必须立足综合治理，尤其是去强化疾病预防。

（四）加强社会关爱重视心理慰藉

老年人特别需要社会的关爱，需要充分的社会支持性服务。要重视老年人心理慰藉和精神文化生活，建立起农村老年人精神支持体系。在讨论老年人的健康问题的时候不能忽视老年人的精神文化生活和心理健康。在改善老年人的物质生活条件的同时，也应注意在人际关系、精神和情感方面为满足老年人的需求作出努力，为他们创造和谐、宽松、温馨的社会和良好的精神和心理环境，增强其幸福感和生活满意度。一方面加强他们的心理教育，提高老年人的自控能力。另一方面创造良好的外围环境，促进老年人的心理健康。讲具体点，一是帮助老年人树立科学合理的老年价值观，发挥他们的主观能动性，积极地去参与社会生活，以积极的态度面对老年生活。二是对老年人进行基本的心理学训练，强化他们的心理卫生意识，帮助老年人掌握维护自身心理健康的基本方法与技巧，学会控制消极悲观情绪，增强心理调控能力。三是针对部分老年人存在的心理问题，社区卫生服务站和乡镇医疗机构的心理咨询人员应耐心地给予他们帮助、疏导和启发，预防和消除他们不良的心理；同时创建一些民族地区老年社区俱乐部，让农村老年人有心理倾诉的空间和对象，创造一个轻松、愉快、和谐的环境，这些可不同程度地缓解他们的心理压力。四是积极组织开展村庄集体性文娱活动，引导老年人走出家门，积极参与社会活动。五是营造尊老敬老的良好氛围，增强社区居民主动关心老年人精神需求和文化生活的意识，让老年人在感受社会尊敬和关心的过程中获得身心的愉悦和满足。

第六章　武陵山区老年人健康维护实证研究

第一节　武陵山区老年人就医行为及影响因素

社区老年人就医行为对社区卫生服务措施和质量的改善及提高有积极促进作用，是筹建和改善城镇基层社区卫生服务模式的重要前提。武陵山片区，是集革命老区、民族地区、贫困地区于一体，是贫困人口数目分布广、少数民族聚集多的连片特困地区。由于地理、经济、文化等因素的制约，武陵山区存在缺医少药、看病难、看病贵等问题，致使该地区老年人生活质量下降。为探讨适合武陵山区卫生服务的可行性，2013 年 8 月—2014 年 2 月，在武陵山少数民族地区采用实地考察、问卷调查、个人访谈等方法，深入调查并分析了该地区老年居民的就医相关行为和影响因素，以便为其提供相应的服务和指导，提高其健康水平和生活质量，并为政府相关部门相应的政策制定提供依据。

一、研究对象与方法

（一）研究对象

选择武陵山区内有一定代表意义的生活在湘西少数民族地区的常住人口（至少居住半年及以上），年龄大于等于 60 岁；能独立回答问题；对本研究相关伦理问题知情并同意。

（二）研究方法

1. 文献资料法

对查阅的文献资料进行整理分析，并结合湘西自治州实际情况，自制《湘西少数民族地区社区老年居民就医行为现状调查问卷》，问卷包括老年人的年龄、文化程度、性别等和老年人就医行为情况。

2. 问卷调查法

通过问卷调查和个案访谈相结合的方法,获得相关数据,并运用定量与定性相结合方法进行对比分析。笔者采取分层随机抽样方法,以入户调查的形式,首先进行分层抽样,根据其人均纯收入状况,根据湘西自治州 8 个县市经济状况分为好、一般、差 3 个层次,每个层次中各抽取 1 个县市;然后进行等距抽样,每个县市中农村和城市各抽取 1 个城市和 1 个农村地区,每个地区分别各抽取 80 户共 480 户人家,其中经济好的县市多抽取 20 户,共抽取 500 户老年人家庭进行调查,发放问卷 500 份,回收有效问卷 485 份,回收率为 97%;按照统一培训要求,填写问卷并现场回收;对视力不好和不识字的被调查者给予帮助,共同完成调查问卷表。

3. 研究资料

整理与统计学方法量化编码回收有效问卷中的相关数据,数据录入采用 Epidata3.1 软件进行双录入,数据统计分析应用 SPSS17.0 软件。一般资料、就诊选择、就诊目的和就医现状等采用频数和百分比进行统计分析。

二、结果与分析

(一)一般资料

本次调查,男性老年人 234 人占 48.2%,女性为 251 人占 51.8%;60~74 岁的老年人 287 人(59.2%),75~89 岁的老年人 189 人(39.0%),90 岁及以上的老年人较少仅 9 人(1.9%);汉族与少数民族老人占比相对均匀合理,其中汉族 205 人(42.3%),土家族 137 人(28.2%),苗族 128 人(26.4%);月收入 500 元以上的为 333 人(68.7%);健康状况一般和健康者较多(380 人),非常健康和差的少(105 人);社会医疗保险和农村合作医疗保险较多占 74%。具体情况,见表 6-1。

表 6-1　一般资料(*n* =485)

项目		频数	百分比(%)
性别	男	234	48.2
	女	251	51.8

续表 6－1

项目		频数	百分比（%）
年龄	60~74 岁	287	59.2
	75~89 岁	189	39.0
	≥90 岁	9	1.9
民族	土家族	137	28.2
	苗族	128	26.4
	汉族	205	42.3
	其他	15	3.1
您每月的收入是	<300 元	54	11.1
	300~500 元	98	20.2
	501~800 元	118	24.3
	801~1000 元	96	19.8
	>1000 元	119	24.5
您目前的健康状况	非常健康	24	4.9
	健康	195	40.2
	一般	185	38.1
	较差	70	14.4
	很差	11	2.3
您的医疗费用承担方式	公费医疗保险	52	10.7
	社会医疗保险	169	34.8
	农村合作医疗保险	190	39.2
	自费	69	14.2
	其他	9	1.9

（二）就诊选择

调查发现，身体初感不适时有 149 人（30.7%）自己买药吃并在家观察，212（43.7%）人选择去医院或医疗诊所就诊，124 人（25.6%）决定看情况再说是否去医院。因此，该地区高达一半以上（56.3%）的老年人存在就医延迟的情况。

（三）就诊目的

就诊目的中选择疾病诊断治疗与相关检验的占多数(78.7%)，健康体检的很少仅37人(7.6%)。这表明，该地区老年人对就诊目的存在问题、健康意识低下，有待于进一步提高，见表6-2。

表6-2　就诊目的

就诊目的	频数	百分比(%)
疾病诊断与治疗	278	57.3
做有关检验	104	21.4
单纯开药	60	12.4
健康体检	37	7.6
其他	6	1.2

（四）就医现状

就医时首选三级医院的较少为30人(6.2%)，与其他研究者报道的不同，可能与老年人维护健康意识弱化、经济收入低及该地区三级综合医院少有关。对于医疗费用多数老年人认为能接受(60.8%)，在这一点上与其他研究的结论正好相反，可能该地区老年人就医率不高、自己用草药或者其他的一些中医治疗，减少了医疗费用开支有关，见表6-3。

表6-3　就医现状

变量		频数	百分比(%)
就医首选医院	著名大医院(三级医院)	30	6.2
	县级及以上医院(二级医院)	276	56.9
	社区医院	156	32.2
	其他	23	4.7

续表 6 - 3

变量		频数	百分比(%)
当前的医疗费用	不贵, 很容易接受	56	11.5
	较合理, 能接受	295	60.8
	太贵, 难以接受	134	27.6
是否会因为经济问题 不去医院看病	经常	78	16.1
	偶尔	358	73.8
	从没有	49	10.1
是否因疾病而常去医院	经常	71	14.6
	偶尔	392	80.8
	从没有	22	4.6

(五)影响就诊医院选择的因素

影响就诊医院选择的因素中最高的是医疗质量和就诊的方便性,分别为163人(33.6%)和167人(34.4%),其中服务水平最低的仅1.9%,可能与该地区对医务人员敬畏的朴素民风思想或者该地区整体的老年人处于马斯洛需要层次论中的最低层次生理需要有关,见表6-4。

表 6 - 4 选择就诊医院的影响因素

影响因素	人数	百分比(%)
医疗质量	163	33.6
就诊的方便性	167	34.4
医疗安全	70	14.4
服务水平	9	1.9
收费水平	44	9.1
诊疗环境	16	3.3
其他	16	3.3

三、结论

老年人身体结构改变和生理功能老化的影响，以及健康意识差、受不健康的生活方式、地方经济条件差、环境污染严重等因素影响，老年人普遍存在许多健康问题，能否及时就医对老年人（尤其是患有心脑血管疾病者）尤为重要。然而本次调查发现，仅43.7%的老年人在身体不舒适时会去医院就诊，半数以上的老年人仍然出现就医延迟，这表明民族地区老年人健康意识差、及时就医重要性认识不足。就诊目的调查中得知，多数老年人就诊目的是为了疾病诊断与治疗，为了健康体检而选择就诊的仅7.6%的老年人，表明该湘西自治州的老年人保健意识低、对健康重要性认识不足。经济状况差，延迟就医、保健意识差，都是影响老年人健康的危险因素。在此强力呼吁地方政府和社会各界多多关注该地区老年人的就医行为及保健意识欠缺等问题。

就诊医院的首选选择，56.9%的老年人选择二级医院就诊，32.2%的选择社区医院，仅6.2%的老年人选择三级医院就诊，而国内其他研究报道的首选三级医院，可能是该地区多数老人的收入低、经济条件等限制的因素有关。另外就是该地区医疗资源相对匮乏，目前仅有一所三级医院，有担心去三级医院看病费用贵的问题。老年人到社区卫生服务中心就诊，医疗费用也可以降低，所以老年人就诊医院首选社区的比例高，这也表明社区卫生服务已经逐渐获得了大家的认可。老年人在就诊中主要是担心医疗质量（33.6%）和就诊方便性（34.4%），提示社区卫生服务必须提高医疗质量，具备一定数量医术精湛、医德高尚的医务人员，并且重视医疗管理和人员培训。特别是加大全科医学培训。同时，基层社区卫生服务中心的选址要考虑居民的便利性（如与居民距离近、交通便利等），并且尽量简化就诊流程，缩短交费、候诊时间等。

综上所述，湘西自治州老年人健康知识缺乏，存在延迟就医行为。为了提升该地区老年人健康意识、引导及时合理就医，加大社区卫生服务优势，职能部门应该积极进行健康知识宣教，纠正不良行为，引导社区居民小病、慢病不出社区，大病、急病及时去医院，实现社区初诊、双向转诊和分级医疗等。目前，基层社区卫生服务还不能满足老年人和社区居民的基本医疗卫生服务需求，有待进一步加强建设。社区卫生部门为老年人提供基本的诊疗和便捷的上门服务，利用灵活多变的宣传手段普及基本疾病健康知识，增加老年人自身的健康知识；基层卫生机构加强对社区健康管理，及时发现问题，指导老年居民及时合理就医。

第二节　武陵山区老年人中医护理在健康维护中的应用研究

人口老龄化是当今世界格局下的一个重大热点社会问题,提升养老护理品质是养老模式多样化局面下,目前所面临的重要课题。随着"后医学时代"即"生活方式疾病时代"的到来,疾病谱发生改变,慢性非传染性疾病、生活方式疾病是老年人面临的重要健康问题。广大学者建议老年人通过锻炼、饮食平衡、减压放松、戒烟限酒等方式来增进健康。而中医特色护理在这一方面具有容易取材、操作简便、无毒副反应、疗效明显、费用低廉、适应范围广等特点,日渐显出它的优势与特色,是改善和维护老年人健康较为理想的方法。湘西少数民族地区地处国家确定的十二五西部开发和扶贫攻坚战略确定的六个重点区域之一的武陵山片区,少数民族聚集、贫困人口分布广,大量青壮年劳动力外流,导致该地区老年人口总基数大,健康养老问题突出。为了解湘西少数民族地区中医护理在健康养老中的应用现状,课题组于2014年7月到2015年8月,对该地区的老年人进行了抽样调查,报告如下。

一、对象和方法

(一)调查对象

2014年7月到2015年8月,随机抽取湘西州8个县市中的吉首市和花垣县(用随机数字表抽取),根据调查人群社会学特征的差异性及代表性原则,目的抽取了吉首市和花垣县各4个社区及乡镇的居民进行调查,便利选取了800名老年人作为调查对象。调查对象的纳入标准:①湘西地区常住人口居住达半年以上者;②精神正常能独立回答问题;③积极参加社区卫生活动,并且愿意接受调查者。

(二)问卷设计

通过查阅文献,整理、分析资料并与本地区实际相结合,广泛征求相关专家意见,在预调查的基础上,反复修改而成《民族地区健康养老中医护理应用现状问卷》,问卷条目全部正向计分,问卷总分为12~36分,问卷经与本课题无关的5位专家分别认定问卷内容效度,其中内容效度CVI=0.933,预测时便利抽取60例样本进行调查,检验重测信度为0.789,Cronbach's α系数为0.816。问卷内容包括三个部分,第一部分为一般情况,包括:性别、年龄、文化程度、医疗费用承担、家庭月人均收入等。第二部分是对中医社区护理的认知情况,包括:所在社区是否开展了中医护理保健服务、对社区中医护理服务的了解程度;中医护理知识及技术了解情况等。第三部分为民族地区健康养老中医护理应用的内容情况。

(三)调查方法与数据分析

实施者调查为吉首大学护理本科三年级学生和医学院教师及社区工作人员,调查者熟悉民族地区方言,无语言沟通困难,统一培训并按一致指导语进行调查,即时记录;对识字困难、视力受限的被调查对象给予帮助,共同完成调查表。此次调查共发放问卷800份,回收788份,对于少填及漏填问题达到总条目的20%视为无效问卷,其中有效问卷780份,有效回收率98.98%。

对有效数据的问卷进行量化编码,采用数据录入软件Epidata3.0进行数据资料的双录入,数据分析应用SPSS17.0进行。包括描述性分析及相关性分析。

二、结果

(一)调查对象一般情况

调查对象中,男415名,女性373名;年龄:66.42 ± 5.18岁;文化程度:文盲257名,小学268名,初中153名,高中20名,专科及以上82名;医疗费用承担:公费53名,医保(农合与城镇职工医疗保险)581名,自费109名,其他37名;家庭月人均收入:300元及以下203名,301~1000元356名,1001~3000元132名,3001元以上89名。

(二)健康养老中医护理应用现状及相关性

根据调查结果,民族地区老年人健康养老的中医护理应用得分25.37 ± 0.270,在中等偏上水平,其中中医保健运动护理和中医情志护理得分靠前,分别为2.53 ± 0.038和2.32 ± 0.040;健康养老中医护理应用与老年人对中医护理知识及技术了解情况相关性较高,见表6-5、表6-6。

表6-5 民族地区健康养老中医护理应用现状与认知情况($n = 780$, $\pm S$)

变量	得分
经常进行气功、太极拳、慢跑、广场舞等健身活动	2.53 ± 0.038
根据身体耐受情况,调整运动量	2.21 ± 0.038

续表 6 - 5

变量	得分
根据健康状况，调整日常饮食	2.27 ± 0.038
根据季节变化调整饮食	2.11 ± 0.035
根据季节变化调整睡眠	2.07 ± 0.037
依靠中医护理方法(推拿、按摩、刮痧、拔罐等)，缓解身体不适	2.22 ± 0.037
依靠中医护理改善健康状况	2.22 ± 0.040
依靠中医护理改善焦虑、抑郁情绪	2.32 ± 0.040
依靠中医护理改善生活热情	2.24 ± 0.035
依靠中医护理改善睡眠	1.98 ± 0.040
中医护理减轻家人照顾压力	2.21 ± 0.035
中医护理减少医疗费用	1.79 ± 0.038
总分	26.07 ± 0.270

表 6 - 6　中医社区护理认知、中医护理知识技术了解情况、健康养老中医护理应用的相关性

项目	中医护理知识技术了解情况	中医社区护理认知	中医护理应用
中医护理知识技术了解情况	1	0.141 *	0.329 * *
中医社区护理认知	0.141 *	1	0.217 * *
中医护理应用	0.329 * *	0.217 * *	1

注：＊表示 $P < 0.05$，＊＊表示 $P < 0.01$

三、讨论

中医护理是指在中医整体观念的指导下，根据中医基础理论方法和知识，对患者的体征、症状和主诉进行综合分析，并按不同的病情、不同的病因、不同的机体反应进行辨证施护的一种方法。在我国养老问题越来越突出的情况下，中医护理因其效、简、廉、便、验的特点，在薄弱的中国经济基础背景下，中医护理在健康养老中具有得天独厚的优势，通过中医饮食调护、中医养生保健、中医情志护理等使老年人晚年生活质量得以提高。以居家养老为依托，以

中医护理理论为指导，将中医护理的措施科学地运用其中，老年人健康能够改善，对促进老年人健康养老具有积极而现实的意义，同时也发展和弘扬了中医护理。

湘西民族地区老年人健康养老中医护理应用处在中等偏上水平，其中中医保健运动护理和中医情志护理在健康养老中应用比较广泛。湘西地区经济落后、交通相对不发达、少数民族聚集，很多60多岁的老年人还承担较重的家庭责任，自我养老比率大，养老质量不高；同时，由于地缘文化的影响，中医护理技术及中医中草药运用为该地区人民所熟知，说明中医护理在该地区具有良好的民众基础，贴近生活，便于被该地区人民认可和接受，这为中医护理在该地区的开展奠定了良好的基础。老年人性格更贴近儿童，情绪变化大，尤其在行动不便的时候，更容易产生忧虑、抑郁、孤独的心理；而对患者进行结合中医理论的情志干预，可有效缓解忧虑等不良情绪。

通过中医社区护理认知、中医护理知识技术了解情况、健康养老中医护理应用的相关性分析可知，健康养老中医护理应用与中医护理知识技术了解情况正向相关性较高，说明该地区健康养老中医护理应用可以通过中医护理知识技术的普及得到提高。现阶段我国社区保健服务是医院护理治疗的延续，主要以给药与治疗为主，为了提高中医护理在健康养老中的应用率，可以针对民族地区老年人的特点及需求提供个性化的中医护理知识普及服务，开展中医护理知识的社区健康教育讲座、保健咨询、行为干预或者居家上门的中医护理知识普及等。

健康养老中开展中医护理，有利于在人群中普及祖国传统的中医药文化，促进人们对传统文化产生兴趣，增强民族自信心与自豪感，在倡导回归传统、构建和谐社会的今天，具有深远的社会影响。

第三节　武陵山区老年慢性疾病患者常见的心理状态及社区护理对策

慢性伤口是由于外伤伤口未及时处理，血液供应匮乏，伤口污染，导致感染和愈合不良的发生。由于生活水平的提高和医学模式转变，心理健康和心理护理在疾病治疗与康复中占据了重要地位，心理状况对健康的影响尤为明显。民族地区贫困人口分布广，在对老年慢性伤口疾病患者进行调查中发现，普遍存在缺乏伤口护理知识，心理健康问题较多，生活水平低下、生活质量下降。为寻求适合民族地区老年慢性伤口疾病患者疾病康复和心理护理的实效性，我们在少数民族集聚的偏远地区采用问卷调查和实地考察等方法，旨在了解他们的常见生理心理情况,采取相应对策,以便为老年慢性伤口患者提供帮助和指导,从而改善生存状况、提高生活质量。

在湘西地区采用目的抽样的方法,选择患有慢性伤口疾患的老年人作为调查对象。参考相关文献,广泛征求专家意见,编制调查问卷,开展预调查。问卷内容包括:一般资料、伤口状况调查、常见心理状况。调查实施者为某大学师生和社区工作人员,并按统一培训。所有调查资料应用 Excel 进行录入及分析。

此次受调查的民族地区老年慢性伤口疾病患者(表6-7)中女性25例,男性17例;土家族18例,苗族15例,其他民族9例;农民38例(90.48%),其他4例;共涉及社区医疗机构7家,县级以上医院4所,其中全部社区医疗机构均未开展专科门诊,均可处理开放性伤口。

表6-7 伤口状况调查表

项目		人数	构成比(%)
基本原因	重度压疮	11	26.19
	糖尿病足	14	33.33
	下肢静脉溃疡	17	40.48
治疗场所	社区卫生院	19	45.24
	县级及以上医院	23	54.76
诊治过程	连续治疗	15	35.71
	间断治疗	27	64.29

表6-8 心理状况调查表

项目	人数	构成比(%)
负性情绪(焦虑、恐惧、抑郁)	25	59.52
一般状态	8	19.05
无所谓	5	11.91
乐观	4	9.52

调查结果分析(表6-8):有59.52%的患者出现了负性情绪,还有19.05%的患者呈现一般状态,无所谓者统计为11.91%,乐观向上者有

9.52%，其中出现一半以上的人有负性情绪，与周芳等人研究结果相似。可能是调查对象为偏远地区老人、农民、少数民族，对健康知识缺乏，对疾病疼痛和久治不愈，导致患者失去治愈信心；同时，慢性伤口疾病由于病因复杂、疗程长，花费的时间、精力多，经济负担重，老年人认为自己拖累了亲人，心理负担重。另外，由于老化，很多老年人出现生理和心理的衰退现象，容易出现负性情绪，导致免疫功能降低，使伤口愈合迟缓，尤其是担心肢体出现残疾，更加重了负性情绪的出现。民族地区交通不便，资源缺乏、医疗技术不先进、对健康知识不了解，大多老年慢性伤口疾病患者不能坚持持续治疗。有时医护人员往往过于注重伤口的处理，忽略了心理治疗与护理。加上多次反复的治疗，仍效果不佳，更加重了老人的心理负担，使老年患者失去信心，从而出现负性情绪。

慢性伤口疾病患者的治疗效果及心理活动往往与疾病发展转归关系密切，为了促进慢性伤口创面的愈合，应进行针对性的心理安抚和心理护理。建议加大健康宣教的力度，普及健康知识，告知伤口愈合注意事项，正确处理伤口，增强患者的治愈信心。医务人员和政府部门管理人员应抓住国家的利好政策，主动学习，提高自己的业务技术及管理水平，缩短换药时间，预防不良反应，减轻患者痛苦，增强患者信心。通过心理疏导、安慰等措施，消除患者的不良情绪，鼓励老人配合，解除其心理负担，建立良好的心理状态。

第四节 武陵山区留守老年人急救技能需求及其影响因素

农村留守老人指原与子女共同生活，因子女外出务工而独自生活或与未成年孙辈生活的农村老年人口。我国农村留守人群问题日益严重，其中留守儿童已受到多方关注，留守老人相对处于被忽视状态，但近年学术界对农村留守老人这一领域已经有少量研究涉及。农村留守老年人存在着年龄大、体质差、慢病多、意外伤害频发的问题，他们患病隐患多、健康问题备受关注。意外伤害或急症发生的时候，在救护车和医护人员到达之前，目击者对当时状况施行判断并进行初步的救助或救护，我们将其称为现场急救。随着社会的进步和现代急救技术的发展，单纯依靠"120"服务体系或医院是不能完全满足需要的，必须全民参与急救体系的建设，这就要求公众需要具有急救意识和急救技能。因此，关注农村留守老年人对现场急救技能的需求及其影响因素，专门地进行培训，对于挽救生命、减少伤残及提高农村老年人健康水平具有极其重要的现实意义。

一、对象与方法

(一)调查对象

本次调查对象为农村 60 岁及以上且居住并生活在该地区 6 个月以上的留守老年人。

(二)方法

1.抽样方法

于 2014 年 1—3 月采取分层整群抽样方法,抽取湖南省吉首市和花垣县所辖双糖乡、河溪镇、矮寨镇、团结镇、龙潭镇 5 个乡镇,每个乡镇随机整群抽取 3 个农村社区的留守老人进行问卷调查。

2.调查实施办法

检索国内外的相关文献,并根据国际急救知识调查量表制定调查问卷。在咨询相关专家的基础上,对问卷进行反复修改,并通过预实验(先行调查 30 例老年人)测试其信效度,问卷的 Cronbach's α 系数和内容效度分别为 0.856 和 0.932。问卷内容包括四个部分:第一部分为被调查人员的特征;第二部分为对现场急救知识的了解情况及获取相关知识的途径;第三部分为现场急救知识需求与现状满意程度;第四部分为家中出现危急患者的处理意向和原因。

3.统计分析

应用 Epidata3.1 软件和 SPSS17.0 软件对进行量化后的有效问卷的数据进行资料数据的整理。主要采用构成比、率等指标进行描述性分析。

二、结果

(一)基本情况

本次共发出调查问卷 650 份,收回有效问卷 612 份,有效回收率为94.2%。全体调查对象中,男性 287 人(46.9%),女性 325 人(53.1%);少数民族 475 人,占 77.6%;文化程度以文盲、小学、初中为主。

(二)院前急救知识知晓情况

在 8 项现场急救知识中,对外伤大出血的急救、突然昏迷、食物塞噎喉咙和高处坠落后的搬运 4 项正确率均小于 20.0%,见表 6 - 9。

表 6 - 9　　现场急救知识掌握情况

问题	回答正确人数（人）	正确率（%）
当您需要紧急医疗救助时，应拨打：	467	76.3
发生触电时，应该：	214	35.0
现场急救是医务人员的事情	159	26.0
发生火灾时，你怎么逃生？	143	23.4
发生中毒时首先该如何处理？	139	22.7
发生溺水时，应该：	127	20.8
外伤大出血时怎么办？	101	16.5
突然晕厥怎么办？	91	14.9
食物塞噎喉咙怎么办？	39	6.4
高空坠落后怎么搬运？	35	5.7

（三）获取急救知识的途径

农村留守老人大部分是从电视广播等媒体（418 人，68.30%）获取相关急救知识，其次是从报刊书籍（89 人，14.54%）、网络和宣教活动 73 人（11.93%），而从其他途径获取的人数则明显很少（32 人，5.23%）。

（四）对现场急救知识需求与现状满意程度调查

所有调查对象对现场急救知识均有需求，92.0% 的调查对象对现场急救现状不满意，急救知识需求及现状满意度，见表 6 - 10。

表 6 - 10　　现场急救知识需求与现状满意度

问题	人数（人）	百分率（%）
急救需求		
地震、火灾、水灾等的应急处理	489	79.9
食物中毒的处理	431	70.4
传染病的处理	397	64.9
大出血的急救	358	58.5
昏迷及晕厥的处理	293	47.9
异物阻塞的处理	215	35.1

续表 6 – 10

问题	人数(人)	百分率(%)
现场急救现状满意度		
不满意	563	92.0
一般	43	7.0
满意	6	1.0

(五)家中出现危急患者的处理意向

家中出现危急患者,一般选择就近找村医和直接赴往医院,其比率分别是25.0%、40.4%,主要原因是事发地点与急救医院距离较远。选择就近找村医的原因依次为:患者与村医的距离近、花钱少、患者及家属意愿。家中出现急诊患者的处理意向,见表6 – 11。

表6 – 11 家中出现急诊患者的处理意向

处理意向	人数(人)	构成比(%)
打急救电话	212	34.6
就近找村医	153	25.0
直接送乡镇卫生院	126	20.6
直接送县级医院	121	19.8

三、讨论

(一)急需对农村留守老年人普及现场急救知识与技能

随着年龄的增长,身体素质的降低,各种疾病的发病率与突发事件的发生风险增加,且农村留守老年人缺乏急救知识与急救的技术,因此,自救能力对于老年人群显得很有必要。调查中96.13%的留守老年人不知道重伤员须先救治后运送的急救原则。从表6 – 10得知,他们的现场急救知识与技能极为匮乏,对急危重伤病患者的处理方法如触电、火灾、中毒、溺水等知识所知甚少。大多数人都可能有遇见需要现场急救的时候,但是能够正确处理的人不多,他们对严重意外事故的不科学、不规范处理可能会导致严重后果。所有调查对象对现场急救知识与技能的培训均有需求，地震、水灾、火灾、中毒的应急处理措施是留守老年人最想要了解的现场急救知识，其次是传染病的处理。92.0%的调查对象对现场急救现状不满意。现代急救的基本要领之一即"全社会参与"，我国急诊医学的重要方针之一即以三分的力量了解急诊医学水平的提高、以七分的努力对广大群众宣传急救的知识。因此，应大力开展急救知识的普及宣传活动，特别是农村留守老年人，他们常常独居或留守村寨，当危急情况发生时他们就是现场目击者和施救者，要在第一现场进行救护，使伤病者在第一时间得到救治，才能有效提高抢救成功率，使伤残率、死亡率降至最低。

调查数据显示，通过电视广播等媒体获得急救知识的人占68.30%，建议充分利用电视、广播、网络等媒体普及急救理论知识。而我国电视广播媒体以及电视节目对此提及甚少，只有发生大型灾难时才在短时间内进行一些防范措施的宣传和介绍。随着科学技术与信息技术的发展，人们眼界越来越广，因此，在广播、电视、网络、报纸等媒体宣传急救知识和传授基本的急救技术是值得实施的。为增长居民急救常识与居民急救防患意识，政府部门要高度重视，借助行政干预手段，组织长期的、有效率的宣传活动，可通过农村广播、宣传栏等宣传急救知识，可利用"医疗下乡""防灾减灾日"等活动发放急救相关资料，可利用当地医务人员或经过培训后的农村干部采取有针对性的、切合实际的培训方式，教会老年人采取适当的救护措施，避免延误急救时机。

（二）大力开展健康教育，改变传统观念

调查得知，虽急救电话知晓率为76.3%，但家中出现危急患者时能够拨打急救电话者仅为34.6%。在这其中，有一半以上的人拨打急救电话出现差错，一般拨打120时大多只会交代事发地点，而有些老年人却不知如何交代患者的一般状况，交代患者情况和留下联系方式的人非常少；同时他们对于国际急救标志SOS的知晓率不足三分之一。现实生活中人们用到SOS的机会较少，但使用过此标志求救的人，也不一定明白其意思。

目前农村留守老年人中仍有不少人被封建迷信的思想所影响，不拨打急救电话，就近找村医，除了距离近、花钱少，其中一个主要原因就是家属主观意愿。农村居民，尤其是留守老年人普遍有"在医院死亡后尸体不能回家""老人在外咽气则子孙不孝"等观点。时常有一些平日身体健康的老年患者突发疾病，因家属主观意愿，延误了最佳的治疗时机。在这个社会主义新农村精神文明建设的时代，应大力开展医学科普和健康教育，传播科学思想，普及科学知识，改变农村居民的思想观念，提高农民素质。

(三)加强和完善农村基层急救网络的建设

农村一般比较偏远、交通不便,而大多地区仅是在县医院、县中医院设置急诊站,乡镇尚未普及。大多乡镇卫生院及村卫生室急救设备简陋、陈旧、缺乏,加上缺乏技术和管理而不能发挥正常运转功能。在农村出事地点常常与急救医院距离远,发生危急情况后一般未经现场急救措施,就把患者送到医院治疗,甚至舍近求远,这将严重影响到许多急症患者的救治,甚至使许多患者失去抢救的宝贵时间。农村基层急救工作是三级急救网络的重要组成部分,在院外急救和突发公共卫生事件中扮演着重要角色,建议乡镇卫生院设急救站,主要负责所在服务范围的现场抢救和一般院内急救,并参加一二级急救网间的途中护送。因为村卫生室点多面广,处在三级防治网的最前沿,有利于开展首援救护任务,因此需要加强村卫生室急救技术和急救设备的建设。农村基层医疗卫生人员是农村急救的中坚力量,应定期对其进行急救知识培训及模拟演练,强化急救意识,树立时间观念,让其充分掌握早期应急处理能力,为患者赢得宝贵的诊治时间,而不是盲目运送和等待。由此而形成的三级急救网络,将成为农村开展急救医疗的依托和后盾,在急救指挥中心的统一协调指挥下,保证急救工作的顺利进行,这将使农村急救工作更加科学合理,也将促进急救事业的健康发展。

第五节 武陵山区老年患者社区卫生服务需求研究

下肢慢性溃疡(CLU)是好发于足部和小腿的慢性迁延性溃疡,武陵山片区发病率较高。根据我们前期研究结果提示,本地区农村老年人中 CLU 患病率达 1.8%。调查发现,武陵山片区老年 CLU 健康保健知识和伤口护理知识欠缺,致使生活自理能力和生活质量不容乐观。为探索适合农村贫困地区社区卫生服务的可行性,我们于 2013 年 4 月—2013 年 8 月在武陵山片区的偏远地区采用病例收集、问卷调查、实地考察等方法,对老年 CLU 患者进行了调查,以便为他们提供相应的帮助和指导,从而提高他们的生活质量。

一、对象与方法

(一)调查对象

根据武陵山片区经济发展水平及本研究的实际情况,采用便利抽样的方法,在湖南湘西土家族苗族自治州、重庆秀山县、湖北恩施、贵州铜仁四个地区中选择患有下肢慢性溃疡的老年人作为调查对象。调查对象的纳入标准：：①年龄为 60 岁及以上老年人；②确诊为各种非恶性肿瘤所致的 CLU；③排除严重精神疾病者；④患者知情同意。

（二）调查内容和方法

调查内容包括：①一般资料；②伤口状况调查，如 CLU 的病因、并发症情况、诊治过程、卫生机构在诊治过程中的角色等；③健康知识知晓度，包括老年患者对下肢慢性溃疡疾病的掌握情况、健康知识及技能的来源等；④诊疗需求与意愿；⑤对社区卫生的意见或建议；⑥患者可以获得社会支持的情况等。调查人员为吉首大学师生和社区卫生中心工作人员，无沟通困难，统一规范进行调查并及时记录。所有资料应用 SPSS13.0 统计软件进行录入及分析。

二、结果

（一）老年 CLU 患者的一般情况

此次接受调查的武陵山片区老年 CLU 患者合计 25 例，其中女性 11 例，男性 14 例；年龄为 71.5 ± 10.3 岁，年龄分布从 $60 \sim 93$ 岁，中位年龄为 67.9 岁；土家族 11 例，苗族 9 例，其他民族 5 例；职业分布：农民 21 例（84.0%），其他 4 例；CLU 患者自评心理状况：悲观者 16 例（64.0%），一般状态 5 例，无所谓 3 例，乐观者 1 例。本调查共涉及 7 家社区医疗机构，其中全部社区医疗机构均可处理开放性伤口，均未开展专科门诊。

（二）伤口状况及相关知识、技能获得情况

CLU 伤口类型：糖尿病足所致的感染伤口 10 例（40.0%），下肢静脉曲张所致溃疡伤口 6 例（24.0%），蛇咬伤溃疡伤口 4 例（16.0%），其他类型的慢性伤口 5 例（20.0%）；CLU 患者病程长度为 9.5 ± 2.7 个月。7 例患者（28.0%）在伤口治疗护理的问题上从未就诊于社区医疗机构，其他 18 例患者均因不同问题曾向社区医院寻求过帮助（见表 6 – 12）。8 例患者（32.0%）出现了伤口并发症，6 例曾就诊于社区医疗机构，3 例患者在社区医院痊愈。

表6－12　18例老年患者向社区医院寻求帮助情况

项目	寻求帮助	实际获得帮助	构成比(%)
日常生活指导	17	12	70.6
伤口换药	15	10	66.7
用药指导	16	9	56.3
并发症处理	7	3	42.9
护理产品的选择指导	11	4	36.4
家庭访视	8	2	25.0

(三)老年患者社区卫生服务需求现状

1.老年患者对卫生服务需求

老年患者希望得到社区卫生机构服务的3位主要项目依次是：生活指导、换药技巧、伤口的观察治疗和护理（见表6－13）。

表6－13　老年患者的社区卫生服务需求项目($n=18$)

需求项目	例数	构成比(%)
日常生活指导	17	94.4
伤口换药指导	15	83.3
并发症的观察与处理	11	61.1
伤口周围护理产品的选择	7	38.9
心理护理	6	33.3
其他需求	4	22.2

2.老年患者不愿就诊的原因

老年患者不愿就诊的3位主要原因依次为：医疗质量和条件有限、缺乏专科医师影响医疗服务质量及医务人员医德医风欠缺（见表6－14）。

表6-14　老年患者不愿意到社区医院就诊原因(n=18)

原因	例数	构成比(%)
医疗水平和条件有限	17	94.4
没有专科治疗师	12	66.7
服务质量和态度不及大医院	10	55.6
不能提供心理护理、社会支持等	7	38.9
其他	3	16.7

3.老年患者对卫生服务的建议

老年患者对卫生服务的3位主要建议依次是：提高医疗质量、改善服务条件和医疗服务态度、帮助选择伤口治疗及护理产品(见表6-15)。

表6-15　老年患者对社区医院的建议(n=18)

建议	例数	构成比(%)
提高医疗水平和条件	17	94.4
改善服务质量和态度	10	55.6
代买伤口护理产品	9	50.0
提供患者联谊会的消息	5	27.8
提供心理护理	3	16.7
其他	2	11.1

三、讨论

下肢慢性溃疡属于一种难治性伤口创面，发病率较高、病程长、反复发作、预后差，严重影响患者的健康与生活质量。传统的治疗方案缺乏专业理念、先进的技术以及伤口治疗材料，导致伤口愈合不良。在民族地区的偏远农村，因多方面原因，有的老年 CLU 患者在疾病开始时就放弃治疗，导致了严重的后果甚至发展到截肢，这是民族地区 CLU 伤口治疗质量不高的重要原因。随着伤口治疗技术的发展，有最优治疗方案理论，最优伤口材料选择，最优伤口处理的技能，可缩短伤口治疗时间，减少治疗费用，减轻患者痛苦，改善患者治疗预后。通过对患者进行社区干预，明显提高生活质量，且患者的各项消费降低。本调查结果显示，老年CLU患者从社区医院获得的帮助是相对有限的，甚至有28.0%的老年患者从未到社区医院就诊。而向社区医院寻求帮助的患者中，大部分并不能够切实得到帮助和诊治，仅有70.6%的患者能够得到饮食及日常生活指导；66.7%的患者可以得到伤口换药的指导，36.4%的患者得到了伤口护理产品选择的指导；能在并发症处理方面，仅有42.9%的患者在社区医院得到了诊治和护理。老年CLU患者不愿意到社区医院就诊的原因中，质疑社区医疗水平有限居第一位，他们需要具有相关专业知识的医护人员进行健康指导，对其伤口进行处理、防治并发症，提供社会支持和心理安慰。

　　本调查结果显示，老年CLU患者获得社区医院的帮助率偏低，特别是家庭访视，只有25.0%的患者得到了社区卫生人员的家庭访视。研究显示，家庭访视能提供有效健康指导，减少并发症，维持正常的社会功能。因此，社区医院应建立全面患者档案，并对其进行监测及健康指导。老年患者的需求主要集中在生活指导、处理伤口、防治并发症、伤口用品的选择、心理咨询等方面。通过对老年CLU患者不愿意到社区医院(乡镇卫生院)就诊的原因和社区医院的服务现状进行分析，不难发现，造成患者不就诊的原因主要是老年CLU患者的需求、想法和医疗服务水平之间的矛盾，所以他们常常舍近求远，到大医院去就诊。患者表示，专业技术强的大医院距离远、费用贵，就诊手续麻烦而且医保使用有限制。因此，如果在基层医院有伤口处理技能，并能够为患者治疗并预防并发症，那么大多数患者没必要为了简单的伤口治疗而到大医院去治疗，避免浪费过多的财力和精力，从而真正实现"大病在医院，小病在社区"的医疗卫生工作方针。

　　老年CLU患者身体迹象的改变会很大程度地影响到患者的社交功能，造成患者心理、家庭、社会等多方面的影响。近年来，老年CLU患者的人数越来越多，随着医疗技术水平的进步，老年CLU患者的生存时间也越来越长，人们对生存质量的期望也越来越高，因此，基层卫生服务机构需要为患者提供健康指导，安抚家庭和疏导社会关系的责任，切实落实好基层医疗卫生职能。老年CLU患者是高需求人群，但同时又是支付能力较差的人群，目前的医疗服务远远满足不了他们的需求。随着家庭日趋小型化，家庭功能不断弱化，家庭照料能力日见不足。因此，以健康为中心，以需求为导向，大力发展社区卫生服务和社区护理，为老年人群提供便利、实惠、经济、有效、贴近生活的卫生服务的趋向已势在必行。今后对武陵山区要不断推广合作医疗保险制度，加强对民族地区居民的健康知识的宣传和卫生健康知识的指导，使老年患者能够获得科学有效的信息和知识，有效地帮助他们面对疾病，提高抗病治病的能力。

第六节　武陵山区脑卒中社区康复现状及影响因素分析

据世界卫生组织统计，全球脑卒中后患者有 2500 多万。随着生活水平的提高，我国脑卒中患病率逐年增高，主要集中在 40 岁以上人群。该人群中罹患脑卒中的人高达 1036 万，病死率一直处于上升趋势，同时存活患者中后遗症较为多发，约有 75% 的人不同程度地出现认知、运动、生活等方面的障碍，严重影响日常生活自理能力和患者的生活质量，给社会、家庭和个人带来沉重负担。据大量研究表明：社区康复有助于改善患者身体和精神状况，促进脑卒中患者功能的恢复，提高其生存质量和各项功能，使脑卒中患者从中受益并回归家庭和社会。为了解武陵山民族地区脑卒中患者现状，为脑卒中患者进行社区康复提供帮助，本课题组在武陵山内选取湘西民族地区为调查对象，调查了脑卒中患者情况，结果如下。

一、研究对象与研究方法

（一）对象

本次调查采用分层抽样，在湘西民族地区如泸溪、凤凰、花垣及吉首等 7 县 1 市中开展调查，抽取该区域内脑卒中急性期后患者 206 名。其中女性 76 人，男性 130 人。

（二）方法

进社区入户问卷调查。调查表采用自制《湘西地区脑卒中患者现状及需求调查问卷》，问卷内容包括：基本情况、康复现状、康复需求。调查前需培训调查员，统一调查方法，在社区进行实地调查的同时发放问卷，由调查员询问并代为填写，问卷填写完毕后当场回收。问卷多次经专家论证，并在预调查后进一步修改。

二、结果

（一）基本情况

206 份调查问卷中，男性 63.1%，女性 36.9%；汉族 34.5%，苗族 31.1%，土家族 98.6%。文化程度初高中及以下占 73.8%。发病后工作状态以离退休病休居多，占 75.7%。被调查者经济收入大多数以月收入小于 3000 元为主，占 93.2% , 其中月收入小于 1000 元的占 36.4% ; 被调查者因脑卒中产生的经济开销集中在 5000 ~ 14999 元的占 40.8% , 超过 15000 元的占 28.6% 。运动功能障碍、日常生活障碍及语言障碍是居于前三位的主要功能障碍, 见表 6 - 16。

表 6 - 16　脑卒中后功能障碍情况

项目	运动障碍	日常生活障碍	语言障碍	认知障碍	吞咽障碍	其他	基本正常
人数/个	123	96	72	37	34	7	53
构成比/%	59.7	46.6	35	18	16.5	3.4	25.7

(二) 康复认知情况

在 206 名脑卒中患者中, 有 4 名(1.9%)患者对社区康复非常了解, 35 名(17.0%)患者对社区康复一般了解, 71 名(34.5%)患者不了解社区康复但听说过, 96 名(46.6%)患者没听说过社区康复。关于社区康复的了解途径, 调查显示, 51.8% 通过住院医生了解, 11.8% 通过医学书籍了解, 28.2% 通过电视广播了解, 20% 通过社区宣传了解, 30.9% 通过亲人邻里告知(图 6 - 1)。

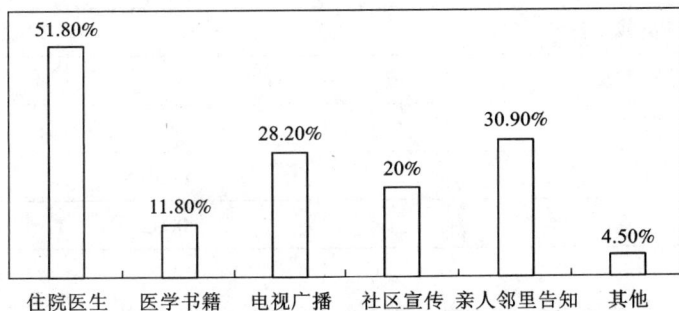

图 6 - 1　脑卒中患者对社区康复的了解途径

(三) 康复现状

53 名(25.7%)患者接受过社区康复, 153 名(74.3%)未接受过社区康复。53 名患者中, 31 人接受过康复知识普及, 34 人接受过康复训练, 10 人接受过康复转介服务, 27 人接受过康复治疗。206 名患者中, 家庭成员支持参与社区康复的 150 人(72.8%), 不支持的 56 人(27.2%)。

（四）脑卒中患者对社区康复需求的单因素分析

把接受社区康复作为对社区康复服务需求与否的标准，对性别、年龄、居住地、民族、文化程度、婚姻状况、子女情况、职业、工作状况、月收入、医疗费用承担方式、卒中类型、患病时间、卒中次数、对社区康复的认知、是否受过专业的康复指导、是否定期进行康复治疗或锻炼、社区康复治疗卒中经济开销、是否享受过相关政策优惠、对社区康复支持态度、所在社区康复站的有无等可能影响到脑卒中患者接受社区康复的因素用卡方检验进行单因素分析。结果显示，职业、医疗费用承担方式等 10 个因素可能是影响脑卒中患者需要（接受）社区康复的主要原因（表 6 - 17 ~ 表 6 - 22）。

表 6 - 17　脑卒中患者从事职业因素的统计结果（人数）

职业	是否接受过社区康复	
	是	否
农民	12	69
个体户	9	17
工人	7	18
公务员或干部	17	37
公司职员	6	4
其他	2	8
c^2	13.445	
R 值	0.020	

表 6 - 18　医疗费用承担方式因素的统计结果（人数）

医疗费用承担方式	是否接受过社区康复	
	是	否
公费医疗保险	1	19
社会医疗保险	36	46
农村合作医疗保险	14	74
自费	1	13

续表 6 – 18

医疗费用承担方式	是否接受过社区康复	
	是	否
商业医疗保险	1	1
c^2	26.258	
R 值	0.000	

表 6 – 19 卒中次数因素统计结果（人数）

卒中次数	是否接受过社区康复	
	是	否
1 次	25	111
2 次	20	32
3 次	2	2
3 次以上	6	8
c^2	11.636	
R 值	0.009	

表 6 – 20 脑卒中患者对社区康复认知因素统计结果（人数）

对社区康复认知	是否接受过社区康复	
	是	否
很了解	1	3
一般了解	21	14
不了解但听说过	27	44
没听说过	4	92
c^2	50.492	
R 值	0.000	

表 6 - 21　家庭成员对参加社区康复的支持态度因素统计结果

家庭成员是否支持	是否接受过社区康复	
	是	否
是	46	104
否	7	49
c^2	7.043	
R 值	0.008	

表 6 - 22　社区是否有康复站因素统计结果

社区是否有康复站	是否接受过社区康复	
	是	否
是	8	5
否	45	153
c^2	9.312	
R 值	0.002	

（五）脑卒中患者对社区康复需求的多因素分析

以脑卒中患者是否接受社区康复作为二分类因变量，继续选择性别、职业等因素为自变量，并根据其建立多重线性逐步回归模型，筛选出对接受社区康复有影响的因素，并通过比较各因素，得出各因素影响程度的大小。结果显示对社区康复的认知、卒中次数、是否享受过相关政策优惠、家庭成员对社区康复支持态度、是否定期进行康复治疗或锻炼身体等 5 个因素对是否接受社区康复有显著性影响，见表 6 - 23。

表 6 - 23　所得的标准化及非标准化的回归系数

变量	偏回归系数	标准误	标准化偏回归系数	t 值	P 值
常数项	1.12	0.158		7.084	0.000
对社区康复认知	0.217	0.033	0.400	6.609	0.000

续表 6 – 23

变量	偏回归系数	标准误	标准化偏回归系数	t 值	P 值
卒中次数	−0.093	0.031	−0.178	−2.967	0.003
是否享受过相关政策优惠	−0.228	0.059	−0.261	−3.864	0.000
家庭成员对社区康复支持态度	0.151	0.062	0.153	2.424	0.016
是否定期进行康复治疗或锻炼	0.132	0.059	0.147	2.225	0.027

三、讨论

在湘西地区 7 县 1 市以多个社区为基础对脑卒中患者是否接受社区康复情况进行调查。据其显示，仅 25.7% 的患者接受过社区康复，很了解和一般了解社区康复的患者仅有 18.9%，没听说过社区康复的患者约占 46.6%，表明该地区脑卒中患者接受社区康复的情况很不理想，脑卒中患者对社区康复的了解比较少，知晓率较低。在对社区康复了解途径的调查中发现，住院期间，医护人员对患者的宣传是主要途径，电视广播和社区宣传的力度却远远不够。这些研究发现与国内其他地区的一些研究报道基本类似，提示我们在以后的工作中可以借鉴其他地区社区康复开展的相关经验，比如应加大加强社区宣传力度，并针对脑卒中人群采取合适的方式方法。

在当今信息化时代，当地政府应充分利用电视广播甚至网络等新媒体进行社区康复方面的宣传，提高知晓率。

在被调查的 206 名患者中，仅有 13 名（占 6.3%）患者居住的社区有康复站。而据臧振君的研究可知，北京市朝阳区在 159 个社区卫生服务站开展脑卒中康复训练，在 280 个社区建立了社区康复站，配置了经济适用的康复器材、辅助器具及知识读本。对比发达城市的社区康复开展力度，湘西地区的社区康复服务覆盖率太低，需要加大资金投入，建立多个社区康复站，配备相应社区康复服务资源，提高社区康复服务的普及率。

湘西地区是湖南省少数民族区域中主要的欠发展地区和生态脆弱地区。调查得知脑卒中患者的职业、医疗费用承担方式、家庭成员的支持态度均对其是否参加社区康复有一定影响，故经济因素是制约湘西地区脑卒中患者参加社区康复的一大重要因素。相关研究认为，中西部和广大农村的不少地方十分落后，社区康复服务无法获得必要的财政支持和社会筹资机制。据调查显示，被调查者中 146 名患者（占 70.9%）对社区康复政策表示不满意，176 人（占

85.4%）感觉当地政府对社区康复的态度不重视，可见国家要加大对中西部地区及经济落后地区的投入及相关政策支持，当地政府应积极筹备多方资源，推出惠民政策，争取早日实现人人享有社会康复服务。

影响湘西地区脑卒中患者接受社区康复的主要因素：人们对社区康复的认知、卒中次数、是否享受过相关政策优惠、家庭成员对社区康复支持态度、是否定期进行康复治疗或锻炼。其中对社区康复认知、家庭成员对社区康复支持态度、是否定期进行康复治疗或锻炼的标准化偏回归系数分别为 0.400、0.153、0.147，均为正向影响，说明对社区康复的认知程度越高、家庭成员的支持态度越强、定期进行康复治疗或锻炼的次数越多，接受社区康复服务的机会就越大。卒中次数的标准化偏回归系数为 −0.178，呈负向影响，原因可能是卒中次数越多，患者身体状况及各项肢体功能越差，康复可能性越小，故接受社区康复的概率也就越低。是否享受过相关政策优惠的标准化偏回归系数为 −0.261，呈负向影响，原因可能为湘西地区社区康复服务以及相关知识普及率低，不能满足脑卒中患者实际需求，享受相关优惠政策多的患者可能经济条件相对较好，选择的可能是医院康复科等疗效较好的康复机构。

四、结论

湘西民族地区脑卒中患者对社区康复的知晓率低，接受社区康复情况不理想，社区康复服务的覆盖面十分有限，需要加大康复知识的教育力度和进一步开展社区康复。

第七节　武陵山区老年人健康教育对策

我国早已步入老龄化社会，社会及家庭对老年人的生存质量问题关注较多，研究和关注老年人健康已成为保健事业的重要内容。世界卫生组织提出健康老龄化不仅表现在老年人生命的延长，更重要的是表现在生活质量的提高。开展社区老年人健康教育是维持老年人生活质量，实现健康老龄化的重要保证。本文旨在探讨农村社区老年人健康教育中存在的问题，探索符合少数民族地区实际情况的老年人健康教育策略，以便更好地开展老年人群的保健工作，实现世界卫生组织提出的"健康老龄化"的战略目标。

一、农村老年人健康教育的制约因素

(一) 农村老年人文化水平低、健康观念陈旧

文化教育水平的高低，影响人们的健康意识和生活方式，进而也直接影响健康状况。我国农村老年人受教育程度低。根据 2000 年全国抽样调查显示，87.4% 的农村老年人未接受初等教育，82.9% 的农村女性老年人根本没进过学校。而且，年龄越大受教育程度越低。这种低文化素质状况可能给健康教育带来一定的负面影响：一是低文化素质造成健康观念陈旧，不易接受新的医学模式和健康观念；二是较低的文化水平以及与之相应的理解和接受能力必然影响健康教育的实际效果与效率。

社区老年健康教育是一种工作落脚点在于老年人，以老年人的健康为中心的一种教育方式。而且，老年人接受不接受，满意不满意这种教育模式是最终检验社区健康教育工作成功与否的重要标准。因此，老年人对这项工作的态度至关重要。农村老年人由于文化程度偏低，健康观念陈旧，受知识水平的限制，对健康的认知绝大多数还停留在"有病才去就诊"的层面，没有意识到可以通过自身行为的改变去防止一些慢性病的发生。很多老年人对医疗诊治也存在一些不现实的期望，如"一生病，医生或药物治疗就能治好这种疾病"，故可知一般很少有人会注意到通过自我生活方式的控制来维持健康。民族地区老年人对卫生服务的需求仍以传统的"疾病—医疗"模式为主，而不是社区卫生服务所强调的"健康—预防"模式。所以，他们对于健康教育和健康咨询的接受性并不是很理想，自我健康意识淡薄，缺乏学习健康知识的积极性与主动性。

(二) 农村老年人经济来源有限、保健措施难以实施

农村老年人收入来源单一，其生活主要依靠家庭其他成员。根据 2000 年老年人口的抽样调查显示，农村老年人为自己存养老金的比例仅为 7.8%，平均存款额只有 682.02 元，农村老年人个人月消费支出平均只有 65.40 元，这种收入水平和支付能力要抵御疾病风险显然是相当困难的。因此，"生病没钱治病"已成为农村老年人最担心的问题，有高达 50.6% 的农村老年人表现为比较担心和非常担心，毫不担心的所占的比率仅仅 19.7%。对民族地区老年人来说，常年患病的比率高，许多人是多病缠身，每年医疗费用的支出更是一笔庞大的开支，无病时生活收支尚可持平或者生活费难以凑齐，遇到疾病就更加无能为力，只能依靠自己硬撑，"小病抗、大病拖"。有些老年人一旦染上重病，就会有等待病情的加重甚至病情加重到无法治愈的情况发生，最终导致带着遗

憾痛苦地离开人世。特别是西部农村大多数地方属经济不发达的老、少、边、穷地区，居民收入很低，所以诊疗疾病费用使老年人难以承受。疾病使这一些老年人因病返贫，家庭无法脱贫，同时在某些区域，许多与老年人健康有关的保障措施根本无条件实现。

(三)不健康的民族宗教习惯直接影响着健康教育的顺利发展

据统计显示，我国 56 个少数民族中有 34 个主要分布在西部 8 省、区，而这些民族都有着各自不同的风俗习惯和宗教信仰，但其中的不良生活习惯一时间很难用说教的方式来改变，这就给健康教育带来了一定的困难。

(四)农村卫生资源有限，缺乏必要的专业人才

健康教育是影响农村社区居民健康认知、行为水平的重要因素。从目前开展农村社区健康教育情况看，除县级医疗机构及防疫部门参与健康教育外，真正在基层农村系统开展这项工作的不多，这与市场经济对医疗保健部门的冲击有关。这些社区农村卫生技术人员业务素质较低，专业知识更新慢，健康教育相关工作多数由没受过专业培训的人员兼职，使得社区的业务水平已不能适应当前农村卫生服务的需求。

老年人健康教育不仅涉及老年人的生理心理特点、老年常见病防治等知识，而且还涉及社会学、传播学、美学等诸多学科领域，这在客观上要求教育者要具有良好的专业素质和敬业精神。而乡村医护人员大多专业技术水平偏低，他们大多数从未接受过健康教育培训，缺乏基本的健康教育知识和技能，且乡镇卫生院大专以上学历的卫生技术人员只有 10.4%，无专业学历人员高达 36.4%。这些专业素质状况都影响着健康教育的发展与提高。

二、开展农村老年人健康教育的对策

(一)提高认识，明确政府在老年人健康教育中的作用

在我国农村，无论是合作医疗还是医疗救助，目前需要解决的主要是医疗费用问题。但医疗费用保障显然不等于健康保障。现代健康保障应抛弃以疾病治疗为中心的生物医学模式，成为一种以社区健康为中心，以全科医疗为主体的整体健康服务提供系统。随着人类健康观的发展，越来越多的国家把卫生政策的重点由疾病治疗转移到疾病预防和健康促进。日本从以往的两次国民健康运动"黄金计划""新黄金计划"和 2000 年开始实施的介护保险制度以及"健康日本 21"，都强调老年人健康教育和健康促进的重要性。德国、瑞典等国家也

十分重视老年人健康教育。根据我国农村现实的经济社会条件得知,老年人健康教育需要政府的积极作为。各级政府应将老年人健康教育纳入社会政策议程,从政策上对老年人健康教育给予明确规范和支持。从财政上给老年人健康教育予以资金支持。同时,政府还应利用自身的权威和组织资源,对农村老年人健康教育进行组织引导,这对居住分散、组织化程度低的农村来说是十分必要和有益的。总之,这些都需要通过政府机构的组织领导、制定政策法规、财政支持、部门协调等行政干预来支持和推动农村老年人健康教育工作。

(二)激发老年人健康意识、增强老年人的认识功能

人的健康意识受一定经济水平、社会文化背景的制约,民族地区农村老年人对健康的理解不全面,自我保健意识差,保健行为能力低。因此,要通过健康宣教等多种手段转变老年群体的健康观念,提高老人的健康意识和自我保健意识。老年人对自身健康状况的自我意识直接关系到他们的健康程度,如果能够提高老年人的保健意识、预防疾病意识和积极治疗疾病的意识,那么健康状况就会有很大提高。与药物相比,普及健康教育,提高自我保健能力,对于早期发现、早期诊断、早期治疗疾病尤为重要。通过健康教育,改变不良的生活方式和行为,尤其对慢性病高危人群进行早期干预,提高老年人对健康保健重要性的认识,从依靠医疗机构的"依赖型"向依靠自己的"主动型"转变。这样既能够保证老年人的身心健康、促进我国的健康老龄化工作,又能够为国家节约医疗费用支出。

随着年龄的增加,老年人感觉器官接受和感知信息的能力下降,对各种记忆信息的储存也会产生影响,同时随着老化的进程,神经系统的结构和功能发生一系列变化,使得老年人出现反应速度变慢、思维改变、语言沟通障碍等一系列问题。因此,健康教育要由浅入深、循序渐进,找到与认识功能相关的影响因素,这对预防脑功能衰退、脑萎缩和记忆力减退的发生有重大意义。对知识的反复练习以及批判性思维方法,可以增强大脑的功能。可采取主动学习和训练记忆的方法,如联想法、归类法等,重点内容反复指导,加深理解,提高记忆,掌握知识。同时注意指导老年人自我保健,坚持脑力劳动和记忆训练,充分利用记忆方法,保持稳定情绪,心情愉快,坚定信念,便可提高记忆力、延缓记忆衰老。

(三)结合农村老年人的特点,提高健康教育的针对性

在老年人健康教育实施过程中,要根据农村老年人的生活环境和自身特点以及实际情况等来选择合适的内容和适当的形式。要了解和评估老年人健康知

识和行为的现状，协助老年人共同确定其学习需要，建立学习目标。在健康教育的内容上应重点关注：①指导老年人选择合理的生活方式，如营养、饮食、健康行为的建立及体育锻炼的参与等传播现代健康观念；②提高老年人自我保健意识，培养健康责任感；③传授老年常见疾病的防治知识、扩大疾病知识的知晓率；④指导农村老年人合理用药、普及用药知识。健康教育要因人而异，应根据不同的需求选择不同的内容为原则。在教育方式上我们要将农村老年人的文化背景、生活方式、接受能力充分考虑进去，以简单易懂、易于接受方式为原则，包括群体教育、家庭教育、小组教育及个体教育等。对于共性的问题可采取群体教育并有计划地循序渐进，对不同个体同一疾病的不同阶段，应结合个体教育给予指导。教育方法可灵活多变，如语言教育、健康教育、书面教育、示范教育、宣传栏等。多鼓励和引导听力减退、动作迟缓的老年人，并有耐心地反复讲解；有的老年人性格固执，对他们的健康教育就必须要热情耐心，尊重老人的人格，用职业魅力感染他们，以促成健康教育目标的实现。

(四)健全组织管理，提高社区健康教育实效性

良好的组织管理有助于老年人健康教育效果的实现。在建立健全老年人健康教育机构，完善健康教育网络的基础上。成立以政府牵头，相关职能部门参与的老年人健康教育领导小组，负责行政领导和协调工作。利用现有农村卫生保健资源的基础上完善的县、乡、村三级健康教育网络。建立目标责任考核制度以明确工作责任。必须动员和利用各种资源对农村老年人进行健康教育，因其内容和范围极其广泛，是一项复杂的系统工程，单靠医护人员及卫生部门并不能完成的事情。物质资源方面，在除开政府的财政支持外要积极争取民间团体和企事业单位、社会捐赠以及新农村建设中的相关经费支持，扩大资金来源渠道。可以利用农村社区的一些现有资源如设施、场地、器材来进行健康教育。组织资源方面，在以乡镇领导牵头组成老年人健康教育组织网络的基础上，将社区卫生、老龄、教育、财政、民政以及乡村老年人协会等组织整合起来。人力资源方面，在以乡镇卫生院和村卫生服务站的医务人员为骨干的基础上，充分发挥乡村学校教师、健康社区居民及教育的志愿人员，充分发挥其积极作用。通过对健康教育人员的业务培训来实现良好的个性品质和沟通能力的培养。另外可以在政府干预下试行城市医生到农村社区的轮换制度，也可以选派健康教育专家去农村指导。为解决社区老年卫生服务工作中医务人员对老年服务的知识相对欠缺的问题，建议在社区卫生服务人员中就围绕老年服务的需要进行相关培训。培训内容包括以下几点：一是老年社会学中的老年人口年龄划分标准及其现状、人为什么衰老的生理基础知识、社会福利的机制、社会保

障、老年人的社会角色、社会养老模式、老年文体活动、老年群体交际、老年婚姻、老年生死价值观、老年临终常识等。二是老年心理知识及身心特点、老年养老模式、生活环境对心理的影响、老年常见心理问题及其解决、老年心理咨询工作的特点如对待疾病、离退休、孤独、衰老、丧偶、离异、家庭关系、人际关系、信仰、财物、壮志未酬、生与死的态度。三是老年保健常识，主要内容包括：老年常见疾病的治疗与预防、运动保健常识与方法、延年益寿的生活方式、饮食保健常识与方法、心理保健常识与方法。

老年人健康水平的提高，生活质量的改善，实现健康老龄化须深入开展农村老年人健康教育。目前影响着农村健康教育顺利发展的因素有农村老年人文化水平低、健康观念陈旧、农村卫生资源欠缺、专业的卫生人才甚少等问题。因此，应在政府的支持下结合农村老年人的特点健全组织管理，提高老年人自身健康意识，增强认识功能，有效地提高社区健康教育的针对性和实效性。

附表 6 - 1:

老年人健康相关问题调查表

尊敬的老年同志:您好!

　　首先,谢谢您抽空填写这份调查表。本研究的目的是为老年人的健康促进作前期论证。此次所获资料纯为学术研究之用,问卷上不留名字,您回答的内容保密。您的回答没有对错之分。我们诚挚邀请您的参与,您宝贵的意见对本研究有很大的帮助和价值。

　　衷心谢谢您的支持与合作。敬祝身体健康!

编号:　　　　　　　　　　　　　　　联系电话:
住址:省县/市乡/区村/街道

一、一般资料

1.性别:　　　①男　②女

2.民族:

3.年龄:　　　　　岁

4.婚姻状况:
①未婚　②已婚　③再婚　④分居　⑤离婚　⑥丧偶独居

5.教育程度:
①文盲　②半文盲(识字但未上过学)　③小学
④初中　⑤高中　⑥大专　⑦本科及以上

6.60岁以前主要从事的职业:　　　①以体力劳动为主　②以脑力劳动为主

7.是否是离退休人员:　　①非离退休人员(无工作单位)　②退休

8.您每月的经济主要来源(占60%经济来源)(单选):
①退休金　②积蓄　③配偶供给　④子女供给　⑤政府救助

9.您每月的收入与支出情况:
①尚有结余　②收支平衡　③收入难以维持生活,靠政府救济度日

10.您享受哪一种医疗保健制度?
①公费　②劳保　③半公费半劳保　④医疗保险
⑤合作医疗　⑥全自费　⑦其他　⑧不知道

11.您最近一次由医生做健康体检距现在有多久?

①<1年　②1年　③2年~5年　④>5年　⑤从未体检过　⑥不知道

12.您每月收入是?

①小于300元　②300~500元　③500~800元　④800~1000元

⑤1000元以上

13.您吸烟吗?　　①否　②是

14.您经常饮酒吗?　①否　②是

15.您的饮食习惯:

①普通　②嗜咸　③嗜甜　④嗜辣　⑤喜欢吃油炸食品

16.居家情形:

①住福利院　②独居　③夫妻共居　④和子女住一起

⑤子女外出务工和孙辈一起生活

17.近一年主要居住在:　①农村　②城市

二、健康状况

1.您的睡眠状态如何?

①从无失眠　②偶有失眠　③有时失眠　④经常失眠　⑤每晚失眠

2.您的视力如何?

①很好　②较好　③一般　④较差　⑤很差

3.您的听力如何?

①很好　②较好　③一般　④较差　⑤很差

4.牙齿残缺程度:

①不缺　②部分缺　③全缺

5.您的食欲怎么样?

①很好　②较好　③一般　④较差　⑤很差

6.您近年来的人际关系处理:

①很好　②较好　③一般　④较差　⑤很差

7.近年来,您思考问题或用脑时,思维的清晰度、反应的敏捷性如何?

①很好　②较好　③一般　④较差　⑤很差

8.您对自己的健康状况总的满意程度是:

①非常满意　②比较满意　③过得去　④不太满意　⑤很不满意

9.您经常感到不安、忧郁或自卑吗?　①否　②是

10.您身体疼痛吗?

①从不　②偶尔　③经常(疼痛部位　　　　　)

11.您遇到烦恼时的倾诉方式:

①从不向任何人倾诉　②只向关系极为密切的几个人倾诉

③如果朋友主动询问您会说出来

④会主动倾诉自己的烦恼,以获得支持和理解

12.您遇到烦恼时的求助方式:

①只靠自己,不接受别人帮助　②很少请求别人帮助

③有时请求别人帮助　④有困难时经常向家人、亲友、组织求援

13.您是否经医生确诊患有慢性病?　①否　②是

您近半年内是否患有以下疾病,严重程度如何?

	是否有		严重性		
	否=1	是=2	轻=1	中=2	重=3
高血压	1	2	1	2	3
冠心病	1	2	1	2	3
脑血管病	1	2	1	2	3
慢性阻塞性肺病	1	2	1	2	3
慢性胆囊炎/胆石症	1	2	1	2	3
慢性支气管炎	1	2	1	2	3
风湿性关节炎	1	2	1	2	3
白内障	1	2	1	2	3
糖尿病	1	2	1	2	3
恶性肿瘤	1	2	1	2	3
慢性肾病	1	2	1	2	3
慢性胃肠病	1	2	1	2	3
心理疾病	1	2	1	2	3
老年痴呆症	1	2	1	2	3
慢性肝炎	1	2	1	2	3
前列腺增生(男性)	1	2	1	2	3
其他:请写明	1	2	1	2	3

14.是否进行了治疗:　①否　②是

若否,主要原因:

①无有效治疗措施　②经济困难　③自感病轻

④年纪大了没必要　⑤交通不便　⑥没时间

15.如进行了治疗，采用什么方式：

①自行买药医疗　②找医生看病　③自我医疗和找医生看病　④迷信方法

16.目前该病的状况：　①痊愈　②好转　③未愈

17.您经常就诊单位：

①村卫生室(包括：社区卫生服务站)

②卫生院

③县级医院

④市级及以上医院

⑤私人诊所

⑥其他

18.选择上述单位主要原因：

①距离近　②价格低　③服务好　④定点单位　⑤有熟人　⑥其他

19.家离最近医疗机构距离：

①1 公里以内　②1～2 公里　③2～3 公里　④3～4 公里

⑤4～5 公里　⑥5 公里及以上

20.您步行到最近医疗机构约需时间：

①10 分钟以内　②10～19 分钟　③20～30 分钟　④30 分钟以上

21.您对目前的居住地服务条件(如生活是否方便，医疗服务条件等)：

①非常满意　②比较满意　③过得去　④不大满意　⑤很不满意

22.日常生活能力评定：符合您的项目上打钩

	自己完全可以做	有些困难	需要帮助	根本无法做
(1)乘坐公共汽车				
(2)行走				
(3)做饭菜				
(4)做家务				
(5)吃药				
(6)吃饭				
(7)穿衣				
(8)梳头、刷牙等				
(9)洗衣				
(10)洗澡				

续上表

	自己完全可以做	有些困难	需要帮助	根本无法做
(11) 购物				
(12) 定时上厕所				
(13) 打电话				
(14) 处理自己钱财				

23. 下面需要问您一些非常简便的问题，测验一下你的注意力和记忆力，请不要紧张，尽力完成。

1. 今天是几月几号(或星期几)(任意一个回答正确即可)	(1) 正确	(2) 错误
2. 这是什么地方	(1) 正确	(2) 错误
3. 您多大岁数(±3年为正确)	(1) 正确	(2) 错误
4. 最近发生什么事情(请事先询问知情者)	(1) 正确	(2) 错误
5. 您出生在哪里	(1) 正确	(2) 错误
6. 中华人民共和国成立年份(±3年为正确)	(1) 正确	(2) 错误
7. 一年有几个月(或一小时有多少分钟)(任意一个回答正确即可)	(1) 正确	(2) 错误
8. 国家现任总理是谁	(1) 正确	(2) 错误
9. 计算 100 − 7	(1) 正确	(2) 错误
10. 计算 93 − 7	(1) 正确	(2) 错误
11. 请倒背下列数字：6 − 8 − 2	(1) 正确	(2) 错误
12. 请倒背下列数字：3 − 5 − 2 − 9	(1) 正确	(2) 错误

13. 先将纸烟、火柴、钥匙、表、钢笔五样东西摆在受试者前，令其说一遍，然后把东西拿走，请受试者回忆

(1) 完全正确　(2) 正确4项　(3) 正确3项　(4) 正确2项　(5) 正确1项或完全错误

三、健康信念

1. 您觉得您的健康状况怎样？

①非常好　②好　③一般　④比较差　⑤非常差

2. 您认为老年人比青年人或中年人：

①更易患病　②可能更易患病

③与青年或中年人一样健康　④比青年或中年人健康

3. 您认为您自己:

①易患病　②不易患病　③不知道

4. 您认为老年人容易患病的后果会怎样?

①严重　②不严重　③不知道

5. 如果不采取任何措施,您的健康情况会怎样?

①没问题　②可能会有问题　③会有问题　④不知道

6. 您对您的健康状况感到担心吗?

①不担心,我很健康　②有点担心　③非常担心

7. 只要不疼痛、不难受,您所患的任何疾病就没问题。这种说法:

①完全对　②基本上对　③基本上错误　④完全错误

8. 您认为对健康情况变化应:

①时刻注意　②不必太在意　③不必在意

④根本不在意,这是老年人正常现象

9. 您认为体育锻炼:

①有必要　②无所谓　③没必要

10. 您认为体育锻炼有哪些积极作用?(本题可以多选)

①有利于健康　②娱乐　③休闲　④交朋友　⑤其他

11. 长期的体育锻炼,使老年人对疾病的抵抗力:

①提高　②不变　③降低　④不知道

12. 适当的体育锻炼对疾病的康复:

①有利　②不起作用　③不利　④不知道

13. 请问是哪些情况使您难以坚持体育锻炼?(本题可以多选)

①没有锻炼场地　②没有锻炼伙伴

③疾病,体力不支　④没有时间,要照顾孙子/孙女

⑤锻炼没什么作用　⑥从事体力劳动不需体育锻炼

14. 除了体育锻炼外,您采用哪些方法使自己保持健康?(本题可以多选)

①勤洗手、洗澡

②注意合理膳食

③定期体检,及时就医

④服用保健品

⑤积极参加群体活动

⑥合理作息

⑦平衡心态

⑧戒烟限酒

⑨其他

15. 您身上存在哪些不利于健康的行为方式？（本题可以多选）

①吸烟　②饮酒过量　③静坐时间太长

④饮食不合理　⑤作息没规律　⑥其他

16. 您保持这些不利于健康的行为方式有哪些原因？（本题可以多选）

①社交需要　②使生活有滋味　③消愁解闷

④对工作有利　⑤舒服　⑥其他

17. 您打算过改变这些行为方式吗？

①一直有此打算　②偶尔打算　③没此打算

18. 您认为改变这些行为方式时，会有哪些困难/不方便？（本题可以多选）

①工作需要、无法改变　②习惯了，不容易改

③人老了，没必要改　④其他原因

19. 您有信心克服困难，改变这些行为方式吗？

①完全有信心　②有点信心　③没信心

20. 您认为怎样才算健康？

①身体没病

②身体和心理都没病

③身心健康，社会交往正常

④身心健康，社会交往正常，行为符合社会道德

21. 您认为怎样才算生病？

①卧病在床

②身体不舒服或精神失常

③身体不舒服，或精神失常，或社会交往能力很差

④身体不舒服，或精神失常，或社会交往能力很差，或行为不符合社会道德

22. 您认为健康在生活中：

①非常重要　②重要　③不怎么重要　④不重要

23. 您对健康知识：　①关心　②不关心

24. 是什么情况使您关心健康知识？（本题可以多选）

①以前接受过健康教育

②自己患过重病

③正受疾病困扰

④亲友患病使我意识到健康重要

⑤亲友亡故使我觉得生命可贵

⑥广播、电视、报刊、杂志对各种疾病危害生命的宣传

⑦其他

25.您通过哪些途径了解健康知识?(本题可以多选)

①社区健康教育　②老年大学　③就医时接触的医务人员

④广播、电视、报刊、杂志　⑤熟人　⑥其他

26.您愿意每年都参加健康体检吗?　①是　②否

27.您认为田间劳作能起到体育锻炼的作用吗?(城市老人不回答27、28题)

①能　②不能　③不知道

28.您目前还从事田间劳作吗?　①是　②否

四、老年人健康服务需求情况

1.您目前需要他人帮助您完成日常生活活动(如吃饭、穿衣、洗漱、上厕所、打电话)吗?

①很需要　②需要　③不确定　④不需要

2.目前您需要使用药物来帮助您睡眠吗?

①很需要　②需要　③不确定　④不需要

3.目前您需要医生定期给您做牙齿健康检查吗?

①很需要　②需要　③不确定　④不需要

4.您需要组织定期的健康体检来了解您的健康状况吗?

①很需要　②需要　③不确定　④不需要

5.您目前需要照顾人员帮助您缓解身体的疼痛吗?

①很需要　②需要　③不确定　④不需要

6.您目前需要子女给您经济上的支持吗?

①很需要　②需要　③不确定　④不需要

7.您目前急需政府办理老人社会医疗保险或合作医疗吗?

①很需要　②需要　③不确定　④不需要

8.根据您目前的经济收入和消费情况,您需要政府给您发放生活补助吗?

①很需要　②需要　③不确定　④不需要

9.您需要增加和其他老年人的交流吗?

①很需要　②需要　③不确定　④不需要

10.就目前而言,您需要他人帮助您协调家庭成员关系吗?

①很需要 ②需要 ③不确定 ④不需要

11. 您希望帮助您应对低落的情绪(如忧愁、烦恼等)吗?

①很需要 ②需要 ③不确定 ④不需要

12. 您目前需要学习自我保健知识吗?

①很需要 ②需要 ③不确定 ④不需要

13. 目前,您需要有医务人员对您进行用药指导吗?

①很需要 ②需要 ③不确定 ④不需要

14. 目前,您需要专业人员给您饮食指导吗?

①很需要 ②需要 ③不确定 ④不需要

15. 目前,您有大便失禁/小便失禁吗?

①否(不必回答以下问题) ②是(请回答以下问题)

您需要护理人员教会您正确处理大便或小便失禁所带来的问题(如皮肤清洁)吗?

①很需要 ②需要 ③不确定 ④不需要

16. 目前,您需要护理人员教您如何预防和治疗便秘吗?

①很需要 ②需要 ③不确定 ④不需要

17. 目前,您需要接受老人心理咨询服务吗?

①很需要 ②需要 ③不确定 ④不需要

18. 根据目前的活动状况,您需要更多运动休闲娱乐活动(如唱歌、跳舞、棋牌)吗?

①很需要 ②需要 ③不确定 ④不需要

19. 您目前需要照顾人员帮助您接受日益衰老的现实吗?

①很需要 ②需要 ③不确定 ④不需要

20. 您目前需要专业人员上门护理服务(如注射、换药、导尿等)吗?

①很需要 ②需要 ③不确定 ④不需要

21. 目前,您需要日常安全知识吗?

①很需要 ②需要 ③不确定 ④不需要

22. 目前,您需要助听器吗?

①很需要 ②需要 ③不确定 ④不需要

23. 目前,您需要一般疾病(如感冒、胃肠炎等)的护理知识、方法吗?

①很需要 ②需要 ③不确定 ④不需要

24. 目前,您需要慢性病(如高血压、糖尿病等)长期护理的知识、方法吗?

25. 目前,您需要紧急救护知识、方法吗?

①很需要 ②需要 ③不确定 ④不需要

26. 目前，您需要传染病(如肝炎等)护理与预防的知识与方法吗？

①很需要　②需要　③不确定　④不需要

27. 在此之前，您是否听说过"社区护理"，这个词？

①是　②否

28. 在此之前，您是否知道"社区护理"具体确切意思？

①是　②否

29. 您对建立社区卫生服务机构的态度是：

①希望建立　②无所谓　③不希望建立

30. 你对本社区已建立的社区卫生服务站的态度是：

①满意　②一般　③不满意　④不知道

31. 您认为当地是否有必要为老年人开展上门医疗护理服务？

①没必要　②不知道　③有必要

32. 您认为最需要的社区卫生服务是哪几项？（多选）

①离家近的门急诊医疗　②出诊到户　③家庭病床

④定期健康体检　⑤预防接种　⑥健康咨询

⑦保健康复指导　⑧临终关怀　⑨电话随叫随到

⑩老年护理　⑪心理咨询　⑫其他(请写明)

第七章　武陵山区老年人健康保健制度与政策支持

社会保障、医疗保障等制度作为社会的安全网，关注的既是每个人个体的发展，也是人类社会整体的发展。"健康是民生之本，保障是民生之安"，农村老年人的健康保健没有相关保障制度的护航就会难以真正维护与促进。

第一节　老年健康保健的法律、方针、法规及有关规定

一、发达国家关于老年人社会福利保障政策

国外研究者对健康养老及老年人保健方面的研究较早，主要是从老年人的健康养老需求、健康保障生活质量，到研究具有临床意义的课题；进而逐步延伸到关于社区服务的法律保障、政策支持与完善服务体系化、优化服务过程、改革实践模式等方面的研究，在以上方面的研究成果显著；有关老年人健康养老服务的理论研究与提高老年健康保障的力度、制定社会福利政策、健全相关制度体系等方面日趋完善。现选取美国与日本两个具有代表意义的国家为例，试图介绍其关于老年健康保健服务及健康养老服务方面的政策与制度。

（一）美国

美国注重从社会保险项目、社会服务项目两个方面建构老年人的健康生活，制定医疗、养老等方面的政策与制度。在关于社会保险方面，早在1935年美国就确立了相应的社会保障体系，建立了诸如老年残疾遗嘱保险计划（OASDHI）。1965年在全国范围内颁布了医疗保险制度，以帮助老年人应付比较高昂的保健费用。1974年联邦政府发布了社会安全补助金计划（SSI），该计划是为65岁以上需要援助的老年人，以及残障人和盲人提供补助金。在1965

年，美国确立了服务老年人的法律保障项目、老年系列服务计划，包括家庭健康计划、家政服务、降低税务计划、日晚间护理中心、营养计划、电话确认计划、生活辅助设施、特殊的公车服务、集中家政设施、群养计划、老年公民中心、住房计划、照顾家庭计划、护理保健院、低价票计划、调查官项目、持续关心计划等 20 多项社会关怀计划。各地还建立了一系列老龄机构、社区老龄委员会、老年医学中心、老年社会培训中心。以上美国政府关于老龄社会政策及公共卫生保健产品的出台，与老年人的理论实践研究和切实的政策建议均密切相关。正因为有了这些专门针对老年群体的政策与服务计划，为解决老年群体心理健康和维护生命、提高生命质量保证等方面作出了重要的贡献，为世界上其他国家所效仿。

（二）日本

日本在 1970 年就成为了亚洲第一个老龄化国家，目前日本老年人口比例不断攀升、社会人口老龄化严重，日本 65 岁以上人口占全国人口的比例为 18.5%。日本由于老年化加剧，出台了许多关于老年社会保障的法律，使老年人健康保健从开始就走上了法制化，且经历了西方模式到本土模式的构建与转变。如《老人福利法》《国民年金法》《老人保健法》等相关法律制度，为日本老年人获取社会福利提供了法律保障体系。根据 1959 年日本政府颁布的《国民年金法》，年满 65 岁的人缴纳年金只要满 25 年，便可定期领取相当可观数目的养老年金。此外，日本政府还为公务员特设了专门的"互助养老保险"，非公务员的民间企业雇员能够参加"厚生养老保险"，日本很多企业自己设置了"职业养老保险"。1963 年 7 月，日本政府还颁布了《老人福利法》，大力推行养老工作社会化。1982 年日本又出台了《老人保健法》，老人福利的重心开始发生转移。以居宅看护、居家养老为发展方向，构建了符合民意、具有特色的"居家养老"模式。由日本政府出资，培训家庭护理员 10 万余人，主要负责看护需要帮助的老人协助处理家务、提供生活照顾；日本的托老所可以提供短期入住、照看、治疗、护理；设立长寿福利基金，推出"银色计划"，开发了低价位的住宅，对愿意入住的老年人及其家庭，提供优惠贷款。2000 年以后又不断推出了系列老人介护保险，使老年福利和保健制度很好地合并，为老年人解除了后顾之忧。

（三）老年保险制度

20 世纪以来，老龄化社会发展影响了越来越多的国家。为了更好地解决老龄化问题，制定强有力的重要措施来应对老龄化社会，老年保险制度由此在各国应运而生。该项制度在化解各国的老龄危机，保障老年人养老服务的需求，减少医疗卫生费用等方面起到了重要的作用。

1. 老年保险产生的原因

由于疾病谱的变化，伴随着人口老龄化进度的加速。传染病的减少，慢性疾病如心脑血管疾病、肠胃病、腰椎间盘突出等显著增加，导致老年生活自理能力下降，失能、失智和残障患者的突出增加。而且目前各国对慢性病治疗措施的无助性，老年患者不断增多，需要长期的医疗或护理的需求急剧增加。据估计，在经济发达的国家中，需要长期照护的老人占老年人口的25%。

由于多种原因使家庭结构不断趋于小型化，绝大部分老年人与子女分开处于独居、或与配偶居住状态，导致"老年人护理老年人"的情况增多。即使与子女一起居住的老年人，因为子女工作忙碌，无法使家中老年人获得有效的护理。许多老人只能求助于保姆或者住院护理，抑或入住养老机构，然而入住机构或者请护理人员，均需要庞大的费用，这给老人带来了巨大的经济压力。因此，建立符合民意的、切实可行的老年保险制度，是广大老年人的迫切要求。

在老年保险产生以前，无论是医疗保险还是商业保险均不保障老年人的医疗、护理、养老费用支出。由此引发了许多问题特别是道德问题的产生，投保的一些老年人有时就将医院当作养老场所，长期住院导致费用加剧，各国医疗保险难以维护。美国人在1995年进行了一项统计，美国老人住院的费用占美国GDP的1.2%。因而，各国呼吁应尽快建立专门的保险制度，成为医疗保险及商业保险经营者的共同要求。

20世纪70年代，美国老年保险开始在保险市场上出现。以色列政府于1986年推出了法定保险制度。随后，德国、奥地利、日本等国相继建立了老年保险制度。目前根据实施保险的主体不同，老年保险分为商业保险和社会保险两类。社会保险由政府强制实施，以日本、德国为典型代表，商业保险由保险公司开办，以美国为典型代表。

2. 关于美国老年保险

美国商业老年保险由投保人购买，保险方式为自愿参加。老年保险可独立签发，也可以终身寿险签发。但保险公司规定健康状况差的人一般不能参加投保。老年保险主要依靠被保险人交纳的保险金。给付期越长，最高给付额越高，等待期越短，其享受的保费就越高。因而缴费与给付的相关性很强。美国老年保险一般由保险公司介入，保险公司保险服务提供市场，保险人与服务提供者结合起来，引起实物给付方式的日益增加。

3. 关于日本老年保险

日本的老年保险被誉为最重要的社会保障制度。由政府强制实施，被保险人身体状况无论好坏均要参加。筹资来源为多样性，一半来源于被保险人交纳的保险金，另一半来自于国家和地方政府提供。缴费是按照国家统一标准的计算而收取，给付是根据个人身体状况和养老需求确定的。日本老年保险基金个人仅需负担10%，其他90%的费用由保险公司承担。这种新型保险服务体系，减少了社会医疗护理问题。既保障了老年人有人照料、能及时就医，又能提高照料老年人的效率。专业人员提供医疗和康复指导，延缓衰老，促进健康，节约了医疗费。保险产业的需求增加，提供了大量社会就业机会。

老年保险按居家服务和机构服务两个系列进行。居家服务包括"访问服务""日间服务"和"托付服务"等。访问服务一是"身边"服务，即照顾老人洗澡、吃饭、排泄、换衣等；二是"帮助"服务，即做菜、做饭和帮助老人在室内做适当运动；三是"复合"服务，兼顾前两种。原则上保险对象自行支付10%费用，其他由保险公司支付。日间护理服务主要提供给65岁以上老人。托付服务就是为老人提供短期护理服务。在日本保险中还有对护理自家老人的人支付慰问金，把家庭和社会有机结合起来。日本政府建立老年保险制度，鼓励和促进居家养老。

二、我国老年人健康保健服务相关政策与制度

与国外相比，国内的老年人的相关研究相对滞后，这种滞后不仅是在老年人健康保障服务理论研究方面的差距，更重要的是体现在中国老年人在健康服务、保障制度与政策建构实践的发展上。

（一）有关社区卫生服务的国家基本政策

1. 2006年前社区卫生服务国家基本政策

中共中央国务院《关于城镇医药卫生体制改革的指导意见》于1997年01月15日第一次在正式文件中提出"发展社区卫生服务"。

卫生部、国家发改委等十部委局《关于发展城市社区卫生服务的若干意见》（卫基妇发〔1999〕326号）提出了到2010年的发展目标。

国务院办公厅《转发国务院体改办〈关于城镇医药卫生体制改革指导意见〉的通知》（国办发〔2000〕16号）提出了建立健全社区卫生服务组织、综合医院和专科医院合理分工的医疗服务体系。

卫生部《关于印发〈城市社区卫生服务基本工作内容（试行）〉的通知》（卫基妇发〔2001〕298号）明确了社区卫生服务十三项基本工作内容。

国家卫生部、发改委等部委局《关于加快发展城市社区卫生服务的意见》（卫基妇发〔2002〕186号）。

卫生部《关于印发〈社区护理管理的指导意见（试行）〉的通知》（卫医发

〔2002〕6 号）明确了社区护理的工作任务、社区护士的基本条件、社区护理管理及管理的基本要求、社区护理工作考核与监督，同时明确了社区护士技术服务内容各项目。

民政部、卫生部、国家中医药管理局《关于印发〈创建全国社区卫生服务示范区活动实施方案〉的通知》（卫基妇发〔2003〕252 号），要求 2003 年到 2005 年全国共创建社区卫生服务示范区 110 个。

2.2006 至 2008 年的社区卫生服务国家基本政策

中共中央国务院《关于发展城市社区卫生服务的指导意见》（国发〔2006〕10号）。

劳动和社会保障部印发的《关于促进医疗保险参保人员充分利用社区卫生服务的指导意见》（劳社部发〔2006〕23 号）。

卫生部、国家中医药管理局印发的《关于在城市社区卫生服务中充分发挥中医药作用的意见》（国中医药发〔2006〕36 号）。

国家发改委、财政部、卫生部印发的《关于城市社区卫生服务补助政策的意见》（财社发〔2006〕61 号）。

卫生部、人事部、教育部、财政部印发的《关于加强城市社区卫生人才队伍建设的指导意见》（国人部发〔2006〕69 号）。

中编办、卫生部、财政部、民政部印发的《城市社区卫生服务机构设置和编制标准指导意见》（中央编办发〔2006〕96 号）。

卫生部印发的《关于启用社区卫生服务机构标识的通知》（卫妇社发〔2007〕188 号）。

卫生部、国家中医药管理局印发的《城市社区卫生服务机构管理办法（试行）》（卫妇社发〔2006〕239 号）。

卫生部、国家中医药管理局印发的《城市社区卫生服务中心、站基本标准》（卫医发〔2006〕240 号）。

卫生部、国家中医药管理局印发的《关于印发公立医院支援社区卫生服务工作的意见》（卫医发〔2006〕244 号）。

国家卫生部、发改委印发的《关于加强城市社区卫生服务机构医疗服务和药品价格管理的意见》（发改价格〔2006〕1305 号）。

3.2009 年社区卫生服务国家基本政策

中共中央、国务院《关于深化医药卫生体制改革的意见》（中发〔2009〕6号）。

中共中央国务院《关于印发医药卫生体制改革近期重点实施方案（2009—2011 年）的通知》（国发〔2009〕12 号）。

中共中央国务院办公厅《关于印发医药卫生体制五项重点改革2009年工作安排的通知》(国办函〔2009〕75号)。

卫生部办公厅、国家中医药管理局办公室、国家发展和改革委员会办公厅《关于印发县医院、县中医院、中心乡镇卫生院、村卫生室和社区卫生服务中心等5个基层医疗卫生机构建设指导意见的通知》(卫办规财发〔2009〕98号)。

人力资源和社会保障部、财政部《关于全面开展城镇居民基本医疗保险工作的通知》(人社部发〔2009〕35号)。

卫生部、人力资源和社会保障部、财政部《关于开展城镇居民基本医疗保险门诊统筹的指导意见》(人社部发〔2009〕66号)。

财政部、发展改革委、民政部、人保部、卫生部《关于完善卫生投入政策的意见》(财社〔2009〕66号)。

财政部、卫生部、国家人口计生委《关于促进基本公共卫生服务逐步均等化的意见》(卫妇社发〔2009〕70号)。

国家发改委、卫生部等部委局《关于印发〈关于建立国家基本药物制度的实施意见〉的通知》(卫药政发〔2009〕78号)。

卫生部、国家发改委等九部委局《关于印发〈国家基本药物目录管理办法(暂行)〉的通知》(卫药政发〔2009〕78号)。

《国家基本药物目录(基层医疗卫生机构配备使用部分)》(2009版)(卫生部令第69号)。

(二)我国现有的老年人相关政策

1996年8月,劳动部颁布了《中华人民共和国老年人权益保障法》,对老年人群的权益制定了法律确认。此外,在我国国家宪法、婚姻法、民法通则、继承法等法律法规中,规定了老年人合法的权益保障。2000年,《中共中央国务院关于加强老龄工作的决定》出台,对我们老龄工作具有重大的意义。明确老龄工作的指导思想、目标和原则,特别对老龄工作的要点进行了阐述。同年,国家计委、民政部等部委发出《关于加快实现社会福利社会化的意见》,明确了今后我国发展社会老年福利事业的指导思想、目标任务和总体思路,确定了社会力量投资社会福利的优惠政策。税务总局、财政部发出《关于对老年服务机构税收政策问题的通知》,确定了老年服务机构的税收优惠政策。

全国老龄工作委员会办公室于2005年会同全国总工会、中宣部等国务院有关机构联合发出《关于加强老年人工作的意见》(以下简称《意见》),标明我国专门就老年人工作出台的相关文件,是继《中华人民共和国老年人权益保障法》和《中共中央国务院关于加强老龄工作的决定》后的老龄工作政策性文件。

《意见》中重点提出，全社会对老年人应提供养老优待、医疗保健，城市和农村贫困老年人要纳入医疗救助范围，各个医疗机构应为老年人就医提供方便和优惠服务，如提供免费体检、生活服务，采取措施方便老人生活；提供维权服务、文体休闲、丰富精神文化生活等。同年，国家民政部出台《关于支持社会力量兴办社会福利机构的意见》；随后结合我国老龄化快速发展，制定了《中国老龄事业发展"十一五"规划》《中国老龄事业发展"十二五规划"》《中国老龄事业发展"十三五规划"》等文件，对老龄工作总体目标、指导思想、主要任务及基本原则提出具体要求，指出社会保障为全社会共同的责任，各级政府要采取措施，积极协调，健全完善医疗保险、养老保险、社区服务、社会救助、老年教育、住房保障、法律援助等保障制度，构建适应我国经济发展水平的老年社会保障体系。

全国老龄委办公室以全国老龄委名义出台了《关于加强基层老龄工作的意见》，提出要认真落实养老保险、医疗保险和最低生活保障等各项政策，解决老年人的医疗与养老问题；要继续巩固完善家庭养老功能，积极探索农村养老保障制度和最低生活保障制度；推动新型农村合作医疗制度、计划生育制度的实施；加大对贫困老人社会救助力度，保障老年人的基本生活。于2006年3月1日正式施行的《农村五保供养工作条例》对五保供养内容、供养对象、监督管理及供养形式作了界定。

以上纲领性文件、政策的出台，推动了我国老年人健康保健服务，各省市结合文件相应制定了落实措施。如上海先后在关于全面落实市政府养老服务务实项目，推进养老服务工作、关于超过退休年龄的城镇人员社会保险若干问题的通知，推出了养老财政补贴、养老服务建设与管理、鼓励到养老机构就业、支持养老机构等优惠政策；福建省在1990年就制定了《福建省老年人保护条例》。

(三) 我国关于老年保健制度

我国老年人群保健服务可分为社区与医院两个部分，以社区为主，部分社区服务费用由国家补助。《关于城市卫生工作补助的意见》提出：政府或社会力量举办的卫生机构按政府的有关规定，为居民群众提供地方病、传染病、慢性病和寄生虫病预防控制，有关儿童、妇女、老年保健、计划生育技术、健康教育、健康管理等公共服务，列入政府补助；各省级政府安排必要的专项资金，支持困难地区开展社区卫生；中央财政安排专项转移资金，对中西部地区按人均3~4元并统筹各地卫生服务的绩效给予补助。

老年保健服务以社区卫生机构为主，国务院关于社区卫生的指导意见指出：社区卫生是卫生工作的重要组成，政府要制订规划，建立健全以社区卫生服务站和社区卫生中心为中心，以基层社区卫生、网络为补充，以儿童、妇女、慢性病患者、老年人、贫困居民、残疾人等为重点，提供基本医疗服务和公共卫生服务。

老年健康保健以全科医生、全科护士等人员为主，支持社区护理学、全科医学的学科建设与发展，并纳入重点建设学科规划中；加快卫生人才培养和基地建设，加强社区护理学、全科医学的教材建设，完善社区实习和临床教学；对卫生人员的任职资格、培训要求作了相应规定。

国务院办公厅转发的《关于建立新型农村合作医疗制度的意见》、财政部的《农村合作医疗资金库管理办法》《完善农村合作医疗补偿方案的意见》，财政部与卫生部的《农村合作医疗财务制度》《新型农村合作医疗工作的通知》等政策及文件精神，在逐步得到实施与完善。

（四）我国农村老年人福利保障制度

1. 关于农村养老保险

在城乡二元结构下，目前农村老年人社会保障水平远远低于城镇人口。虽然自1990年我国农村养老保险制度已经启动，采取了由农民自愿参与，在缴纳养老保险费后进入个人养老账户，模仿了目前城市居民养老保险的模式，但全国参加农村养老保险人数少，参保规模小，领取者的比例也低。不过由于国家加大政策扶植，中国农村老人享受社会保险养老金的比例在逐步增高。

2. 关于农村救助制度

农村的社会救助主要是由特殊困难户救济制度、五保户制度、最低生活保障制度和医疗救助制度构成的。关于五保户制度是针对农村"三无"人员，实行五保供养。这是我国农村实施的一项长期的、基本的社会政策。是为确保五保户医疗、生活、养护等基本需要，属于政府的救助性措施。

农村现在的五保供养主要分为分散供养和集中供养两种形式。五保供养的相关资源主要来自村级集体经济，部分来自公共事业收费，尚有一部分为国家资助。

3. 关于最低生活保障制度

最低生活保障制度主要针对于农村特困户，主要是那些因残因病丧失劳动力，因灾害、鳏寡孤独等造成常年生活困难的人口。国家民政部门从20世纪90年代初试图普遍推行农村低保制度。2003年初，制定了对生活困难、自救能力差的农村户进行特殊的救济办法；主要是发放"农村特困户救助证"，定期定量救济。鼓励有条件的地区开展帮扶工作，同时自行试行最低生活保障制度。

但在各地实施的差别较大,随意性较强,保障力度参差不齐。中央决定在全国范围内,全面建立农村低保制度。中国将通过财政拿出特殊资金,持续、稳定、有效地解决贫困人口的保障问题。

4.关于医疗制度

中国政府建立新型合作医疗制度,在农村实行了新型合作医疗和医疗保险制度,要求在全国建立医疗救助制度。新合医制度和医疗保险提供医疗保障。在农村老年人患慢病的比例较高,老人所需要的生活照料和保健康复目前还没有纳入合作医疗保险范围,这个对于老年人的生活照料、健康保障、养老服务的效果很有限。

尽管以上的措施在一定程度上缓解了农民的压力,在生活照顾和医疗保障上有了制度保障。不过当前农村的医疗救助资金严重不足。从资金总量看与开支巨大的医疗费用而言,如杯水车薪。

三、武陵山区有关老年健康保健服务相关制度

(一)湖南省

1.湖南省近年卫生服务相关政策

中共湖南省委、湖南省人民政府《关于发展城市社区卫生服务的决定》(湘发〔2006〕11号)。

湖南省卫生厅、湖南省中医药管理局《关于印发〈湖南省城市社区卫生服务中心基本标准(试行)〉和〈湖南省城市社区卫生服务站基本标准(试行)〉的通知》(湘卫妇社发〔2006〕13号)。

湖南省卫生厅《关于加强城市社区中医药工作的意见》(湘中医发〔2006〕6号)。

湖南省卫生厅《关于印发〈湖南省城市社区卫生服务中心基本标准(试行)〉和〈湖南省城市社区卫生服务站基本标准(试行)〉的通知》(湘卫妇社发〔2006〕13号)。

湖南省财政厅、发改委、卫生厅《关于城市社区卫生服务补助的意见》(湘财社〔2007〕13号)。

湖南省人事厅、卫生厅、教育厅、财政厅《关于加强城市社区卫生人才队伍建设的实施意见》(湘人发〔2007〕129号)。

湖南省物价局、卫生厅《关于切实做好城市社区卫生服务机构医疗服务价格管理工作的通知》(湘价服〔2007〕59号)。

湖南省卫生厅《关于城市二、三级医院对口社区卫生服务工作的通知》(湘

卫妇社发〔2007〕8号)。

湖南省卫生厅、湖南省中医药管理局《关于印发〈湖南省城市社区卫生服务机构管理细则(试行)〉的通知》(湘卫妇社发〔2008〕2号)。

湖南省卫生厅《关于2008年城市社区卫生服务中心建设与项目管理的指导意见》(湘卫妇社发〔2008〕5号)。

湖南省编办、湖南省卫生厅、湖南省财政厅、湖南省民政厅《贯彻中央编办卫生部财政部民政部关于印发〈城市社区卫生服务机构设置和编制标准指导意见〉的通知》(湘编办〔2008〕55号)。

湖南省卫生厅《关于印发〈湖南省6项重大公共卫生服务项目实施方案〉的通知》(湘卫办发〔2009〕23号)。

湖南省卫生厅《关于城市医院对口支援基层医疗卫生工作的意见》(湘卫医发〔2009〕59号)。

2. 湖南省近年老年健康保健服务相关政策

主要包括《湖南省老龄事业发展"十一五"规划》《湖南省关于进一步加强老年人优待工作的意见》《湖南省实施〈农村五保供养工作条例〉办法》《湖南省实施〈中华人民共和国老年人权益保障法〉办法》《湖南省新型农村合作医疗基金财务制度》《湖南省老年人保护条例》。

(二)湖北省、重庆市与贵州省的老年人健康保健相关制度

1. 湖北省

主要包括湖北省《实施〈中华人民共和国老年人权益保障法〉办法》《湖北省老龄事业发展"十一五"规划》《湖北省关于老年人享受优待服务的规定》《湖北省关于老年人享受优待服务的规定(2007年修订)》《关于修改〈湖北省关于老年人享受优待服务的规定〉的决定》。

2. 贵州省

主要有《贵州省老年人保护条例》《贵州省优待老年人试行办法》《贵州省老龄事业发展"十一五"规划》《贵州省卫生厅省财政厅关于完善新型农村合作医疗统筹补偿方案的实施意见》。

3. 重庆市

主要有《重庆市实施〈中华人民共和国老年人权益保障法〉办法》《重庆市人民政府关于贯彻落实〈农村五保供养工作条例〉的实施意见》《关于进一步做好重庆老年人优待工作的意见》。已开办城乡居民养老保险,惠及农村老年人。

从以上湘、鄂、渝、黔省、市出台的有关老年健康保健服务制度可发现,在国家纲领性文件、政策的推动下,结合本地实情制定了老年人群健康保障服务

相应的落实措施，使工作内容具体化、实际化。但有关老年人健康保障方面的制度还是处于少之又少的境地，农村老年人状况更难以涉及，实在是任重道远啊！

（三）四省边区农村老年人健康保健相关体制

社会保障对象在我国包括农村老年人在内的全体国民，但在长期的城乡二元社会结构下，造成城乡出现有别的"社会保障"。这种体制缺陷，有违城乡社会公平，现已到弥补这一缺陷的关键节点。以四省边区中心地带湘西自治州为例，可一窥知全。湘西自治州（简称"湘西州"），接壤鄂、渝、黔三省，辖7县1市，其中农业人口210万，总人口为262万，少数民族人口居多，占该地区总人口的71.3%，外出务工人员30万人以上，属国家重点扶贫地区，8县市都是国家级贫困县。因为经济欠发达，湘西州财政能力和目前地方经济状况无法在湘西土家族苗族自治州范围内建立比较稳定的社会保障基金。农村的保障资金少，覆盖低，保障水平低，范围小，发展缓慢，农村的保障工作主要靠农民自己进行保障。与此同时，由于地理环境文化习俗因素和当地经济发展状况及水平极差，本地农民特别是老年人的收入低，连基本的生活保障和维系生存的基本条件都难以得到保障，无法利用自身的能力达到自己保障的水平，社会救济的任务形势严峻。而由于湘西自治州的青壮年农民工外出打工的增加和湘西土家族苗族自治州农村老百姓的居住比较分散，农村的老人特别是留守老年人的生活照顾问题及养老问题已成为目前养老保障服务中的突出问题。当前，湘西土家族苗族自治州农村仍然是以乡村集体形式办福利事业和国家救济为重点，再以家庭保障形式为主体的民族地区社会保障。现在新型农村合作制度及医疗保险正大力发展，其他的养老保险等保障制度正在规划中或者试行过程中，我国的少数民族集聚地区多属各项经济欠发达地区，民族地区农村中生存条件和自然条件与城市经济发达地区相比，存在着很大的差距。为此，必须加强各民族地区农村的各项基本建设力度，加大社会保障体系建设的投入，保障农村居民，尤其是其中的弱势群体——农村留守老人的基本权利，推进健康保健政策实施与落实，维护其生存需求刻不容缓。

第二节　健康保健服务政策与老年人群社区卫生服务

老年人群是生理弱势群体、社会弱势群体。人口老龄化背景下，老年人群的健康保障没有引起足够的重视，没有强有力的维护，那势必会堆积成社会问题。只有从法律、法规、相关规定制度逐层对老年人群的健康保障进行界定，并强力推进，才有可能使老年人群的健康卫生服务有财政保障、组织保障、人员保障，这一切都始于政策的保障。要达到优先发展和完善老年人健康保障服务必须依靠政策先导，且政策的制定要具有长期性。我国老龄工作委员会办公室负责人阎青春提出，要大力推进老年健康保障服务的立法进程，将需要立法的内容经实践检验证明是切实可行，而且是行之有效的法规及规章制度，加以总结、概括、提升为法律文件，然后按照规定步骤制定出老年社会福利的各项必须执行的专项法律法规，比如：老年人保健法、老年人福利法等；达到逐步建立起具有城乡均衡、协调、统一功能的制度，如医疗保险、养老保险、低保制度、护理保险、贫困救助和医疗救护制度，围绕城乡社会福利反差明显的现状，需要大力发展民族地区农村老年健康保障服务体系，构建民族地区农村老年人健康保障服务的政策；逐步加快养老保障服务网络建设，进一步完善养老服务质量及养老专业技术体系标准化建设，其中包括加强养老保障服务体系的硬件和软件建设，并制定包涵这两个方面建设的政策法规建设；必须从养老专业化社会服务工作者的资格认证、职务职称评审、等级划分等方面，制定出一套完整的具有中国农村特色的社会服务工作者制度。

一、我国老年人健康保障、社会福利制度现存的问题

（一）健康相关政策总体不足

我国关于老年人健康保障社会服务方面的政策，存在的不足体现在：①完善的老年人社会保障、社会福利等公共卫生有关的政策体系尚未建立，关于老年人健康保障相关的政策法规缺少法律层面的保障，基本停留在一般的政策性文件规定，老年福利的相关专项法律法规有的没有制定出、有的正在规划中，而且老年保障相关的政策法规体系还缺少相关配套法规和衔接措施；②目前，老年人健康保障服务相关政策的构建、健康保障服务实践与健康保障服务需求难以达到相适应的状态；③现有的关于老年人在社会保障、社会福利等方面的政策未落到实处，还存在执行难的问题；④老年人健康保障服务与老年人健康保障政策呈现出区域之间的不平衡性，明显存在着经济不发达地区滞后于沿海发达地区；⑤老年人健康保障服务与老年人健康保障政策在构建中仍然出现城乡间的巨大差异。另外，当前的老年人健康保障政策和文件的覆盖面以及已经开展的养老服务项目、社区的健康保障服务对象等方面，还是多为城市老年人，涉及农村老年人的少有。农村基本保障制度及合作医疗保险等方面促进了农村老人的健康服务，但农村老年人享受的优惠政策和服务内容极少，而且农村老年人也只是其中包含的对象之一。

（二）民族地区农村老年人疾病风险正式分担机制相对缺失，非正式分担机制相对弱化

民族地区农村老年人群的疾病经济风险较大，而且由于多种因素本身缺乏抗风险的能力，属于比较脆弱的群体。国家及当地政府和社会群体在帮助民族地区农村老年人方面，力度尚不够，必须认识到政府各部门在分担老年人的疾病经济风险方面具有不可推卸的责任。在农村各种社会保障、医疗保障制度或缺失或不健全，疾病风险分担正式机制很难抵御老年人的疾病风险。随着民工潮的涌现，农村留守老年人的非正式疾病风险承担机制——家庭、血缘、亲邻等的功能，也随之大为减弱。由于缺乏制定出有效的风险防范与分担机制，导致我国民族地区农村老年人承担疾病风险能力不足的问题比较突出，贫困与疾病之间的交互作用，在一定程度上不仅给民族地区农村老年人的身体健康造成了巨大的伤害，而且也使农村老年人的生活质量、生存环境和福利水平均难以提高。

1.民族地区农村老年人的疾病风险分担情况

疾病风险分担机制较多，包涵政府部门的干预，主要包括医疗救助、新农合、商业保险等。

新型农村合作医疗制度。在民族地区，新农合比较符合农村的各项风险分担的法则，对于在一定时期内突然发生的老年患病人员发生的各项损失部分，分摊给参加新型合作医疗的其他成员，达到了人人受益、风险分摊的目的。在农村，新型合作医疗参合率越高、覆盖面越广，则参保对象的抗风险能力就越强。但是对于民族地区新农合来说，其抵御疾病发生的经济风险能力有限，表现在：①民族地区一些老年人因各种原因没有交纳参保费用，没有参加新农合；②即使有的老年人已经参加了新型合作医疗，但是由于老年人的自付比例比较大，还是会导致这部分老年人陷入因病致贫、因病返贫的状态。

特困医疗救助制度。不难看出相比新农合而言，目前制定的关于特困医疗救助制度，对民族地区农村老年人特别是老年患病人员而言，在疾病经济风险方面的分担具有明显的有利作用。第一，特困医疗救助制度在选择对象上有严格的规定，更倾向于对医疗服务需求较高、脆弱性也较高的人群。因此在民族地区农村的老年人，特别是留守老年人更容易被覆盖。第二，特困医疗救助制度报销比例高，对于参保对象能够获得的帮助更大，老年人能够得到的经济支持更多。但必须承认，特困医疗救助也不是万能的，还是不足以完全化解疾病导致的经济风险。原因在于：①根据调查可知，目前参加特困医疗救助的对象少，数据显示仅占总人口的5%～8%，这么小的覆盖面说明还有很多的民族地

区老年人被排斥在制度之外。②即使对于那些已经得到救助的老年人，他们也并非"应保尽保"。调查发现，往往只有16%～50%的参保对象能得到救助，个中因素较多。

商业保险。根据资料报道及国外研究证明，在转移风险方面商业保险的能力非常强。纵观商业保险的优势：可能在于其保障的范围广泛、全面，在保险服务的条款方面可以容纳更多的风险标的，符合大数定理对风险分散的要求。商业保险有规范的管理体系，有科学的测算方法，能有效节约成本，提高效率。目前我国民族地区农村，参加商业保险人数不多、市场不够成熟。原因之一，缺乏政府的引导和支持。商业保险目前尚未占领农村市场，也难以把控医疗市场，这种状况影响了商业保险的进一步推广。第二，商业保险公司的趋利性导致商业保险公司往往把经济效益放在首位，考虑参保对象的利益不够，缺少对市场的科学把握，导致了险种单一、保价较高，老年人难以接受。所以在当前民族地区商业保险无法成为农村老年群体化解风险的工具。

目前，湘、鄂、渝、黔四省边区农村人口医疗保障有3种形式的医疗救助，新型农村合作医疗和商业保险，其中以新农合最为普及。医疗救助只限于五保户、遭受灾害、特困家庭、孤寡老人等，救助面窄，经费来源也不稳定，且救助标准低、难以解决根本问题。商业保险受条件的制约，在民族地区农村难以推广和普及。新农合有财政的投入，参保面广，个人负担低，成为农村主要的保险制度。但实践中还是存在一定问题，一是筹资水平低，保障能力不够；二是报销比例低，难以解决老年人的医疗保障。

2. 民族地区农村老年人疾病风险非正式分担情况

风险分担是指根据亲缘、血缘、地缘关系形成的、具有一定的风险分担功能、能自我维系的社会网络。由于民族地区人群自身抗疾病经济风险能力脆弱，民族地区农村老年人在一般情况下常选择亲属、家庭、朋友来帮助自己，以减轻或分担疾病风险所带来的冲击，这是我国目前农村特别是民族地区农村在化解疾病风险时的一种常见形式。但农村地区，这种主要以亲缘、血缘、地域为纽带构建的非正式支持，很难形成较大的抗风险能力，并且非正式支持网络还具有不稳定的特性。同时这种非正式支持也可支持发生费用较多的其他事件（建房、结婚、受灾等），如分担机制资源被"挪用"，短时间内再筹集资源抵御风险较为困难。当前，随着农村社会过疏化、青年迁移化、老年留守化，非正式分担机制的抗风险能力在很大程度上被削弱；人口结构老龄化，家庭结构小型化，使这种本就先天不足的抗风险机制更是弱不禁风。而民族地区还存在经济极度不发达以及农村居民的居住高度分散性，这些使民族地区农村家庭自筹保障、互助保障、集体保障功能有限化，家庭养老照护、精神慰藉功能日益弱化，让民族地区农村老年人的疾病风险正处于危险地带。

二、农村老年人社会保障滞后的原因分析

（一）二元化的城乡社会保障使农村老年人缺乏保障

我国长期以来实行城乡有别的社会保障制度，即"二元"社会保障体制。国家为城镇老年人从政策保障上提供了多种形式的措施。对于家庭人均收入、退休职工的退休金低于一定标准的老年人，可以通过一定途径获得最低生活保障金，作为老年人的养老来源，使城镇老年人能够基本实现老有所养。在农村，从1992年我国就开始实行县级农村养老保障制度。但是该制度在具体实施过程中进程较慢，受益人数有限且覆盖面小。由于中国地大物博，各地经济发展差距较大，不同地区的老年人在社会保障方面也呈现出不同状态。经济发达地区已经建立了一些保障制度，如以集体补助为主的养老金制度、农村最低生活保障制度。而在经济欠发达地区，养老保障制度欠缺，集体经济落后，老年人的养老形式单一而且主要以家庭养老为主。在这些经济欠发达地区，家庭收入低，老年人基本生活难以保障，生活水平低下，甚至有相当一部分贫困地区的老年人常年均处于赤贫状态。他们迫于生活压力，有的老年人已经七八十岁了还需以自己劳动来谋生，在这样的情况下可想而知，其自我保障能力极差。现在国家虽然对农村孤寡老人实行"五保"政策，使"五保"老人在一定程度上获得了保障，但在农村老人群体中真正能够属于特困人员范围内的人，以及从全国老人的总数来看受益人员极少。绝大部分农村老年人被排除在外，还不能够成为社会保障制度的受益人。可见，目前国家提供的养老保障措施，对于人数众多的老年群体来说，远不能满足他们的最基本需要。所以，国家在老年人社会保障中出现了缺位，在制度设计中对这一数目庞大的弱势群体有所忽略，目前正在弥补与修复中，但尚需时日。

（二）农村人均收入增速缓慢，城乡之间差距扩大，农村老年人养老保障问题日益凸显

资金问题是社会保障最大的难题，社会保障工作核心问题就是资金筹集。经过几十年的改革开放后，我国人民的收入发生了很大变化。特别是近年来我国农村经济发展也在增速，但还是远远落后于城市，民族地区农民尤其是老年人的增收十分缓慢。随着国家的发展土地保障功能逐渐丧失，农民从土地中获得的收入逐渐减少，已无法保障农村人口的基本生活，更加加重城乡差距。从实际情况来看，越是落后的地区，出现的城乡间差距越明显。一般来说，少数

民族地区多属边远山区，自然条件更加恶劣，如湖南湘西地区大多是"穷山恶水"区域，大部分农民人均耕地不足，有的人均水田不足一亩，且大部分还是属于老百姓说的雷公田(即靠天保收成)。信息闭塞、缺乏经销组织，农民在市场交易中处在劣势地位，出售农产品时呈"买方垄断"，购买工业品时，呈"卖方垄断"，这些现状决定了民族地区农民单依靠土地大幅度增加收入是难企及的。现代化社会的保障模式，需要较高的经济发展水平作支撑，农民个体经济上的困顿，农村集体补贴的支离崩解，国家保障的缺失，呈现的是目前农村社会保障急待解决的较为滞后的局面。

(三)国家卫生资源分配欠合理，农村老年人医疗保障相对缺失

老年人是一个患病率高、患病种类多的特殊群体。老年人面临着诸多风险，其中疾病风险因存在损害的严重性、不可预料性和普遍性等而成为头号风险。由于农村生活环境和经济条件长期得不到改善，加上农村老年人普遍存在着健康状况差的状况，加上医疗资源的不合理分配，国家社会保障的缺失，导致农村老年人"小病不看、大病小看"，这种现象较为普遍。虽然新农合制度普遍开展，但仍处于试点阶段，有的农村居民出现医疗保障处于真空状态。根据调查显示，我国农村居民患病率高、而就诊率低，究其原因其中60%是考虑经济原因而不去就诊。民族地区农村老年人更加存在此类问题。在农村老年人看来，治病就医是影响他们生活、养老中最担心的问题。"小病撑大病扛、重病等着见阎王"，是对当前一些农村老年人的普遍境遇，也是他们对健康保障体系的通俗描述。虽然，当前农村全面覆盖新农村合作医疗制度后，农村老年人医疗保障大有改善，但由于保障范围及保障比例问题，使其难以从根本上解决农村老年人的医疗风险问题。

(四)老年人生活照料和心理慰藉问题

由于人口流动，家庭结构变化，老年人养老、生活照料、心理慰藉等方面均出现了问题。随着年龄增长步入老龄后，老年人的各种需求发生变化，如在日常生活照料、心理慰藉、精神安慰等方面的需求逐步增加。我国农村老年人基本的生活照料主要依靠老年人自己和配偶完成。其次是子女，即传统意义上的家庭养老保障。但随着年龄的变大，自我照顾能力减弱，日常各种生活照料难以自己承担，需要由子女或者亲属来承担的比例逐渐增大。尤其是农村高龄老人，他们的日常生活照料更多依赖于别人完成。调查得知，这类老人有一半左右需要由子女承担。但是，随着家庭小型化和独生子女家庭增多，农村青壮年人各种负担加重，他们的主要精力除了农业生产外，还要照料自己子女，而

对于他们的长辈的生活照料则处于次要地位。农村有些地方经常出现关于生活照料、赡养的诉讼纠纷案件，老年人的心理慰藉和生活照料状况不容乐观。随着城市化和工业化的发展，农村大量青壮年人口大量流向城镇，导致农村留守家庭、"空巢"家庭大量增加。农村的留守老年人除了需要自我生活照料外，部分有劳动能力的留守老年人还要靠参加生产劳动来维系生活，有的甚至还需要完成晚辈的照料。此外，由于隔代之间存在着年轻一代与老年人思想观念的差异，出现代际间的赡养、孝道、照料老人、传统习俗观念日益淡化，年轻人对老年人更缺乏心理慰藉。大部分农村的文化娱乐设施简陋或者缺乏，精神文化生活单调，大多数老年人感到郁闷、孤独，生活质量普遍不高。民族地区农村对老年人，尤其是留守老年人的精神文化娱乐的供养能力不足，不能满足老年人精神需求，有的在精神安慰、心理咨询等方面的服务几乎空白，这些对于处于星罗密布居住状态的民族地区农村山寨老年人更是奢望。一些孤独老人因无人照料导致早亡等现象常引起暂时性社会关注，但这种关注度多是猎奇，少有持续深入探究的热情。社会服务和社区养老作为养老补充形式，目前都还较为薄弱，难以满足老年人的保障需求。我国农村社区养老和社会服务处于起步阶段，需要为老年人居家照料提供一定的支持性服务，但实际上农村社区养老保障功能并未就此得到增强。我国农村老年人普遍存在体弱多病、收入微薄、心理孤寂、缺乏照料的状况。很显然，农村社区传统的保障制度已不能满足老年人的需要，难以适应人口老龄化的快速发展了。

（五）老年人长期照护社会环境缺失

目前，国内为60岁以上老年人服务的社会环境，设计多是停留在健康性老年人水平，未能充分考虑高龄老人丧失生活自理能力后的基本生存需求，这在农村老年人方面的缺失体现更为明显。国家无保障，集体难指望，基本归于家庭，家庭能不能承受，如何承受无人关注，媒体、宣传机构基本无长期照顾服务需求的话语，以致有学者提出失能失智老年人的问题。

这种大的社会环境，导致的是整个社会对老年人丧失期的长期照护服务问题的麻木或是漠视，国家、集体、基层组织乃至家庭本身都认为这是个体自身的事，是家庭的事，与其他无关，这体现在老年人社会保障上缺失也就不足为怪。

三、农村老年人健康保障政策发展趋势

2006年2月23日，中国老龄办发布了《中国人口老龄化发展趋势预测研究报告》。在报告中指出，21世纪是全球普遍出现的人口老龄化的时代，1999年中国已进入老龄化社会，是较早进入而且是未富先老的老龄社会。作为发展中

国家之一，中国是世界上人口最多的国家，由于人口老龄化给国家的社会、经济、文化和人民生活质量均带来深刻而广泛的影响，大量现实问题如医疗保障、城乡养老、保健服务等问题日渐突出，已成为社会各界必须正确面对而且普遍关注的焦点问题。尤其是在医疗卫生、保健康复、养老保障等方面，老年人的服务需求广泛存在规模大、范围广，而且在服务内容及服务形式上具有特殊性，我国现有的保障制度和服务体系已不能适应现实情况。为了达到有效解决人口老龄化问题带来的巨大挑战，必须完善保健制度和保障体制。我国老龄化城乡间存在经济发展不平衡，由农村经济落后所产生老龄问题比城镇更加严峻。根据第六次人口普查的数据资料显示，农村的老龄化水平高于城镇，与城市相比农村高了1.24个百分点。农村老龄化程度产生老龄化问题更为显著。国家必须要着手改革、完善农村老年人养老保健体制，构建与中国农村社会经济水平相适应的农村医疗保险和服务体系，推进城乡一体化、无差距化。

（一）完善老年人健康保险制度

目前我国农村主要开展新农合医疗制度，为农村居民特别是发病率较高的老年人提供了有力的医疗保障，大大增强了他们抗风险的能力，为经济发展和社会稳定发挥了重要作用。但随着生理功能下降、免疫力降低，老年人群就医比例增多，他们门诊就医的经济风险是其他人群的2倍，住院发生的费用引起经济风险是其他人群的5倍。然而，农村老年人无退休金、无养老金，经济收入水平低，大多靠子女负担，对疾病产生的医疗服务经济承受力又低。随着老年人的健康每况愈下，可利用的保障资源越来越少。针对这些状况，必须建立完善的医疗保障制度以保证老年人享受社会医疗保险。农村老年人脸朝黄土背朝天一辈子，与世无争，默默奉献，老了成为留守一族，少人照料，还得兼顾"希望工程"（孙辈），继续耕耘大地，如果他们的境况一直游离于各种保障制度之外，那不久的将来，社会肯定将付出更大的代价。因此，国家必须着手考虑通过立法的形式，用法律来保障农村老年人利益，使农村老年人能够享受社会医疗保险的权益，提高医疗保障水平，使他们享受政府的优惠和党的关怀。生活在农村地区的老年人总体医疗保障水平很低，在收入提高较慢、医疗费用支出急速上涨的情况下，影响老年人对医疗服务资源的有效利用。从国家制定的卫生政策角度看，除存在着卫生资源分配不均、供给不足的因素之外，影响老年人健康状况的因素主要为老年人的承受能力下降，出现有病不能及时就医从而看不起病。农村老年人的医疗费用除新医疗参保外，更多的是依靠家庭来承担发生的医疗费用，可以说在一定程度上如何改善老年人的经济负担能力，即如何筹资应该成为政策重点。尽管我们医疗保障制度建设有所进步，但问题在于,除了新农村合作医疗由中央、地方、个人三方筹资体系之外,没有任何针对老年服务的筹资制度,所以建立和完善农村老年人各种健康医疗制度,首先得解决的是筹资问题。如护理保险制度就是一种可借鉴的方法,其可取性在日本老年人长期照护服务领域已得到证实。

我国社会性质决定了我国医疗保障的主要属性必然以公益性、福利性为主,老年人的基本保障仍然属于国家的责任,体现了各族人民在医疗保健及其他保障服务的公平性问题。因此,必须要逐步建立和完善各项保障制度或者法律法规。我国的医疗保险制度是随着经济的发展而制定的,相应的应调整保险费率,提高老年人享受医疗保险的保障水平。另一方面要扩大医疗保险的范围,将社区卫生服务内容纳入保险支付的范畴,将预防疾病、促进健康、功能康复、临终关怀及慢性疾病治疗及等纳入医保范围,使老年人能够享受卫生保健服务。还应该积极发展各种类型的保险来保障、补充老年医疗保险,适当制定一些特殊办法针对老年人常见的大病、慢性病、重病,达到适当保障老年人医疗费用的目的。根据我国目前的社会经济状况建议:在民族地区农村完善合作医疗制度,建立基本的医疗保险制度,加大对保障金的管理;在医疗保险中,农村老年人口实行倾斜政策,对个人计入金额、医疗保险费、医疗费报销比例给予适当的优惠及照顾;对经济上确有困难的老年人,以及没有参加医疗保险的老年人,根据情况如因疾病严重医疗开支大的要适当采取措施,加大对弱势群体的医疗救助力度;引入护理保险制度,以保障老年人长期照护需求。

(二)完善社会医疗保险制度

农村老年人没有养老金或退休金,在构建老年人社会保障体系中政府应起到积极的主导作用。国家层面要制定各项保障的法律依据,如《老年人社会保障法》,以便于明确各层次的责任(政府、社会、家庭),做到有法可依。国家政府还应有专门的社会保障资金,可以财政支持为主、多方面筹措资金来保障农村老年人的利益。首先,以中央及地方政府为主、多方筹措设立社保专项资金,为农村老年人提供稳定的资金来保障社保工作,特别是对于民族地区、贫困地区的老年人要重点支持他们的社会保障。作为行政主管部门,政府还要对保障资金的社会运行、拨付及监管以及资金筹措等工作制订详细的措施加强监督管理。另外,要充分发挥社会中各非政府部门在老年人社会保障中的潜在作用,想办法、多渠道以慈善募捐或者其他形式筹措资金,拓宽融资渠道。也可借鉴国外经验,结合我国实际,发挥政府及非政府筹资、管理的社会老年保障模式,探索社会养老的新方法。国家及当地政府应支持非政府组织的工作,逐步培养运作成熟、独立的自主管理,灵活机动又规范地开展社保资金组织、运作、开发，形成具有民族地区农村特色的、可持续发展的社保工作。其次，要很好地发挥家庭的作用，充分利用我国几千年来形成的稳固的血缘、亲缘、地缘的关系，使家庭在社会保障中发挥应有的作用。同时，可考虑结合老年人的长处发挥他们的余热，借鉴国内外的经验，选取年轻而且有一定能力的老年人，在他们情况允许的状态下，为年龄偏大、身体状况不佳、需要帮助的老年人提供帮助，诸如生活照料、谈心聊天、心理慰藉等服务，实现社区间相对稳定的互助保障服务。再次，通过组织和发展志愿者行动，使各方志愿者加入到社保队伍中，为老年人提供多方帮助。此外，家庭是老年人生活的主要场所，也是他们情感和精神的重要支柱，这是任何其他机构和志愿者均无法替代的。政府要鼓励家庭养老，并根据情况适当拨出经费给予家庭一定的经济支持，从舆论上要大力宣传尊老爱幼的传统美德，激励每个家庭成员积极行动起来，尽可能满足老年人在精神、心理和经济上对于家庭的依赖。

对于那些情况特殊、需要帮助的特困老年人，应设法为他们提供医疗救助，以达到保障基本医疗需求。建立老年人基本医疗保险、大病补助、医疗救助等多层次的医疗保障。推行农村合作医疗，切实解决留守老人行路难、就医难等问题，逐步建立完善包括农村社会养老保险制度、财政补贴制度、社会医疗救助制度等在内的农村社会养老保障体系。同时，动员社会力量开展多种形式的救助活动，如办起老人互助服务的"时间银行"、开展"为'留守'老人服务——志愿者在行动"等活动，多途径解决老年人的实际困难。不仅如此，政府还应积极鼓励引导有志青年回乡创业，从根本上解决劳动力大量外出所带来的一系列问题，让许多留守老人结束孤苦的守望生活。有关专家指出，在现阶段，农村"留守老人"增多，他们面临的问题也越来越多，需要社会各界给予更多关爱，拓展农业发展空间，留住农村青壮年劳动力，让更多农村劳动力留在农村，发展农业开发，建设自己家乡，减少留守老人。最大限度地发挥家庭赡养、社区养老、土地保障和社会保障，为农村居民养老提供可靠的保障。农村老年人社会保障体系是关系到民族团结问题、破解"三农"问题和保持国民经济协调发展的重大问题。当今社会老龄化不断加速，在经济相对落后的农村地区，要建立针对农村老年人的全方位社会保障体系，需要各级政府的支持和社会各界的努力才能妥善解决。

(三)相关支撑政策

大力发展民族地区农村经济，增加农民收入、缩小城乡差距，才是解决民族地区老年人社会保障问题的必由之路。当前，以习近平为首的党中央在着力解决和大力推进扶贫工作，加大对农业科技的投入、政策的优惠、制度的保障，变以往的输血为提高老百姓的造血功能，搞活经济、促进农民增收。同时，通过发展现代化农业、扶持集体经济、发展农村小城镇、完善社会服务业等多种方式，留住农村居民，改善经济窘迫，缩小城乡收入差距，多方渠道建立老年人社会保障体系，解决农村老年人后顾之忧。

根据实际情况制定地方社会保障方案，缩小地区差别，解决农村老年人的社会保障问题。由于多种因素，各地农村经济发展不平衡；对于经济较为发达的农村地区，可以考虑推行福利保障方案，主要由集体提供经济保障；其次由国家和家庭共同出资，从经济上提高老年人社会保障水平。而对于贫困的民族地区老年人，由于经济问题较突出，一时半会也难以解决，则应以国家提供一定的资金保障，如提供最低生活保障金、基本养老保险、基本医疗保险费，满足最低限度的社会保障。

制定保证护理保险实施与管理的制度。对于绝大多数老年人而言，支付高龄期所需的长期身体和生活照料服务用度是难以承受的，如何为高龄老人提供生活照料、健康保健服务，提高其生活质量，成为大家共同关心的课题。关于老年长期照护及老年社会保险项目，笔者认为应该包括一些基本内容，而且需要有法律来保障。保险筹资要限定条件，有一定的组织程序。它还需要确定保险计划的覆盖面、具体实施、资金筹集等方面的规定。长期照护体系是福利服务和社区卫生的一部分。长期照护服务具有一定的跨领域特点，即社会福利服务和传统医疗卫生相结合的特点，长期照护项目应区别于卫生保险项目，成为一个成熟的、独立的社会保险项目。

社会医疗保障制度对人们的卫生服务利用有重要的影响作用。我国第六次人口普查数据显示，每个家庭户平均人口为 3.10 人，比 2000 年的家庭平均人口数 3.44 人减少了 0.34 人。由于人口流动大，户口登记与实际居住不一致的人口增长为 81.03%。60 岁及以上人口为 13.26%，而且老年人中 65 岁及以上人口为 8.87%，与 2000 年相比，60 岁及以上人口数目上升了 2.93 个百分点，老年人中 65 岁及以上人口上升了 1.91 个百分点。这种人口现状使得老年人健康照护任务的紧迫性进一步加大。在中国广大农村，各种资源尤其是卫生资源极度匮乏，养老和医疗费用加大，各种保险制度不健全，老年人的健康与养老问题日益突出。一定要建立健全与农村老年人照护相关的社会政策，主要是农村养老保险、社会救助、新型合作医疗、长期照护等制度。必须将这些政策固化为稳定的社会制度，并且以法律形式确保，为农村老年人提供可靠的社会保障。根据社会经济发展和老年人需求，建立以政府为主导、全社会参与、家庭为中心的社会保障体系，需要包括生活照料保障、心理慰藉保障、医疗保障和经济保障在内的农村社会保障体系。

黔江区城乡居民合作医疗保险试行办法

第一章 总 则

第一条 为保障我区城乡居民基本医疗需求，促进健康黔江建设，根据市政府《关于开展城乡居民合作医疗保险试点的指导意见》(渝府发〔2007〕113号)，结合我区实际，制定本试行办法。

第二条 城乡居民合作医疗保险制度是由政府组织、引导、支持，城乡居民自愿参加，政府和个人共同筹资，以大病统筹为主的医疗互助共济制度。

第三条 建立城乡居民合作医疗保险制度应坚持以下原则：

(一)低水平、广覆盖的原则；

(二)居民自愿参保的原则；

(三)权利和义务相对等的原则；

(四)多渠道筹资的原则；

(五)以收定支、保障适度、略有结余的原则。

第二章 组织管理

第四条 成立区城乡居民合作医疗保险领导小组，由区政府区长任组长，区政府分管副区长任副组长，劳动保障、卫生、财政、民政、残联、计生、发改委、农业、教育、食药监、宣传、审计、公安等部门负责人为成员，负责城乡居民合作医疗保险工作的组织领导。领导小组下设办公室在区劳动保障局，负责日常工作。

区医疗保险局为城乡居民合作医疗保险经办机构，按相关规定及工作实际增设科室及人员。

各街道、镇乡成立城乡居民合作医疗保险管理委员会，由街道办事处主任、镇乡人民政府镇(乡)长任主任，分管领导任副主任，有关单位负责人和村(居)委会主任为成员，负责辖区内城乡居民合作医疗保险的组织领导、实施管理工作。街道办事处、镇乡人民政府设立专门的工作机构，负责本辖区城乡居民合作医疗保险的组织宣传、参保登记、信息录入、服务监管、全程代办等相关工作。

各村(居)委会成立城乡居民合作医疗保险管理小组，由村(居)委会主任任组长，村(居)委会委员、参保居民代表为成员，负责本村(居)委城乡居民合作医疗保险工作的组织、协调和管理。

　　第五条　成立区城乡居民合作医疗保险监督委员会，由区政府主管监察审计工作的领导任主任，纪检、监察、审计、财政、民政、劳动保障、卫生等部门为成员，负责城乡居民合作医疗保险基金管理及使用的监督工作。

　　各街道、镇乡成立城乡居民合作医疗保险监督委员会，由街道人大工委主任、镇乡人大主席任主任，纪检、财政、民政等部门负责人和村（居委）支部书记为成员，负责辖区内城乡居民合作医疗保险基金管理和使用的监督工作。

　　第六条　开展城乡居民合作医疗保险工作所需经费，由区财政按实际参保人数每人每年1元的标准预算。

第三章　参保对象及其权利义务

　　第七条　凡具有黔江户籍、不属于城镇职工基本医疗保险覆盖范围的居民，以及到黔江经商、务工、就学的区外户籍人员，均可参加城乡居民合作医疗保险。

　　第八条　参保居民享有以下权利：按照规定享受就医费用补偿和其他医疗卫生服务；监督城乡居民合作医疗保险基金的管理和使用；对城乡居民合作医疗保险工作提出建议和批评；法律法规规定的其他权利。

　　第九条　参保居民应承担的义务：遵守城乡居民合作医疗保险规章制度；按时足额缴纳参保经费；配合定点医疗机构做好医疗卫生保健工作；检举揭发破坏城乡居民合作医疗保险制度的行为；法律法规规定的其他义务。

第四章　基金筹集与缴费标准

　　第十条　区城乡居民合作医疗保险基金（以下简称基金）采取财政补助、参保居民个人缴费、集体扶持、社会捐助等多种方式筹集。

　　第十一条　城乡居民合作医疗保险筹资标准分为两档，一档为每人每年140元，二档为每人每年240元。

　　第十二条　政府补助标准及参保对象个人缴费标准：

　　参加城乡居民合作医疗保险一档的人员，每人每年缴费20元，政府补助120元。参加二档的人员，每人每年缴费120元，政府补助120元。

　　城镇"三无"人员、农村"五保户"参保，由区民政部门补助20元，选择一档，个人不再缴费；选择二档，个人缴费100元。

　　农村"低保"对象、重点优抚对象（不含1～6级伤残军人）、以及重度（一、二级）残疾人参保，由民政部门资助10元，选择一档，个人缴费10元；选择二档，个人缴费110元。

城镇居民中的"低保"对象、重度（一、二级）残疾人和本人收入低于我区企业退休人员基本养老金最低标准的60周岁以上的老年人，选择一档参保，个人缴费10元，所差10元由民政部门资助；选择二档参保，个人缴费60元，所差60元由政府补助。

第十三条 有条件的用人单位，可以对职工家属参保缴费给予补助。

第十四条 基金筹集方式

在坚持城乡居民自愿的原则下，积极探索多渠道个人缴费筹集机制。城乡居民可以采取五种方式缴费：一是集中筹集方式。每年由街道办事处、镇乡人民政府在规定的时间内组织村组干部入户收取参保经费。二是定点筹集方式。在街道、镇乡和定点医疗机构设立缴费窗口，常年收取下一年度参保经费。三是滚动筹集方式。城乡居民在就医报销医疗费用时，自愿缴纳下一年度参保经费。四是"三定"筹集方式。城乡居民在规定的时间和规定的地点，按规定的标准缴纳参保经费。五是协议筹集方式。街道、镇乡可在征得城乡居民同意的情况下，签订代扣协议，委托乡镇财政所等机构代收、经村民代表大会同意由村民委员会代收、由金融机构通过农民的储蓄或结算账户代缴等方式。

收取参保费，必须开具由重庆市财政局统一印制的基金专用收据。

第十五条 基金筹集时间

参保居民按年度缴纳参保经费，每年缴费一次。缴费时间为每年的1月1日至12月10日。采取集中筹集、"三定"筹集方式收取的个人参保经费，于每年12月10日前一次性缴存到区财政基金专户。采取定点筹集、滚动筹集、协议筹集等方式收取的个人参保经费，由街道、镇乡在每月20日前缴存到区财政基金专户。政府补助的城乡困难人群个人缴纳部分，在当年12月10日前全额拨付到区财政基金专户。

第十六条 区人民政府根据社会经济发展及城乡居民合作医疗保险运行情况，对筹资标准、政府补助标准等适时作出调整。城乡居民合作医疗保险基金当年不足支付部分，由区政府统筹解决。

第五章 参保登记

第十七条 居民参保时应持户口簿、身份证等资料到所在街道、镇乡办理参保登记。"三无"人员、"低保"家庭、"五保户"、残疾人等城乡困难人员，以民政、残联等部门提供的名单为准；60周岁以上低收入的城镇居民由各街道、镇乡负责审定；符合计划生育奖励政策的参保对象，以计生部门提供的名单为准。

第十八条 实行以家庭为单位办理参保手续。家庭中符合参保条件的所有成员应选择同一档次参保，选择档次一经确认，两年内不得变更。参保时，必须同时缴清户内符合本办法规定的参保人员的医疗保险费。

第十九条　居民参保登记后，由区城乡居民合作医疗保险经办机构制发医保证卡，作为参保居民就医和费用结算的专用凭证。

第二十条　各街道、镇乡在每年的12月15日前将下年度本辖区参保居民详细情况送区城乡居民合作医疗保险经办机构。

第六章　基金管理

第二十一条　筹集的医疗保险基金，建立财政专户，封闭运行。两档筹资标准单独核算，实行收支两条线管理，任何单位和个人都不得挤占、挪用基金，不得从基金中提取工作经费。

第二十二条　基金实行区级统筹、街道和镇乡协管制度。城乡居民合作医疗保险只建立统筹基金，不设立个人账户和家庭账户，基金由区城乡居民合作医疗保险经办机构统一管理和使用。

第二十三条　城乡居民合作医疗保险基金分为补偿基金和风险基金两部分，补偿基金占90%、风险基金占10%。补偿基金又分为大病统筹补偿基金和门诊补偿基金，大病统筹补偿基金占70%、门诊补偿基金占30%。风险基金又分为门诊储备金和大病储备金，门诊储备金占30%、大病储备金占70%。

第二十四条　实行基金总额预付制度。区城乡居民合作医疗保险经办机构根据街道、镇乡的参保人数、区域居民发病率、住院率、次均住院费用等，预算各街道、镇乡基金使用额度。

第二十五条　向商业保险公司集体投保，建立"黔江区城乡居民合作医疗保险住院补充医疗保险制度"，降低基金风险，减轻大病患者医疗费用负担。

第二十六条　区城乡居民合作医疗保险经办机构要建立健全医疗保险基金预决算制度、财务会计制度和内部审计监督制度。

第二十七条　审计、财政、监察、劳动和社会保障等部门要依法加强对基金运行情况的监督检查。基金收支管理情况定期向社会公布，接受社会监督。

第七章　医药费用补偿

第二十八条　参保居民个人缴费后，在次年1月1日至12月31日按规定享受城乡居民合作医疗保险补偿待遇。

第二十九条　基金主要用于补偿参保居民符合相关规定的药品费、医疗服务费及健康体检费用。

第三十条　补偿标准。根据缴费档次确定补偿标准，实行以住院补偿为主，兼顾门诊补偿的补偿模式。

14 种慢性病和 3 种重大疾病须经相应医疗机构确诊并持有《慢性病门诊治疗证》或《特殊疾病门诊治疗证》。

第三十一条 对符合国家计划生育政策规定的参保孕产妇住院分娩实行 100 元的产前检查和 400 元的分娩定额补助。

第三十二条 普通门诊由参保居民在自主选定的区内一级医疗机构就诊。慢性病门诊、重大疾病门诊和住院在区内一级(不包括村卫生室)和二级定点医疗机构自主选择。到三级定点医疗机构住院须通过二级医疗机构转诊，持有转诊转院审批表并经区城乡居民合作医疗保险经办机构审批。未按规定转诊，直接选择三级医疗机构就诊且取得就诊医院身份确认的，其起付线为 2000 元。精神病不论专科医院级别，住院起付线一律按 400 元执行。

第三十三条 医疗保险基金不予支付下列情况发生的医疗费用:

(一)在非定点医疗机构就医发生的费用(急诊抢救除外);

(二)不符合我区城乡居民合作医疗保险治疗项目、医疗服务设施、用药范围和支付标准的费用;

(三)因自杀、酗酒、自残、斗殴、吸毒、性病治疗、以及工伤和交通、医疗事故或其他责任事故发生的医疗费用;

(四)挂床住院医疗费用;

(五)各种器官和组织移植的器官源和组织源;

(六)未经批准在区外就医且没有取得就诊医院身份确认发生的费用;

(七)在国外或港、澳、台地区的治疗费用;

(八)应由其他险种、商业保险公司、第三方责任人等支付的医疗费用;

(九)上年度或以前年度的医疗费用(转诊治疗和外出务工人员报账时间延长到次年 3 月 31 日);

(十)因美容、矫形、生理缺陷整治和购买保健、康复性器具等发生的医疗费用;

(十一)国家和重庆市及我区规定的其他情况发生的不予报销的医疗费用。

第三十四条 对全年以户为单位未享受城乡居民合作医疗保险医药费用补偿的参保居民，由参保所在地一级定点医疗机构安排一次健康体检。

第三十五条 城乡居民合作医疗保险的补充医疗保险补偿待遇另行制定。

第八章　报账与审批

第三十六条 参保居民在区内定点医疗机构发生的医疗费用，按规定应由个人自付部分，由本人以现金方式与医疗机构结算;应由统筹基金支付部分，由定点医疗机构直接与区城乡居民合作医疗保险经办机构结算。经批准在区外就医发生的医疗费用由个人全额垫支，治疗结束后再报区城乡居民合作医疗保险经办机构审核结算。

第三十七条 每月25日为各定点医疗机构结算时间，当月28日至次月5日为各定点医疗机构上交相应资料到区城乡居民合作医疗保险经办机构的时间。

第三十八条 各定点医疗机构向区城乡居民合作医疗保险经办机构申请报账时，必须提供相应的申报表、有效发票、总费用清单、住院病历、城乡居民合作医疗保险就医卡、居民身份证(儿童用户口簿)、学生证或学校证明、"低保"证、残疾人证、生育服务证或再生育服务证的复印件等资料。

第三十九条 转诊到三级定点医疗机构住院治疗的参保居民申请报账时，必须提供转诊转院审批表、有效住院发票、总费用清单、出院记录原件，城乡居民合作医疗保险就医卡、居民身份证、户口簿、学生证或学校证明、"低保"证、残疾人证复印件等资料。

第四十条 区外务工的参保居民住院治疗申请报账时必须提供有效住院发票、总费用清单、出院记录、务工所在地户口暂住证或务工单位证明原件，城乡居民合作医疗保险就医卡、居民身份证、户口簿复印件等资料。门诊治疗申请报账时必须提供门诊发票、总费用清单或处方、务工所在地户口暂住证或务工单位证明原件。

第九章　医疗服务管理

第四十一条 择优选择城乡居民合作医疗保险定点医疗机构，实行动态管理。区内一级定点医疗机构是指村卫生室、乡镇卫生院和街道社区卫生服务中心。区内二级定点医疗机构是指黔江中心医院、区中医院、区疾病预防控制中心、区妇幼保健院、黔江民族医院。区外市内二级定点医疗机构是指各区县公立二级医疗机构及市公共卫生医疗救治中心、重庆骑士医院、武隆县博爱精神病医院。市内三级定点医疗机构是指政府举办的三级医疗机构，包括重庆医科大学附属一院、二院和儿童医院、第三军医大学附属一院(西南医院)、二院(新桥医院)、三院(大坪医院)。

参保居民务工地医疗机构是指政府举办的公立医疗机构，根据管辖地卫生行政主管部门核定的级别(一级、二级、三级)，按市内同等级定点医疗机构对待。

区城乡居民合作医疗保险经办机构与定点医疗机构签订协议，明确双方的责任、权利和义务，双方应认真履行协议，违反协议规定应承担相应的责任。

第四十二条 定点医疗机构应严格执行《临床诊疗规范》《基本药物目录》《院内感染控制规范》《单病种限额标准》等规章制度。不断创新内部运行机制，建立健全管理制度，规范诊疗行为，对就诊参保居民实行首诊负责制，认真履行告知义务，对就诊人员身份要认真核对，严禁冒名顶替。加强对医务人员的费用控制意识教育，保证服务质量，改善服务态度，提高服务效率。

第四十三条 严格控制医疗费用不合理增长，实行多种付费方式，推行药品集中询价采购制度、医用材料和主要医疗服务价格公示制度、医疗机构医药费用信息发布制度、举报奖励制度，区内定点医疗机构执行统一的药品价格。

第十章 信息管理

第四十四条 加强信息管理系统建设。尽快建立起与国家医疗保障和卫生信息系统相衔接、适应城乡居民合作医疗保险制度要求的信息管理系统。

第四十五条 城乡居民合作医疗保险经办机构、定点医疗机构以及其他相关部门之间建立计算机网络连接，实现网上在线审核结算、实时监控、数据分析和信息汇总，提高城乡居民合作医疗保险工作效率和服务水平。

第四十六条 各定点医疗机构必须规范医药收费行为，坚持医药收费计算机实时录入，做到及时、准确、真实、可靠。

第四十七条 城乡居民合作医疗保险经办机构要努力提高信息分析、报告、反馈的能力和质量，采用适宜的方式和途径进行信息发布。

第十一章 民主监督

第四十八条 区城乡居民合作医疗保险经办机构定期向区城乡居民合作医疗保险领导小组汇报工作运行、经费收支情况。街道、镇乡城乡居民合作医疗保险管理办公室定期向街道、镇乡城乡居民合作医疗保险管理委员会汇报基金运行、使用情况。

第四十九条 区城乡居民合作医疗保险领导小组和街道、镇乡城乡居民合作医疗保险管理委员会每半年向同级城乡居民合作医疗保险监督委员会汇报工作。

第五十条 建立基金使用公示制度、定期审计制度，设立公开举报电话、投诉箱，广泛接受监督，严格查处贪污、套取、挪用城乡居民合作医疗保险基金的违纪违法行为。

第十二章 奖励与处罚

第五十一条 区政府将城乡居民合作医疗保险工作纳入综合目标考核，实行行政首长问责制和目标责任制管理。区政府与街道办事处、镇乡人民政府及相关部门签订城乡居民合作医疗保险工作目标责任书,进行专项检查和奖惩,并将各街道、镇乡和相关部门城乡居民合作医疗保险工作的开展情况纳入当地党政领导的政绩考核目标之一,作为街道办事处、镇乡人民政府和相关部门评选先进的依据。

第五十二条 区政府对城乡居民合作医疗保险工作成绩突出的单位和个人予以表彰、奖励。

第五十三条 参保居民、定点医疗机构和经办机构工作人员违反城乡居民合作医疗保险的政策规定,依照国家有关规定严肃处理,构成犯罪的移交司法机关依法查处。

第十三章 附 则

第五十四条 本试行办法规定的参保居民的年龄,以参保年度的 12 月 31 日为计算日。

第五十五条 本试行办法由区城乡居民合作医疗保险领导小组办公室负责解释。

第五十六条 本试行办法自 2010 年 1 月 1 日起施行,区人民政府办公室《关于印发黔江区新型农村合作医疗实施办法的通知》(黔江府办发〔2008〕97号)、《关于印发黔江区城镇居民合作医疗保险试行办法的通知》(黔江府办发〔2008〕228 号)同时废止。

二〇〇九年十一月十二日

第八章 武陵山区老年人养老模式变迁

第一节 武陵山区老年人家庭养老向社区养老的变迁

在人口老龄化程度逐渐加重的背景下，研究和探索适合中国国情特别是探讨民族地区农村经济发展迟缓状态下的养老服务体系更显得尤为重要。基于此，课题组研究人员将梳理武陵山区农村老年人家庭养老向社区养老的变迁轨迹，进一步分析研究少数民族地区老年人养老模式的变迁与发展趋向。首先，必须实事求是、客观地评价当前武陵山区农村主要的养老模式：即家庭养老、机构养老、社区养老三种养老模式。然后，再从理论上研究适合武陵山民族地区农村老年人的养老模式。通过求证许多老年人及研究人员后发现，社区养老服务为目前武陵山区老年人养老发展趋向的养老模式。纵观国际养老模式视野并借鉴国外养老经验，武陵山民族地区养老模式必须符合当地实际，而且要与国家政策导向一致，提炼出农村养老模式及其发展规模与发展目标。

一、武陵山区农村现行的养老方式

中国是目前世界上唯一老年人口过两亿的国家。截至 2015 年底，全国 60 岁及以上老年人口 2.22 亿人，占总人口的 16.1%；65 岁及以上人口 1.44 亿人，占总人口的 10.5%。老年人口还在不断增长，未来还有加速趋势。统计数据显示，自"十一五"规划以来，十年内，中国 60 岁及以上老年人口增加了 7299 万人，增加比例 48.98%，年平均增速为 4.90%。从 2006 年开始，60 岁及以上人口占总人口比重逐年上升，至 2010 年增速达到顶峰，2011 年有所减缓，2012 到 2015 年依旧保持年平均 4.65% 的高连续增长。中国 60 岁及以上的老年人口中，近六成分布在农村。照这个速度发展不难看出，农村 60 岁及以上人口增长速度超过城市增长速度。这样农村人口就会迅速增加而且老龄化的态势严重，而当前社区养老、家庭养老、机构养老作为主要养老方式，虽然存在不同的自身优势，但是也面临着诸多的挑战。

1. 家庭养老功能日趋弱化

目前，在武陵山民族地区农村，现有的养老服务体系还不够完善的情况下，民族地区农村老年人的养老模式基本上仍然以家庭养老为主，提供养老服务的以子女、保姆、配偶或亲戚为主体的"家庭养老"方式。调查发现，令人担忧的问题很多，如外出打工人员不断增多所致空巢老人也在成倍增加。若这种远距离家庭养老出现困难导致这部分农村老年人只有采取"自我养老"方式来适应生活，这种养老模式很难得到长久发展，面临着越来越"无人照料"的状况，家庭养老模式越来越表现出功能弱化的趋势。

目前农村主要养老模式为：家庭养老、社会养老。这种传习悠久的家庭养老模式符合中国人的传统习俗，是农村流传已久的传统养老方式，是以家庭为单元，由家庭中年轻子辈或孙辈来承担老年人的赡养任务。受民族习俗、传统文化和养老思想的影响，老年人对"家"看得非常重，有着格外深厚的感情，根据课题研究人员所做的调查可知，仍有超过半数的农村老年人选择了家庭养老，尽管家庭养老存在着诸多不足，但选择在养老机构养老的仍占少数。不难发现，家庭养老模式作为农村主要的养老方式将会持续较长一段时间。这一研究说明，尽管社会进步了，农村的收入也增加了，养老方式也在不断更新，但作为中国传统的养老观念，家庭养老观念在武陵山民族地区农村老年人中仍然根深蒂固。

调查中不难发现家庭养老的功能弱化的信号。表现为：首先，在国家倡导的城镇化背景下，代际养老问题很多，养老压力不断增加，维持这种养老模式愈发困难；其次，在全球人口老龄化背景下，面对中国农村未富先老状况，自我养老风险不断加大；然后，在多年来的计划生育政策影响下，家庭结构小型化，从而导致整体上的家庭养老资源日渐匮乏。随着社会发展，城乡间差距不断拉大，农村人口迁移增多，给不发达的农村养老工作带来了许多难题，尤其给以家庭养老模式为主的养老方式带来了前所未有的危机。调查可见，武陵山民族地区外出务工人员增加，农村老年人呈现出高龄化、空巢化特征。外出人员很难履行赡养职责，家庭养老方式只有采取"远距离照料"模式。

所谓"远距离照料"指照料者在距离老年人较远的地方生活，为给家庭中需要照料的老人提供帮助而采取的一些方式。在中国实施的新的老年人权益保障法中规定："与老年人分开居住的家庭成员，必须经常看望或者问候老年人。"这为"远距离照料"养老提供了政策导向。但实际上外出人员的家庭成员却很难承担起这种所谓的"远距离照料"者的责任。目前他们采取的照料途径有：定期回家进行直接照料(作为外出务工人员社会经济地位较低、劳动负荷大、工作时间长，远距离照料的提供更加困难)；有的外出的家庭成员只有通过电话等通讯方式与老年人联系，用以指导老人正确处理一些事务，虽然这种途径暂时缓解了一些家庭养老问题，但是这一途径的奏效是需要先决条件的，即只有老人具有一定的生活自理能力的前提下才能实施；还有的通过聘请保姆来进行直接照料，然而在农村经济条件较差的情况下，一般家庭也请不起相应的照料者，而且也很难找到满意的照料者。

值得提倡的是，农村老年人在情况允许时采取的自我养老模式，不仅缓解了老龄化社会的冲击，还减轻了子女的负担。这种自我养老模式存在理论与现实上的双重风险，武陵山区农村老年人多半为被动的选择。由于受家庭结构变化影响，老年人空巢化加速，这种自发的自我养老功能也会面临危机而逐渐减弱。特别是在遇到家庭变故情况下，更难实现，如在失去了老年配偶后，留下来的老年人自我养老功能更加弱化，特别是独居老年人很快陷入"无人照料"困境，这是老年人最大的忧虑。另外，在现实中许多老年人经济负担重，各项生理机能下降，导致发生突发急病时不能及时就医。调查显示：子女外出后，空巢老人的劳务负担加重，当空巢老人或者独居老人发生小伤小病时，他们采取的措施要么是硬扛着不去医院看医生，要么就是自己到最近的药店随便买点儿药对付。如果老年人患上大病后，真正有外出子女回来照料的只占少数，大多靠老人自己及配偶进行照料。

家庭养老对于武陵山区民族地区农村老年人而言至关重要，但却常常面临家庭养老资源匮乏的困境：随着政府导向城镇化、人口自然老龄化的发展，农村空巢老人逐渐增多，养老需求激增。然而，农村面临着养老服务体系不健全，家庭养老功能资源匮乏的问题，家庭养老功能也逐渐弱化。随着子女外出，代际养老实际问题多多，现实中农村老年人的自我养老也不能满足其需求。随着老年人健康状况变差、生活逐渐不能自理，这部分老年人的服务需求就越来越强烈。然而，受经济条件及健康状况影响，这些老年人能够得到的养老服务却越少。主要原因是在养老资源严重匮乏的情况下，农村老年人中大多数丧偶、年龄较高、自理能力差。年轻的家庭成员外出，家庭养老功能失调，已不能满足老年人的需求，所以，亟需采取新型的养老服务方式来补充。

2. 社区养老的优势与不足

武陵山民族地区农村社区养老服务优势明显但也存在服务薄弱的现象。社区养老符合老年人养老意愿，能够满足老年人老有所养、老有所医、老有所为的各种需求，而且老年人仍然生活在熟悉的家，又可以享受到专业的社区养老服务，这一养老模式迎合了广大民族地区农村老年人的传统养老思想，结合考虑了老年人各层次需求。但是，面对民族地区农村人口增多的现状，社区养老服务处于初步开发时期，服务体系尚未完善，很多地方正处于试点阶段，其服务人员缺乏，服务力量薄弱，特别是政府的财政支持力量薄弱，社区的专业人士严重不足，管理及组织力量薄弱，各种资源不足，社会力量参与机制未形成。

根据心理学家马斯洛的需求层次理论，人类的需求区分为不同层次的，如同阶梯一样逐级递升，较低层次的需求包括：生理需求、安全需求和情感需求，低层次需求通过外部条件来满足；高层次需求通过内部因素达到满足。实践证明：一个人的高层次需求如对尊重和自我实现的需求是永无止境的。

人类最基本的生理需求，主要包括衣、食、住、行。这是老年人生活中最重要的部分，要适应环境变化，确保有营养食物，居住环境安全，具备经济基础等。当最基本的生理需求满足后，实现了"老有所养"的目标，才可能产生较高层次需求。

安全需求包括生命安全、环境安全、财产安全等方面。鉴于老年人的身体状况，各项机能出现退化及弱化、免疫功能下降，容易导致疾病发生。在状况不佳时需要得到生活照料、医疗救助等基本保障。农村老年人的安全需求主要是医疗安全。如果满足了安全需求，老年人也就基本达到"老有所医"的目标。

虽然老年人的生理功能不断下降，但是情感需求却越来越强烈，尤其是高龄老人、空巢老人、留守老人更显强烈，他们不仅需要获得家庭关怀、子女孝顺，还渴望情感交流、社会交往、融入社会、找回乐趣、获得认同。情感需求一般来说包括：一是爱的需要，期盼亲人之间、伙伴之间、邻里之间、同事之间关系融洽，迫切期盼爱与被爱。二要有归属感，希望成为群体中的一员，得到大家的关心和照顾。老年人尤其是空巢老人，在精神上得到寄托、情感上获得慰藉，生活才具有意义。不然就会产生孤独、忧愁等不良情绪。情感需求获得满足使老年人"老有所乐"目标得以实现。

老年人希望得到社会承认，有一定的社会地位，他们非常乐意把在工作和生活中积累的经验传递给后代，实现"老有所教"的需求和愿望。但在生活中，由于老年人有的退休，有的年事已高不再从事相应工作，在某种程度上失去了社会身份和地位，需求与现实发生冲突，就会产生失落感。我们在养老服务中，可以聘请老年人承担一定的任务，传授与交流经验，实现老年人"老有所教"的目标。

自我实现是最高层次的需求，是指老年人发挥潜力，完成力所能及的事情，实现个人追求与理想。如何使老年人发挥余热，利用优势，再创佳绩，实现"老有所为"，实现"产出性老龄化"，值得深入研究。社区养老服务机构可为老年人提供平台，使老年人加入志愿者团队，参与社区服务和管理。

依据层次需求理论，武陵山民族地区农村社区养老服务要实现"老有所养、老有所医、老有所乐、老有所教、老有所为"的目标。对于低层次需求，社区养老可提供生活护理、精神慰藉、医疗保健等服务；对于高层次需求，必须激发他们的激情，主动参与、发挥余热，从而实现自我价值。

二、武陵山农村社区养老服务及其优势

社区养老模式吸取了机构养老和家庭养老的综合优点，这种养老模式既发挥了机构养老与家庭养老之间的相互对接，且具有老年人容易接受、成本低廉、符合传统习俗和孝文化等多方面优势，还为国家、政府所支持。所以，在武陵山民族地区农村发展社区养老具有一定的现实基础，有利于社区管理和养老服务的相互促进。

农村社区养老的优越性表现在以下方面：首先，这种养老方式经济成本低廉，可节省开支。武陵山民族地区农村社区养老，目前使用的基本上是家庭内部的设施，达到降低社区养老的成本，减轻了家庭的负担。社区养老把经济责任分散到家庭，减少了老年人和家庭对国家的依赖，充分体现了法律上权利与义务的统一。真正实现了个人收入、实际贡献、享受服务和养老质量的有机结合。其次，这种有机结合的互动化的养老方式，获得了老年人角色的支持。各种社会活动是通过角色的转换实现的，通过角色转换来拓展新角色，这种社区养老服务很好地实现老年人与社会的互动。社区养老服务使老年人在熟悉的家庭、社区，保持原有的人际关系，享受家庭的温暖，保持邻里的交往，获得精神的慰藉，最主要的是还可以获得专业人员所提供的专业化照顾。再次，从社会效益方面看，社区养老服务可推进养老社会化进程。随着经济的发展，完善养老保障体系是老年人期盼能实现的目标。但是鉴于武陵山民族地区的经济发展落后，要全面推行和完善社会保障制度，任务艰巨，还需要长期的实践积累和坚实的基础保障。社区养老方式作为社会养老与家庭养老的有效衔接，是实现社会养老的重要过渡阶段，缓解了财政不足，为积累养老基金提供支持，为实现社会化养老提供物质保障。

三、武陵山民族地区社区养老服务现状

在武陵山民族地区农村社区养老服务优势明显，主要表现为在生活护理、医疗保健和精神安慰等方面具有独特的优势，这是解决民族地区农村养老问题比较理性的选择。我们必须全面认识农村养老服务现状及存在的问题，开展符合武陵山民族地区实际的实证研究，在分析问题的基础上，调查并找出农村养老服务供需失衡状态，构建适合民族特色的养老模式。根据调查资料显示，民

族地区农村老年人由于多种原因，虽然他们迫切需要获得社区养老服务支持，但是因为他们经济能力受限，期望获得价格较低的养老服务。而现实中，农村社区养老服务的提供者也有自己的难处，虽然要求服务提供者有所作为，但也需要使其获得一定的经济利益，所以目前还不能完全满足农村这部分老年人的需求。由此得出，武陵山地区农村社区养老服务需求广泛，但还是存在供需结构失衡问题，其实这也明确了下一步民族地区养老的方向，为农村社区养老服务发展提供了有力的支撑。

第二节　武陵山区社区养老服务供给的路径选择

课题组通过前期的调查发现：武陵山民族地区农村社区养老需求广泛，而国家政府和当地政府的投资不足，造成武陵山区养老形式单一，出现带有福利性质的养老方式居多，鉴于民族地区老年人经济条件有限，而且养老需求较多，目前的养老形式不能满足当地的养老需求。为了实现健康养老，必须寻求更具效率、能够基本满足养老服务需要的模式，结合武陵山民族地区实际，在不脱离社区养老发展的基础上，准确判定农村社区养老服务的供给路径，为实现民族地区健康养老目标提供现实必然性。

一、社区养老发展的机遇

武陵山农村社区养老服务，需要整合养老资源、符合民意、成本低廉、容易接受。要维持家庭养老模式，而且又要避开家庭养老功能不足的弱势，综合以上因素，社区养老服务应运而生。社区养老服务适应国情、成本低廉、符合民意，老百姓更愿意接受，是因为社区养老找到了突破口，解决了民族地区养老出现的实际问题，突出了优势、整合了资源、实现了多方利益的"多赢"，主要表现在：

第一，符合国家政策。国家民政部明确下文指出"社会养老服务应以居家为基础、社区为依托、机构为支撑"。在新的《中华人民共和国老年人权益保障法》中又有规定"将养老服务纳入城乡社区配套建设规划，为老年人就近提供服务"。中共中央国务院多次在关于发展养老服务业中提出"要切实加强农村养老服务，推进养老服务设施建设"。国家各部委陆续多次下文，制定政策专门针对农村养老服务，推动了农村养老事业的发展。

第二，借鉴其他地区的养老经验。由于多种原因城乡之间养老服务发展差异较大，城镇居民养老发展优于农村居民。在考察城镇养老服务经验的同时，必须认真分析城镇居家养老实践过程中的优劣，实施政府统筹下的社区养老。

社区养老深受欢迎，并取得了显著成效。事实证明社区养老是健康老龄化的必然选择，同时也为民族地区农村社区养老的发展提供了事实依据。

第三，民族地区农村养老需求猛增。随着武陵山民族地区外出务工人员的增多，大量空巢老人、留守老人增多，加上国家计划生育政策的影响，导致家庭养老功能不断弱化，出现了农村老年人特别是独居老人、留守老人、空巢老人增多的现象，家庭养老已不能满足其需求，社会养老服务形式应运而生，而且也会越来越多。目前在养老服务还不完善的情况下，留守老人、高龄老人、独居老人、空巢老人将陷入不断出现的"养老风险"之中。在这种情况下，社区养老以其低成本、高质量的服务获得了大众青睐，弥补了农村养老服务内容、服务形式、服务质量的不足，获得了老年人的普遍欢迎。

二、社区养老面临的挑战

(一) 供给与需求之间的差距

社区养老服务在武陵山民族地区还处于试点起步阶段，老年人尤其是空巢老人、留守老人、独居老人对社区养老利用频度较低，导致农村社区养老供给与民族地区老年人的养老需求之间存在差距，具体表现在：

1. 养老服务内容单一

随着生活水平的提高，养老需求面逐步扩展。然而，受民族地区经济文化限制，人们的接受能力有限，老年人需要提供的服务内容又在增多，原来养老服务所存在的内容单一的问题已难以满足社会发展和老年人众多的需求。并且由于农村养老服务还处于起始阶段，服务的机制还不够健全，各种需求不能准确传递给社区服务机构，服务机构由于多种原因可能也不能满足老年人的相应需求，造成养老服务需求与供给错位。

2. 专业人才缺乏

由于农村社区养老尚处于起步阶段，经济效益较差，当下国家也没有新的举措，特别是在培养和使用专业人才上缺乏有力措施，也没有有力的对接管理措施。一方面武陵山区贫穷落后、交通不便等地域条件限制，专业的养老服务及医疗服务人士不愿意到武陵山区农村去；另一方面武陵山农村本地从事养老服务的从业人员整体素质低、文化程度低、技术水平低。武陵山区养老事业又强烈需求专业化的养老服务人员，这就出现了武陵山区农村养老服务的专业人员不够、业务水平不高的突出问题。

3. 行政管理成分浓厚

农村社区养老服务工作目前在武陵山区还是主要由政府部门负责，与其他部门的对接不够，更没有形成合作机制，社会养老服务资源没有得到有效利用。社区作为基层工作机构，在完成繁重的养老服务任务的同时，还要承担许多的行政职能，社区无暇也无力很好地监管养老服务的工作质量，出现了脱节现象。

(二)面临的挑战

农村养老方式主要有社区养老、机构养老和家庭养老三种方式，这几种养老方式之间相互竞争，出现此消彼长的竞争状态。社区养老方式目前面临的挑战主要为：

1. 家庭养老仍为市场主流

虽然在武陵山民族地区家庭养老功能不断弱化，而受传统孝道文化、约定习俗、文化修养等的影响，老年人特别是农村老人对"家"有着深深的眷恋、深厚的感情，他们从骨子里还是希望家庭养老，家庭养老需求的比例仍然很高。可以预计，传统的家庭养老方式将会在武陵山民族地区农村持续较长时间，并挤占部分养老服务市场。

2. 机构养老的专业优势犹存

虽然机构养老存在收费高、服务质量受到质疑、少亲情等问题，但养老机构拥自身的专业优势，这一点仍然受到相当一部分老年人的青睐。由政府出资的机构养老，属于非盈利形式，不用自负盈亏，具有价格优势。政府部门制定的优惠政策相当地吸引专业人士加入，并得到服务对象的信任，使其在竞争中处于一定的有利地位。

3. 民办养老机构也有一定市场

民办养老机构形式灵活机动，颇受大众欢迎。私人出资养老机构，管理形式灵活，依靠其高效率的亲民服务，在一定程度上弥补了公办养老机构的不足，也方便了服务对象，在养老服务上分割了一定的市场份额。这些不同的养老服务竞争对手优缺点不同，展开了养老市场之争，给处于起步阶段的民族地区农村社区养老带来了挑战，使社区养老服务方式面临发展威胁。

三、社区养老服务的层次、方式、内容与功能

农村人口老龄化这个社会问题，关乎着城乡均等化公共服务及社会福利分配机制问题。在工业化、城镇化、信息化和现代化同步发展的背景下，必须从现实出发解决养老问题。农村老年人要求在不脱离家庭养老的情况下，发展社区养老方式。社区养老补充了多元的养老体系，形成了政府、市场、家庭三位一体的养老体系。

社区养老要因地制宜，考虑符合武陵山区特点，利于民族地区养老工作的展开，利于提高养老工作效率。武陵山区农村社区中青壮年人员外出务工众多，留守老人和留守儿童较多；农村社区居民居住分散，健康养老的各项设施落后陈旧；农村社区居民朴实厚道，人际关系简单，邻里亲情友善信任。调查发现，农村社区养老必须具有较好的环境。一方面武陵山区大量青壮年外出，老年人"养儿防老"的想法难以实现，传统的家庭养老功能又逐渐弱化；另一方面武陵山区农村经济不断发展，农村家庭收入也在增加，加上国家引导的帮扶贫困户政策，使农村家庭逐步具有一定的能力承担养老费用。可以说从经济上基本保证了老年人养老最基本的服务，使老年人能够独立生活，在一定程度上推动了养老服务发展。养老服务提供者要保证满足所涵盖的有养老服务需求的老年人，而且要保证会一视同仁，不能因为老年人的情况不同而受到区别对待，必须保证老年人有需求就可以享受服务。养老服务生产者通过优化配置，提高养老供给效率，实现民族地区老年人的潜在养老需求向现实养老需求转化。

（一）关于养老服务的层次

农村社区养老服务，主要分为基础养老和选择养老。基础养老属于公益性的，是政府出资，保障养老服务的一项优惠政策。对于身体健康的老年人来说，基础养老基本能够满足需求。如果还有更高层次需求，就需要自己花钱购买特定的养老服务，体现了一定程度上的公平原则。对于身体欠佳的老年人来说，就需要花钱获得专业人员的养老服务。为了满足农村老年人多层次的需求，特别是对高质量服务的需求，就必须提供多样化的养老选择，这在养老服务中就显得十分必要。

（二）关于养老服务的方式

农村社区养老的服务方式主要源于英国"社区照顾"模式，分别有"由社区照顾"和"在社区照顾"两种养老照顾方式。社区养老一般指老年人居住在社区，或者在家里，即在不脱离熟悉的环境由社区的养老专业人员提供服务，包括生活照料、心理护理、家政服务、医疗护理和精神慰藉等内容。社区养老不仅是家庭养老的支撑，还是日间照料、健康维护、精神慰藉的重要场所。对于生活不能自理、健康状况差的老年人，提供上门服务；对于生活能自理、健康状况较好的老年人，鼓励其到就近的社区参加力所能及的老年活动，融于集体之中，或者发挥余热利用自身优势帮助有需要的其他老年人，使其能够实现自我价值，同时又突出社区的精神慰藉功能。

（三）关于养老服务的内容

根据老年人的养老需求，社区养老的服务内容主要包括生活护理、健康维护和精神慰藉三个基本方面。

1. 生活护理

生活护理服务是马斯洛的需要层次论中最低需求层次，是最基本、最实在、最普遍的要求，在传统家庭养老中，生活服务主要来自家庭亲人，但随着农村青壮年外出打工导致家庭结构的改变，生活护理服务的承担者由家庭成员转向了社区人员。满足生活照料服务的要求不仅是社区养老服务中最基本、最核心的服务内容，也是维持老人最基本的生理需求和安全需求的服务。主要包括日间照料、家政服务、代购陪购商品、基本安全、定期探望等，内容侧重于物质层面较多。主要是包括为老年人提供衣、食、住、行、用等服务，以达到保障老年人最基本的生活需求的目的。

2. 健康维护

随着老年人年龄的增长，各种健康问题逐渐凸显，老年人对医疗保健和健康维护的需求越来越多。农村社区养老服务就必须要为老年人建立健康档案、定期体检、健康教育、上门医疗护理，并制定健康维护计划，督促老年人采取增进健康的行为。医疗健康保健维护服务包括保健和护理两个方面，一是关于疾病护理内容，针对出现疾病的老年人，使其及时就诊就医，或者设立家庭病床，派专业医务人员为其提供治疗与护理等服务；二是关于康复保健服务，针对有健康隐患但是目前还没有出现严重疾病的老年人，进行健康教育、开展健康讲座，建立健康行为，起到预防疾病作用，并在社区或者家中注意观察，及时发现病情变化，及时处理突发的健康问题。

3. 精神慰藉

老年人由于身心状况的变化，处于一个比较脆弱的群体，尤其是在进入高龄时期，心理承担能力逐渐弱化，容易产生抑郁倾向，出现心理问题，如果得不到排解和发泄，就会增加老年人的患病率。然而在现实中，精神慰藉属于较高层次的需求，这种需求一直处于欠缺状态。因老年人特别容易产生特殊心理及精神状况，为老年人提供精神慰藉服务尤显重要而且迫在眉睫，作为社区养老服务的一项必须内容——精神慰藉也就应运而生，主要包括心理安抚、心理咨询与疏导、人文关怀、陪同聊天、亲情关注、搭建平台、参与活动等方面。

以生活护理、健康维护和精神慰藉三个基本内容为主线开展农村社区养老服务体系，在一定程度上可以满足老年人多元化的养老需求，也可以根据各种养老服务内容划分养老服务等级，针对农村不同需求程度的老年人，开展不同层次的差异性养老服务，从而达到养老资源合理整合，避免养老资源的浪费，最大化实现健康养老的目的。

(四)关于养老服务的功能

1.完善农村养老保障体系

现有的养老服务还不能应对来势汹汹的农村老龄化趋势，目前在农村养老保障体系尚未完善的情况下，难以解决农村老年人的所有养老问题。首先，虽然随着建设新型农村社区的开展，社区力量在发展壮大，但是由于多种因素其功能还没有得到充分发挥。社区养老恰恰是运用了社区的力量，并利用社区把养老政策供给和老年人的养老需求联系在一起。其次，农村经济发展水平有差异，在社会养老保险的基础上，只有少部分老年人具备购买商业养老保险能力。虽然养老保险能起一定的经济支持作用，但面对农村老年人多种需求的增加，养老能力仍严重不足。因此农村社区养老服务的出现，可以让农村老年人在当前经济窘迫的情况下较好地实现社区内的居家养老，这无疑是对当前农村养老保障体系尚未完善时的有效补充。

2.减轻家庭负担提高生活质量

中国几千年来在对待老年人问题上，一直崇尚"孝道"文化，拥有"尊老、爱老、敬老"的传统习俗。因此家庭养老在中国、尤其是民族地区农村成为主要的养老方式。然而，随着城镇化发展，农村居民家庭结构发生变化，导致家庭养老功能的弱化。在这种情况下社区养老服务应运而生，顺应了社会发展的要求和社会价值观的取向，在充分尊重老年人的想法基础上，满足老年人对"家"的特殊情感需求，在提高老年人生活质量、实现健康养老等方面发挥了不可替代的重要作用。具体体现在：首先，农村社区养老服务减轻了家庭及家庭成员的负担，让他们能放心大胆地投入工作、生活中。在社会进程中分工越来越细，满足养老需求提供养老服务就是一个精细分支。然而，由于家庭中子女工作生活任务重，没有充足的时间来照料年迈的父母，而且养老需求的满足方面表现的也不专业，但在养老过程中又不能缺少子女的参与。社区养老可以对老年人的子女提供专业化指导，使其能适应照顾老人需求，减轻子女的负担。其次，社区养老提高了老年人的生活质量。让老年人仍然居住在熟悉的环境里，与家人、社区和邻里间保持正常沟通，有利于保障老年人身心健康。再次，专业人员提供了全方位的养老服务，包括心理安抚、家政服务、生活护理、医疗保健、健康维护等内容，同时还提供精神慰藉、文化活动等多种服务项目。在社区内开展志愿者服务项目，为老年人参与社会活动搭建平台、提供方便，满足老年人高层次需求。

第九章　武陵山区老年人群社区健康养老服务体系构建

第一节　武陵山区老年人健康养老需要与农村社区保健服务现实间的差距

一、武陵山区农村老年人群健康保健需要面广、量多

从本研究的量性资料与质性资料分析来看，武陵山民族地区农村老年人群健康状况不容乐观，健康保健需要面广、量多，但目前现实的健康保健需要没有及时得到满足，潜在的健康保健需要没有得到有效引导，农村老年人的健康养老需要处于低层次的消极状态。当下武陵山民族地区农村老年人的健康养老需要主要表现在以下几个方面：

（1）农村老年人患慢性病率高，慢性病的治疗与日常护理以及并发症的预防都需要长期基层卫生服务的付出与努力。

（2）随着年龄的增长，各器官功能发生退行性变化，与慢性疾病、心理社会障碍等病理性变化协同作用，使农村老年人的日常生活自理能力受损日盛，这种日常生活照料将长期存在。

（3）社会环境与生活方式的改变使农村留守老年人群心理状态不佳，老年人利用自身的力量难以应付这些问题，需要一定程度的心理干预。

（4）武陵山区为少数民族聚居地，农村老年人群的一些不利健康的饮食习惯、不良嗜好具有民族烙印，需要从民族文化、生活习性角度去改变、剔除其有害健康的部分。

（5）武陵山民族地区老年人群健康知识少、获取健康知识途径有限，健康意识较差，具有不良健康信念，不利于正确的健康习惯行为形成，加之经济水

平低等原因，农村老年人有时会压抑自身健康需求，并寻求合理化的理由，影响他们的健康自我感知与自我评价。这些需要基层卫生服务人员的教育与引导。

（6）在健康养老保障方面，武陵山民族地区农村老年人群处于绝对弱势，他们有定期健康体检的需要，但没有经费保障，又无医保、社保等参与，几乎是健康保障的"裸体"状态，现在虽已全面启动新农合，但农村老年人从中获益较少，因其只针对住院，而且手续繁杂，老年人也吃不透、难理解相关政策。因此在这方面的现实需求与潜在需求非常巨大。

二、武陵山民族地区农村社区卫生服务量少、面窄、质低

本研究结果表明，武陵山民族地区社区卫生服务尚处于启动初期发展阶段，而农村三级卫生服务网正处于重建期，卫生服务网点多，星罗密布。在新医改政策扶持下，农村乡镇卫生院、卫生室硬件建设日渐完善，但服务内容、服务质量、人才队伍建设等软件建设则非一日之功，需要一个过程。从研究资料来看，武陵山民族地区农村社区卫生服务模式仍以"守株待兔式"服务为主，极少开展"主动进门式"服务，服务内容与前几年并无太多改变；但对妇幼保健相当重视，这得益于母婴保健相关政策的实施与推进，如指标化的目标管理等，然而没有老年人专项服务，更不消说针对农村老年人的社区卫生服务政策倾斜。农村医院养老保健人员对社区健康服务的认知与知识储备处于了解观望期，没有开展上门服务等实质性社区卫生服务；因为农村医院卫生服务人员来源、学历、职称、继续教育问题，农村老年人对农村基层医院诊疗水平也持怀疑、不信任态度，这也从另一方面对农村医院服务水平呈现一定真实反映。

综上所述，从目前情况，武陵山民族地区农村社区卫生机构在服务人员、政策、内容、质量等方面都与农村老年人群的健康养老需要存在较大差距，难以满足农村老年人群的健康养老与保健需求。如何解决这一矛盾，既能契合农村老年人群的健康养老需要，保护、维护这一特殊弱势群体的健康状态，又能促进本区域农村社区卫生服务良性发展呢？这需要从政策、服务体系、服务理念、服务模式、筹资渠道、医疗保障等方面，结合民情民俗，全盘、系统、长期规划。

第二节　武陵山区老年人社区卫生服务模式构建

一、农村老年人社区卫生服务发展趋势

老龄化带来的是器官功能的不可逆性低下，并不能通过治疗来治愈，只能通过激活机体功能，以提高生活质量。提供给老年人的卫生服务，实际上是医疗照料与生活服务的结合体。可将老年卫生服务的需求分为：保健、生活照料、综合医疗、慢病管理、康复、临终关怀等多层次、多方面的需要。随着农村老人问题的日益凸现，如何改善他们的生存状态，维护其健康状况，提高他们的生活质量，让他们颐养天年，成了当前社会必须深思和解决的问题。农村基层社区卫生服务是否能承担起其健康照护重任也值得商榷，但低耗高效的社区卫生服务，是解决经济不发达、卫生资源缺乏的少数民族地区农村老年人维护健康的主要途径的这一思路不容质疑。农村老年人与城市一般的老年人群在生存状态、心理状态方面均有所不同，在农村发展社区卫生服务又应考虑到哪些实际因素？经过对武陵山民族地区农村老年人的健康状况及本区域农村社区卫生服务状况的探讨，结合国内外研究成果，在分析民族文化的基础上，本课题组认为在武陵山民族地区要针对农村老年人发展农村社区卫生服务应遵循以下几个方面：

（1）依靠农村卫生服务三级网络构架，建立农村社区卫生服务体系，利用网点密、覆盖广、功能全的优势，在强化软件建设的基础上，全面铺开各项老年社区卫生服务内容。辅以养老院等其他形式。

（2）按照奥伦姆自理理论，老年个体虽然功能有所退化，但具有不同程度的自理能力，而且也具有学习能力，能通过学习提升自理能力，满足自己的自理需要。因此，无论是患慢性病的老年人还是自理能力受损的老年人，都应通过各种措施维持并提高其现有的自理能力，并充分相信其自理能力，鼓励老年人学习新技能、新知识，完善自理能力。从个体的生存状态与生存质量来说，老年个体保持一定的自理能力，是尊严与权利的体现，对于老年人来说有益于正常健康状态的保持。此外，保持并努力提升老年人的自理能力也是当前农村卫生服务较为滞后的情况下，保证老年人生存质量的必要途径。

（3）在农村开展社区卫生服务，为老年人，特别是留守老年人提供健康服务，必须解决筹资渠道，可通过商业保险、医疗保险、集体融资、个人付费、公共卫生服务投入等多途径实现服务经费的到位。

（4）针对老年人的农村社区卫生服务的开展应得到政府及各级卫生主管部

门的大力支持，并形成一定的政策实施推进，在发展到一定时期，建立适当的法律法规加以保障，这样农村老年人的社区卫生服务才能得到可持续发展，真正为农村老年人提供贴心服务。

（5）在民族地区开展农村老年社区卫生服务，应从服务者、服务对象角度全面考虑地域、文化、生活习性、经济水平等方面所存在的独特性所致的影响。这样的农村社区老年人卫生服务才具有其独有特点，具有强大生命力。

二、武陵山区老年人农村社区养老服务模式与服务体系构建

（一）农村老年人社区卫生体系建构的必要性

社区卫生是面对社区提供的健康服务，包含有营养指导、康复指导、健康教育、妇幼保健、心理咨询等，以提高民众生活质量和整体素质为宗旨。国外对老年社区卫生服务非常重视，城乡社区卫生保健功能完善，社区卫生机构覆盖率广，如德国约50%医务人员从事社区卫生工作。在荷兰，作为最基础工作的社区卫生工作为民众提供服务，给人们带来了很多医疗服务的便利，同时又大大减少了医疗支出。老年人，特别是70岁以上的老年人，是此项服务的最大受益者。日本面对少子女、高龄化的社会问题，在2000年时，全国已经开设5000所社区卫生工作站。

我国老龄化呈城乡倒置趋势，农村老年人数不断增多，老年人长期照护服务体系非常必要，但过程一定是复杂且艰巨的。农村老年人社区卫生服务是农村老年卫生服务重要的一环。有研究者将农村老年人的长期健康照护分解为基础层级、中间层级和最高层级。其中基础层级指维持老年人基础生命的生活照顾；中间层级指维护老年人的生活尊严的护理与照料；最高层级指帮助老年人康复和精神愉悦。不同的层级对专业技术、支持资源等的要求有所不同，本课题研究者认同这一观点。

农村老年人社区卫生服务体系具体可分为以下几个部分：支撑资源、专业技术、综合规划管理。支撑资源包括相关政策、法律、法规，服务平台，筹资渠道；专业技术主要为社区卫生服务与老年卫生保健服务技术；而综合规划管理则包括各级组织管理、评价、监督等。目前，由于专业人才、专业能力、专业管理水平等问题，难以提供专业化的服务，老年服务机构基本处于低水平的基础照护层次。而偏远落后地区农村还没有专业化老年人照护机构，如敬老院基本属于集体互助形式，很少有专业人员提供照护，但是不是在这样的背景下谈农村老年人社区护理服务就是不现实的呢？其实不然，这既不是防患于未然，也非杞人忧天，这只是对中国农村老年人现状危机的一种较为清醒的意识反应

而已。

我国人口老龄化呈城乡倒置，农村社区卫生需求凸显，如果仍旧只考虑家庭照顾，无专业化供给参与，那么农村老年人照护供需矛盾的激化，压垮的就不只是农村老年人的健康，累及农村家庭，祸及社会经济，影响社会和谐则不远了。所以农村老年人群的社区卫生服务问题绝不是健康照护这一单项意义，它应被归入国家整体卫生规划内，进行城乡统筹。农村合作医疗虽解决了急重病、大病者的部分医药费用，但自费、陪住费用等仍是一笔可观的数目，大部分老年人难以接受，则选择在疾病基本控制后，回家"疗养"。但回家后遵"医"行为减弱，依从性差，导致康复效果不佳。设立社区卫生服务机构可减轻负担、提高老年人的遵医行为。此外，老年服务产业具有巨大经济潜力，老年社区卫生服务是经济价值与社会价值的统一，总成本相对较低，老年服务产品的开发，老年卫生服务的开展符合我国社会发展，也与国家整体经济发展方向相一致，可以说，农村老年社区卫生服务事业的提出正当其时。

(二)农村老年人社区卫生服务的构建

1.社区卫生服务的提供者与人力资源

农村地区由于居住分散，民族地区还涉及语言与风俗问题。老年人群社区卫生服务的提供者包括农村社区卫生服务中心(乡镇卫生院)与服务站(村卫生室)专业护理人员。目前二、三级医院护理人员普遍存在不足问题，农村基层医院专业护理人员严重缺乏。从服务方便性考虑，社区卫生服务中心为老人提供服务跨度太大，可行性低。因此，当前情况下，县、乡两级医院护理人员可作为指导者，定期指导村卫生室护理服务工作的开展，并在农村就地组织和培训一些农村家庭妇女成为护理员，以适应农村分散居住、活动范围广、生活习性独特以及语言沟通不畅等特点，及时满足农村老年人的健康保健服务需要。甚至有研究者提出将农村的过剩人口集中培训，构建农村老年照料服务大军，推动服务的供给者和消费者有效对接。让过剩农民工成为照护服务的提供者，这在当前属超前思维，但不久的将来也许会成为现实。此外，需要医学院教育加强农村老年护理、农村社区护理专业人才培养，为农村地区输送"下得去，过得硬，留得住"的专业人才，以解决服务后备力量以及可持续发展问题。

目前，我国医务人员缺编现象严重，开展社区卫生保健者困难重重、问题多多。因此，利用医务人员的退休人力资源，组建"志愿者"组织，发挥余热，也不失为一种理想的辅助选择与权宜之计，经过一定的发展，也许能成为一种固定的民间服务组织力量。初始阶段，可在当地医院征集退居二线的准资质医务人员到农村社区卫生机构指导工作，成立相应管理组织，定期轮换，避免从临床抽调护士，可发挥她们的所长。在服务区内制订出工作计划，安排走访村组，深入开展宣传教育，使老年人改变不良生活习惯、提高就医行为、提高保健能力、提升生命质量，真正让老百姓享受优质服务，促进卫生工作的发展。

2. 老年人社区卫生服务平台

老年人社区卫生服务三级网络，包括县级医院、乡镇卫生院、村卫生室三个层次。以乡镇卫生院为中心，以村卫生室为基底，以县级医院为龙头承担指导性工作，发挥协同作用，具体卫生保健服务实施主要由村级完成。这样，社区卫生服务中心、社区服务站、生活照料人员共同构成老人长期照护产业。

3. 农村老年人群社区卫生服务目标与宗旨

以提供中低成本、技术适宜、服务质量好、可及性强、针对性高，能与农村老年人群健康需求相适应的农村社区卫生服务为目标，以维护、促进农村老年人群全身心健康为宗旨。遵循世界卫生组织提出的社区卫生工作的三大原则：①社区医务人员必须具有强烈的责任感；②社区内的弱势群体应列为优先的服务对象；③社区卫生的服务对象必须参与卫生服务工作。当前主要目标要分层次，最基础性的，首先应保障高龄老人丧失期的基本生存需求与生活照料，也是紧迫性最高的；其次是农村老年慢性病等医疗护理服务保障；最后上升至农村老年人身心精神慰籍全面保障。

4. 农村老年人群社区卫生服务的管理者

农村老年人群社区卫生服务如果实行多头管理会造成"三个和尚无水喝"的管理不力局面，但单一机构管理则将形成服务局限、发展受滞的趋势，卫生主管部门属专业行政管理机构对农村老年人群社区卫生服务实施管理会更为到位，指导更切实际，而且这种管理还要有专业学术团队的定期评价与监督。但民政部门与地方政府既要是协管单位又要是支撑单位，责不可轻。这样的话，农村老年人群社区卫生服务发展则不会孤掌难鸣。

5. 农村老年人群社区卫生服务的支撑者

经费筹措渠道：只有经费问题得到有效解决后，农村老年人群社区卫生服务才可能健康发展，不会无疾而终。将农村老年人群社区卫生服务纳入新农合范围或是建立新的农村老年医疗保障、国家与地方政府公共卫生投入补贴、集体组织出资、个人付费其中部分或是全部都将可能成为其中的选择。

相关政策：政策制度的支持与倾斜是农村老年人群社区卫生服务快速有序发展的前提与保障。如发展农村的公共卫生服务制度，老人可以受益的有农村最低生活保障制度、五保制度、救助制度、医疗制度等。

文化资源：包括中国农村的家庭伦理、孝道、和谐社会理念等对农村老年人健康照护是有益的。

社会资源：包括社会工作者、各类义工、志愿者、慈善机构以及各种社会团体、民间组织、农民自组织的各类互助合作组织等有助于成为农村老年人群社区护理服务发展的资源。

6.社区卫生保健模式的开展

社区卫生保健模式在开展过程中，应积极取得乡镇领导的支持和村干部的配合与参与，全力提高村民的主动性。并实行定点服务，解决医护人员少的问题。

社区卫生工作初期，老年人对卫生保健重要性认识不足，不易接纳和信任。卫生保健人员要协调关系，做通思想工作。有时还要发挥乡村医护人员的作用，特别是在人员紧缺的境况下，主要靠乡村医护人员来实行。使他们成为社区卫生工作的主力军，也必须获得村干部的支持，以确保社区卫生保健工作的持续开展。

根据农村居民的时间有计划地安排定点进行健康教育、讲座、体格检查，鼓励患者到卫生服务站进行医疗活动，对行动不便者采取上门服务。农村居民生活水平低，保健意识淡薄，一般不愿出钱来开展预防活动，必须患有疾病的时候才接纳医疗帮助，要加上电视、广播、画栏等宣传教育，使社区卫生医疗保健被大多村民接纳。

第三节　构建武陵山社区养老服务体系的政策建议

武陵山农村社区养老服务体系的建设与发展是一个循序渐进的过程，应该逐步推进。当前武陵山农村养老问题形势严峻，必须调查研究、立足现实，兼顾潜在需求，实现现实需求，达到健康养老。在武陵山农村社区养老服务体系建设与发展过程中，亟需着重抓好以下工作。

一、明确责任、实现养老服务供给的多元化

从调查资料获知，武陵山民族地区老年人对当前生活满意度低，而养老服务的需求相对较高。实事求是地说，在武陵山区，国家对于农村养老服务的政策还没有完全落实到位，对于国家关于农村养老的优惠政策还没有真正享受到。该地区老年人对社区养老服务有巨大的潜在需求，由于社会经济发展受限，老年人对于养老的经济支付能力不足，导致了现实需求还不能得到满足。因此，政府应该提高老年人的人均收入水平，同时需要加大对农村社区养老服务的资金投入。提高农村老年人的经济实力，相应也就提高了老年人购买力水平，确保老年人对社区养老具有一定的支付能力，是农村社区养老服务事业的

发展的保证。只有更多的人参与、享受社区养老服务，才能保证资金链的正常运行，有利于农村社区养老事业的规模化发展。在福利多元主义理论指导下，应满足老年人多元化的养老需求，充分发挥社会力量，扩展农村养老服务的筹资渠道。国家政府和地方管理部门应该及时出台优惠政策，鼓励企业、组织加入养老服务产业，兴办农村社区养老服务机构。通过引入竞争机制，走多元化、产业化发展道路，形成政府引导、多方筹资、整合资源、降低成本、互惠互利，最终实现养老服务多元化的供给主体与供给内容。

二、开拓项目，实现养老服务对象的公众化

面对武陵山民族地区个体化的养老需求，应提供多层次的养老服务项目，实现健康养老服务。老年人的经济收入水平不同，接受教育程度各异，对农村社区养老服务的需求差异显著。根据马斯洛需要层次理论，一般来说，经济收入低的人，能维持基本生活这就是他们的养老服务需求，而对那些受教育程度较高的农村老年人，他们则追求高质量的养老生活，对社区养老的需求内容较多、层次较高。所以，农村社区养老服务制定的政策、确定的项目、实施的方案等，都应该具有实效性、针对性和可行性。鉴于老年人群的差异性，不同条件下对养老服务的需求也会不同，所以应构建多层次的养老服务体系。政府部门全面深入了解老年人的需求，充分考虑老年人的条件及对养老的需求，合理满足养老服务需求，使养老服务体系更具公平性。在养老服务实践中注重尊重老年人的权利，实现养老服务中整体与个体的协调一致，确保不同层次的老年人都能获得相应的养老服务，推进基本公共服务均等化。

三、提高质量，实现养老服务的市场化

农村社区养老市场化是指引入市场竞争机制，充分发挥市场化作用，最大限度地发挥资源配置作用，从而有效提升社区养老服务质量。武陵山民族地区农村社区养老服务市场化要考虑以下方面：一是政府部门制定政策、引导市场竞争机制，从而实现养老服务市场化。在养老服务市场化过程中，政府部门属于提供者角色，需要把生产者职能推向市场，可采用多种形式。二是政府部门把供给者完全交由市场主体，实现养老服务完全的市场化，促使提供者与生产者都由养老市场来确定。社区养老必须以满足老年人的差异化需求为出发点、提高养老服务质量，最终实现养老服务主体自负盈亏、自主经营的市场化状态，并不断推进养老服务的品牌化。坚持养老服务市场化，可弥补社区养老服务供给缺口。在"由谁来供给"上，表明多个供给主体的合作关系；在"如何供给"上，表明服务的供给是一个动态的、竞争的过程，只有竞争才能带动多个主

体参与养老服务市场，活跃养老服务的领域，以弥补养老服务供给的不足，从而提高养老服务的质量。

四、构建机制，实现养老服务的社会化

社区养老作为一项公共服务项目，社会化发展功能趋势借鉴了比较成熟的公共服务经验。养老服务社会化，要求根据养老服务项目不同的性质和特点，以社会养老需求为导向，鼓励各种组织和公众参与，提供多方位的养老服务，形成以政府为主导、各种组织参与的养老服务格局。首先，政府由原来唯一的养老服务提供者，转移到养老服务制度保障角色上来。其次，广大老年人群由原来的政府行为的接受者，转变成拥有参与权与发言权的角色上来，政府的行政行为有赖于人民群众的参加与支持。政府与人们之间的关系为：管理与被管理、服务与被服务和服务与监督的关系。

五、制定规划，提供养老服务优先项目

经济发展水平直接影响老年人对养老服务的需求，包括养老服务现实需求和潜在的需求。根据调查，陪伴就医、电话探访、娱乐场所这三项服务项目不是老年人特别需求的，一般情况下可暂缓或者逐步实施。调查发现老年人对生活照料、健康行为养成、上门探访、健康教育、定期体检、康复指导等六项养老服务项目，是武陵山民族地区农村老年人迫切需要的，应尽快实施。农村老年人对紧急救援、健康咨询、心理疏导的需求强度最大、是非常需要的，这三项养老服务项目应优先实施并予以保证。因此，在制定养老服务规划时，应考虑老年人对不同服务项目的需求程度和需求的差异性，切忌搞"一刀切"，要将有限的养老资源优先提供给老年人需求度最大的项目。

参考文献

[1] 郝模，张光鹏，王伟成."我国社区卫生服务理论和实践探索中的空白研究"项目概述[J].中国卫生经济，2005，24(1)：53－55.

[2] 樊宏，王芳，王云霞.层次分析法结合灰色系统理论在社区卫生服务质量评价中的应用[J].中国卫生统计，2009，26(3)：266－268.

[3] 谷红霞，李芹，孙丰娥.更新社区护理理念[J].齐鲁护理杂志，2007，13(5)：109.

[4] 徐虹，吴茵茵，郑卫军，等.公共服务产业理论视野下农村社区卫生服务模式的构建[J].中国卫生事业管理，2009，29(1)：39－41.

[5] 刘腊梅，周兰姝，吕伟波.澳大利亚老年人家庭护理服务现状及其对我国的启示[J].中华护理学杂志，2007，42(9)：856－858.

[6] 刘军安，卢祖洵，孙奕.中国城市社区卫生服务发展理论及其实践缺陷[J].中国卫生事业管理，2004，29(6)：324－325.

[7] 王玉环，张亮.社区卫生服务运行机制的理论探究[J].中国卫生事业管理，2006，(3)：189－191.

[8] 赵琨，姬长海.社区卫生服务体系建设项目理论评价案例：来自新疆石河子市的经验[J].中国卫生经济，2010，29(3)：70－72.

[9] 辛昌茂，杨善发.社区卫生服务发展困境及其破解[J].江淮论坛，2009，(3)：131－134.

[10] 杨晶.社区护理的理论实践与研究[J].吉林医学，2007，28(10)：1177－1178.

[11] 李月.中国社区卫生服务：理论探讨与案例研究[J].中国初级卫生保健，2007，21(8)：20－22.

[12] 刘腊月，周兰姝，吕伟波.澳大利亚老年人家庭护理服务现状及其对我国的启示[J].中华护理杂志，2007，42(9)：856－858.

[13] 李倩，黄涛，李博文，等.不同等级医疗机构开展社区卫生服务的满意度分析[J].中国社会医科杂志，2006，23(1)：53－56.

[14] 汪志宏，王云霞，王芳，等.不同举办主体的社区卫生服务机构满意度分析[J].中国社会医科杂志，2009，12(IA)：75－76.

[15] 陈先华,卢祖洵.城市社区老年人自理能力状况与卫生服务需求研究[J].护理学杂志, 2009,24(23):56-57.

[16] 程晓明,毛正中,郭清,等.城市社区卫生服务筹资[J].中国全科医学,2004,7(19): 1373-1376.

[17] 张桂萍,陈方武.从老年人的卫生服务利用现状看社会医疗保险[J].中国实用医药, 2008,3(25):195-197.

[18] 岳艺,张媛,于润吉.对发展社区卫生服务相关政策的探讨[J].中国卫生经济,2007, 26(290):34-35.

[19] 陈四清.发达国家与发展中国家社区护理的现状与展望[J].护理研究,2010,24 (313):377-380.

[20] 李杨春,李新辉.国内外老年人社区护理研究现状[J].医学与哲学,2009,30(3): 39-40.

[21] 陈四清,孙梦霞,方琳.国内外社区护理模式与创新研究[J].岳阳职业技术学院学报, 2009,24(5):120-124.

[22] 张泽,祁素文.国外社区卫生服务现况及启示[J].中国全科医学,2005,8(15): 1283-1284.

[23] 倪荣,杨佳琦,朱晨曦.杭州市社区卫生服务机构老年护理现状调查[J].中国老年学 杂志,2009,29(14):1794-1796.

[24] 黄晓霞,颜艳.家庭支持对长沙市社区老年人健康自评的影响[J].中国老年学杂志, 2009,29(23):3090-3029.

[25] 刘毅俊,夏江,朱宏斌.借鉴国外社区卫生服务经验,推动我国社区卫生服务发展[J]. 中国全科医学,2005,8(1):75-76.

[26] 张建华.老年人护理安全现状调查与分析[J].护理管理杂志,2007,7(7):13-16.

[27] 李香风,赵红.老年人家庭照顾者及其照顾能力研究现状[J].中国护理杂志,2007,44 (11):1051-1053.

[28] 刘永华,伏杭江,葛才荣.老年人睡眠障碍的研究现状[J].中国老年学杂志,2007,27 (2):190-193.

[29] 高飞.论社区卫生服务的需求趋势[J].沈阳师范大学学报,2010,34(1):146-149.

[30] 官旭华,卢祖沟,孙奕.农村开展社区卫生服务的研究[J].中国医院管理杂志,2003, 19(2):70-71.

[31] 杨晓龙,林明鲜,宫权.老年人医疗保障现状的社会学研究[J].牡丹江教育学院学报, 2008,(2):68-70.

[32] 徐成,张亮.农村老年人疾病经济风险现状与对策分析[J].医学与社会,2007,20 (10):6-8.

[33] 孟祥臻,翟庆峰,刘晓冬,等.农村老年人健康知识知晓现状及影响因素分析[J].中国 农村卫生事业管理,2008,28(10):793-795.

[34] 侯峰.农村老年人生活现状及对策[J].江海纵横,2008,(5):39-43.

［35］卢祖洵，李永斌，王芳，等.全国社区卫生服务体系建设重点联系城市试点工作进展、成效及值得关注的问题［J］.中国社会医学杂志，2009，26（6）：321－325.

［36］王亚东，刘利群，闫宇翔，等.全国社区卫生服务现状调查［J］.中国全科医学，2005，8（9）：709－711.

［37］侯万里，李永斌，王芳.全国重点联系城市社区卫生服务机构医保工作进展［J］.中国卫生政策研究，2010，3（2）：17－20.

［38］赵付霞，苗启元.山东省农村老年人体育生活现状研究［J］.吉林体育学院学报，2008，24（4）：194－195.

［39］卢祖洵，白玥.社会资本与社会医学新发展观［J］.中国社会医学杂志，2006，23（1）：9－11.

［40］王有娟，宋丽淑，杜丽英，等.社区老年人居家护理现状分析［J］.社区医学杂志，2009，6（14）：5－7.

［41］程锦泉，彭绩，周丽，等.社区卫生服务对突发公共卫生事件应对作用的评价［J］.中国初级卫生保健，2006，20（1）：38－40.

［42］程晓明，郭青，等.社区卫生服务发展若干问题论谈［J］.中国全国医学，2004，7（11）：772－776.

［43］赵志广，彭绩，程锦泉，等.社区卫生服务反应性与满意度问卷的信度及效度分析［J］.中国全国医学，2007，10（3）：242－243.

［44］李晓惠，卢祖洵，陈旭嘉.社区卫生服务机构综合评价的质性研究［J］.中国社会医学杂志，2007，24（3）：187－189.

［45］王芳，张全红，金建强.社区卫生服务绩效评价指标体系的信度与效度评价［J］.中国全科医学，2008，11（1A）：77－78.

［46］卢祖洵，王芳.社区卫生服务支撑体系建设状况分析与发展策略探讨［J］.中国卫生政策研究，2009，2（1）：15－19.

［47］王芳，卢祖洵.社区卫生服务综合评价指标体系方法学研究［J］.中国全科医学，2006，9（5）：422－424.

［48］孙泽宇.我国城市老年人长期护理的现状与对策［J］.中国老年学杂志，2009，29（16）：2138－2140.

［49］金成吉，李玉娟.我国城市社区体育与老年人结合的现状及发展模式探讨［J］.河北体育学院学报，2008，22（6）：5－8.

［50］刘海涛，乌正赉.我国城市社区卫生服务研究现状［J］.中国全科医学，2006，9（1）：75－77.

［51］李哲，时力华，闻娟.我国城市社区卫生服务研究现状和发展趋势［J］.中国煤炭工业医学杂志，2008，11（8）：1286－1287.

［52］刘萍，席淑华，马静.我国老年人社会支持现状［J］.解放军护理杂志，2006，26（2B）：46－47.

［53］毕平.我国老年人社区护理的现状与展望［J］.中国老年保健医学，2008，6（1）：

71 - 72.

[54] 李焱明. 我国老年人社区护理现状[J]. 全科护理, 2009, 7(8): 2247 - 2248.

[55] 祁玲. 我国老年人社区护理现状及展望[J]. 社区医学杂志, 2009, 7(23): 35 - 36.

[56] 王伟成, 徐鹏, 李怀侠, 等. 我国社区卫生服务管理目标的研究现状和目标差距[J]. 中国卫生经济, 2005, 24(2): 8 - 9.

[57] 马起龙, 尹文强. 我国社区卫生服务综合评价研究现状及展望[J]. 中国卫生经济, 2008, 27(7): 25 - 26.

[58] 李晓惠, 金新政, 卢祖洵, 等. 系统综合集成法在社区卫生服务机构绩效考核评价中的应用[J]. 中国全科医学, 2006, 9(15): 1301 - 1303.

[59] 李晓惠, 卢祖洵. 新视角社区卫生服务中心考评指标体系与考评方法研究进展[J]. 中国全科医学, 2005, 8(5): 417 - 418.

[60] 金生国, 卢祖洵, 张存莲. 新西兰社区卫生服务考察报告[J]. 中国全科医学, 2005, 8(5): 367 - 368.

[61] 曾友燕, 王志红. 英国老年人家庭护理服务需求现状及其成本预算模式[J]. 中华护理杂志, 2005, 40(12): 953 - 954.

[62] 滕丽新, 黄希庭, 陈本友. 英国老年人心理健康服务体系的现状及启示[J]. 西南大学学报, 2009, 35(3): 18 - 23.

[63] 王蟠, 江启成. 中部地区城市社区卫生服务的现状及问题研究[J]. 中国初级卫生保健, 2005, 9(19): 25 - 26.

[64] 李德玉. 中部地区农村老年人养老问题的现状与对策[J]. 经济纵横, 2008, (2): 39 - 41.

[65] 王会兰, 杜雪平. 中国不同城市社区卫生服务机构工作开展现况调查[J]. 中国全科医学, 2008, 11(7A): 1213 - 1215.

[66] 孙建琴, 莫宝庆. 中国老年人膳食营养与健康现状、对策与研究热点[J]. 老年医学与保健, 2008, 14(2): 72 - 74.

[67] 黄千珍, 冯涛, 李丽. 中外老年人口社区卫生服务场所与内容比较研究[J]. 医学与哲学, 2009, 30 (11): 33 - 35.

[68] 王芳, 金建强, 张全红, 等. 综合评价方法在社区卫生服务中应用[J]. 中国公共卫生, 2008, 24(4): 442 - 443.

[69] 邢凤梅, 姚三巧, 方琳. 国外老年人居家不出(housebound)及其影响因素的研究现状[J]. 中国老年学杂志, 2010, 1(30): 268 - 269.

[70] 刘秀娜, 周娟, 张翠华, 等. 重庆市主城区社区护理人力资源现状调查与发展策略研究[J]. 护理研究, 2009, 23(2): 393 - 394.

[71] 张璟, 王文军, 吴翠平. 济宁市农村留守老年人生存质量现况及影响因素分析[J]. 中华护理杂志, 2009, (4): 321 - 323.

[72] 唐康芬. 四川农村留守老人的养老保障研究[D]. 成都: 四川省社会科学院, 2009.

[73] 孙鹃娟. 劳动力迁移过程中的农村留守老人照料问题研究[J]. 人口学刊, 2006, (4):

14 - 18.

[74] 冯海英.农村老年人生活质量分析：一个比较视角[J].河北农业科学, 2010, (3)：133 - 135.

[75] 王学芳.农村"留守老人"养老支持网络建构探析[D].武汉：华中师范大学, 2007.

[76] 周福林.我国留守老人状况研究[J].西北人口, 2006, (1)：46 - 49.

[77] 孙鹃娟.农村留守老人照料问题探析[N].中国人口报, 2006 - 10 - 16(003)：1 - 2.

[78] 陈铁铮.当前农村留守老人的生存状况来自258位农村老人的调查[J].湖北社会科学, 2009, (8)：57 - 60.

[79] 刘炳福.留守老人的问题不容忽视——老年特殊群体调查之一[J].上海大学学报(社会科学版), 1996, (4)：47 - 51.

[80] 李静.内江市农村留守老年人心理健康调查分析与心理干预[J].亚太传统医药, 2010, (2)：138 - 139.

[81] 蒋艳, 钱娟.农村留守老人需要社会关怀[J].社会工作下半月(理论), 2007, (12)：47 - 48.

[82] 罗力萌.农村留守老人的生存状况及其改善对策研究[D].长沙：湖南师范大学, 2009.

[83] 陈敏.农村留守老人存在的问题及对策[J].现代农业科学, 2009, (3)：225 - 226.

[84] 吴振强, 崔光辉, 张秀军, 等.留守老年人孤独状况及影响因素分析[J].中国公共卫生, 2009, (8)：960 - 962.

[85] 申秋红, 肖红波.农村留守老人的社会支持研究[J].南方农业, 2010, (2)：5 - 8.

[86] 关锐.西安市城区养老机构老年人生活质量的研究[D].西安：第四军医大学, 2009.

[87] 苏锦英, 王子伟.农村地区留守老人基本状况调查[J].医学与社会, 2009, (2)：11 - 13.

[88] 卓瑛.农村留守老人问题刍议[J].农业考古, 2006, (6)：336 - 339.

[89] 刘瑞芳, 钟瑶.农村"留守老人"心理健康及适应策略一种生态学的视角[J].沧桑, 2008, (5)：124 - 125.

[90] 杨妙英.农村老年人的社会支持研究[D].长沙：湖南师范大学, 2009.

[91] 陈铁铮.农村留守老人生存状况及社会支持体系研究[D].长沙：湖南师范大学, 2009.

[92] 王乐军.济宁市农村留守老人生存质量及影响因素研究[D].济南：山东大学, 2007.

[93] 王乐军.315名农村留守老人生存质量相关影响因素研究[J].济宁医学院学报, 2007, (1)：66 - 67.

[94] 胡强强.城镇化过程中的农村"留守老人"照料[J].南京人口管理干部学院学报, 2006, (2) 25 - 28.

[95] 王全胜.农村留守老人问题初探[J].学习论坛, 2007, (1)：71 - 73.

[96] 肖志凌, 肖纪东, 周观珍, 等.187名农村老年人生活状况调查和分析[J].中国农村卫生事业管理, 2005, (9)：54 - 56.

[97] 李晓淳, 贾睿, 刘书文, 等.四川省城市社区卫生服务人力资源现况分析[J].中国卫生事业管理, 2006, (12)：756 - 757.

［98］陈瑛，赖玲.社区护理人力资源开发与管理的探讨［J］.当代护士，2006，(3)：92－93.

［99］包家明，付伟，胡斌春.社区护理人力资源管理现状分析与对策研究［J］.中国实用护理杂志，2004，20(11)：61－62.

［100］陈秀珍，符燕妹，张瑞莲，等.少数民族地区社区护理现状及对策［J］.华南国防医学杂志，2008，22(5)：79－80.

［101］古丽扎尔·阿布都热西提，陈再蓉，木塔里甫.少数民族地区开展社区护理须重视的问题及实施措施［J］.社区医学杂志，2009，7(11) 43－44.

［102］张琼，刘红，尹照华.少数民族地区的社区护理［J］.中国护理管理，2005，5(5)：31－32.

［103］梁万年，李静，关静，等.全国社区卫生服务现状调查［J］.中国全科医学，2005，8(13)：1038－1042.

［104］李航，陈琦，李静，等.全国社区卫生服务现状调查［J］.中国全科医学，2005，8(13)：1042－1047.

［105］李正凡.民族地区社区护理现状调查分析与对策［J］.卫生职业教育，2003，21(7)：111－113.

［106］薛桂娥，唐莹，陈正英.民族地区社区护理人才培养特色初探——以吉首大学医学院为例［J］.民族论坛，2010，(4)：37.

［107］陈正英，楚婷.民族地区留守老年人的社区护理服务需求调查［J］.护理学杂志，2008，23(22)：62－64.

［108］杨娜.吉首市城区土家、苗、汉民族老年人社区护理需求与影响因素的研究［D］.长沙：中南大学，2007.

［109］杨娜，曾慧，韩小怀.吉首市城区土、苗、汉民族老年人社区护理需求及影响因素调查［J］.临床研究，2006，23(11)：1817－1819.

［110］贾利高，王芳，林良强，等.湖北省城市社区卫生服务机构人力资源现况调查［J］.中国社会医学杂志，2007，24(1)：35－37.

［111］姚云，侯万里，卢祖洵，等.湖北省城市社区卫生服务人力资源现况调查［J］.医学与社会，2010，23(5)：31－36.

［112］汪志宏，王云霞，贾利高，等.湖北省社区卫生服务机构人力资源现状与公平性研究［J］.中国社会医学杂志，2008，25(5)：265－267.

［113］张薇，王志红.国内外社区护理人力资源配置方法研究现状［J］.护理研究，2010，24(4)：941－943.

［114］李杰，邓冰，罗虹，等.贵阳城区社区卫生服务人力资源现状调查研究［J］.中国社会医学杂志，2004，7(7)：483－484.

［115］喻小青，鲜义辉，安露，等.贵州省社区卫生服务人力资源现况调查［J］.中国初级卫生保健，2007，21(11)：21－22.

［116］秦自荣，王希良，张亚南，等.鄂州市城区社区卫生服务机构人力资源特点与发展建议［J］.中国全科医学，2007，10(19)：1649－1650.

[117] 刘则杨，王春生，孙学平.对需求变化条件下社区护理人力资源开发的思考[J].中国全科医学，2001，21(4)：32－33.

[118] 颜艳.长沙市老年居民社区卫生服务需求与利用调查及社区卫生服务基本数据集研究[D].长沙：中南大学，2007.

[119] 刘秀娜，周娟，张翠华，等.重庆市主城区居民社区护理服务认知及需求情况调查分析[J].护理研究，2009，23(2)：309－310.

[120] 柴春英.中蒙易特色护理在少数民族地区社区护理中的应用[A].全国中医、中西医护理学术交流暨专题讲座会议论文汇编[C].全国中医、中西医护理学术交流暨专题讲座会议论文汇编.

[121] 陈正英，申绪湘，薛桂娥，等.西部民族地区社区护理需求及对策探讨[J].中华护理杂志，2004，39(4)：314－316.

[123] 秦自荣，汪艳霞，秦艺.我市城区社区护理人力资源现状调查[J].护理管理杂志，2007，7(9)：18－22.

[124] 杨晶，李传荣，崔爽.我国社区卫生服务人力资源现状与问题及对策[J].中国全科医学，2007，10(15)：1302－1304.

[125] 彭海平.乡村村民健康现状调查及社区护理模式[J].当代护士，2007，(11)：88－89.

[126] 任春华，孔桂花，季艳.我院实行社区老年护理模式的探讨[J].中国医药指南，2008，6(13)：34－35.

[127] 刘宇，张静平，叶曼.我国农村社区护理模式开展现状及前景展望[J].护理研究，2007，21(11)：3001－3003.

[128] 李玫，许瑞珍，孙涛.糖尿病患者医院社区互动护理模式的建立及运行[J].中华护理学杂志，2009，44(8)：703－704.

[129] 王萌.沈阳市社区老年卫生护理模式探究[J].现代经济信息，2009(18).

[130] 谭建蒙，张丽芳.社区老年公寓护理模式探讨[J].包头医学，2007，31(2)：122.

[141] 张静雯.社区老年公寓护理模式的探讨[J].黑龙江医学，2009，(12)：952－953.

[142] 袁力，焦红霞，焦庆萍.社区护理模式的国际比较及对我国社区护理的启示[J].护理管理杂志，2004，4(5)：28－31.

[143] 曾友燕，王志红.社区护理服务机构经济补偿模式的思考[J].护理研究，2006，20(11)：2823－2825.

[144] 孟宪梅.人口健康促进模式在社区护理中的应用[J].护理学杂志，2008，23(10)：72－74.

[145] 马宝林，李伟.美国社区护理模式值得我国社区护理借鉴[J].中国中医药现代远程教育，2008，6(9)：1136.

[146] 陈洪海，陈忠，黄丞.建立社区老年公寓护理模式探讨[J].护理学杂志，2006，21(7)：75－76.

[147] 何国平，郭佳，王婧.基于面向服务架构的中国社区护理运营模式初探[J].中国全科医学，2009，12(3A)：391－392.

［148］管慧.护理经济学在我国的发展［J］.中国实用护理杂志，2006，22（2）：73－74.

［149］谢红.护理经济学［J］.护士进修杂志，2009，24（19）：1731－1733.

［150］谢红.护理经济学［J］.护士进修杂志，2009，24（21）：1923－1925.

［151］谢红.护理经济学［J］.护士进修杂志，2009，24（23）：2115－2117.

［152］王丽平.国外社区卫生护理的模式与特点［J］.中国卫生产业，2007，03：54－55.

［153］陈四清，孙梦霞，方琳.国内外社区护理模式与创新研究［J］.岳阳职业技术学院学报，2009，24（5）：120－124.

［154］刘则扬.国内外护理经济学研究进展及理论体系［J］.现代护理，2005，11（2）：105－106.

［155］王恩婷，黄建伟.构建"双主互动"的社区护理模式［J］.社区医学杂志，2006，4（10）：39.

［156］林晶晶，蒋玉宇.多元化健康教育模式在社区老年护理中应用的优势［J］.中华护理教育，2009，6（4）：166－167.

［157］李爱玉.从经济学角度谈护理价值的提升［J］.商场现代化，2005，11（450）：179.

［158］周泽清.自理模式及人性化护理在社区糖尿病的应用［J］.医学信息，2009，22（9）：1853－1854.

［159］熊年秀，胡美英，陈淑玲.专业志愿者开展社区居家老年护理服务［J］.护理学报，2008，15（10）：78－79.

［160］焦红霞，袁力，焦庆萍.中外社区护理模式的比较及启示［J］.护理学报，2006，13（9）：58－59.

［161］黄红玉，廖友英，袁春艳.乡村慢性疾病调查及社区护理模式［J］.中国实用护理杂志，2005，21（11）：46－47.

［162］黄锐.必勒格，民族地区农村空巢老人养老服务问题及对策研究［J］.中央民族大学学报（哲学社会科学版），2017（2）：50－57.

［163］杨贞贞.医养结合［M］.北京：北京大学出版社，2016.

［164］吴玉韶.中国老龄产业发展报告［M］.北京：社会科学文献出版社，2013.

［165］杨贞贞.医养结合的社会养老服务筹资模式构建与实证研究［D］.杭州：浙江大学，2014.

［166］杨景亮.老年人医养结合服务模式探究［D］.沈阳：东北大学，2012.

［167］余瑞芳，谢宇，刘泽文，等.我国医养结合服务发展现状分析与政策建议［J］.中国医院管理，2016，（07）：7－9＋66.

［168］刘诗洋，刘梦，桂现，等.北京市医养结合养老机构的发展问题与对策［J］.中国全科医学，2016，19（33）：4034－4038.

［169］纪娇，岛玲.协同理念下医养结合养老机构创新模式研究［J］.中国社会医学杂志，2014，（06）：376－378.

［170］郭爱妹.多学科视野下的老年社会保障研究［M］.广州：中山大学出版社，2011.

［171］王德强，毕跃光.中国特色解决民族问题道路的内涵与特征［J］.中央民族大学学报

（哲学社会科学版），2016（2）：56－59.

[172] 臧少敏."医养结合"养老服务的开展现状及模式分析——以北京市为例［J］.老龄科学研究，2016（12）：42－47.

[173] 陈正英，等.武陵山区老人生存状况与养老问题［J］.中国老年学杂志，2016（10）：5180－5181.

[174] Anonymous. Cautious optimism for long－term care insurance sales［J］. Journal of Financial Planning，2002（4）：19－37.

[175] Richard W，Creelman W. A new image for long－term care［J］. Healthcare Financial Management，2004（4）：70－74.

[176] Byrd，et al. The case for integrated care：coordinating behavioral health care with primary care medicine［J］. Behavioral Integrative Care，2005（3）：24－38.

[177] Smith，et al. Effectiveness of shared care across the interface between primary and specialty care in chronic disease management［J］. Cochrane Database of Systematic Reviews，2007（3）：10－31.

[178] Liu L J，Guo Q. Life satisfaction in a sample of empty－nest elderly：a survey in the rural area of a mountainous county in China［J］. Quality of Life Research，2008（6）.

[179] Glendinning C. Breaking down barriers：integrating health and care services for older people in England［J］. Health Policy，2013（2）：139－151.

[180] Su D，Wu XN，Zhang YX，et al. Depression and social support between China' rural and urban empty－nest elderly［J］. Archives of Gerontology and Geriatrics，2012.

[181] Maruthappu M，et al. Enablers and barriers in implementing integrated care［J］. Health Systems & Reform，2015（4）：250－256.

[182] Masakazu S. Current situation and issues of the long－term care insurance system in Japan［J］. Journal of Asian Public Policy，2016，82：230－242.

[183] Grishchenko N. Pensions After Pension Reforms：A Comparative Analysis of Belarus，Kazakhstan，and Russia［J］. Procedia Economics and Finance，2016.

[184] 沈婉婉，鲍勇.上海市养老机构"医养结合"优化模式及对策研究［J］.中华全科医学，2015（06）.

[185] 严妮.城镇化进程中空巢老人养老模式的选择：城市社区医养结合［J］.华中农业大学学报（社会科学版），2015（04）.

[186] 朱柳慧，李婧，任艳敏.居家养老背景下的社区养老服务设施建设策略——基于北京市"老年餐桌"实施现状的实证分析［J］.规划师，2015（S1）.

[187] 马晓彤.北京市T社区居家养老服务研究［D］.保定：河北大学，2016.

[188] 尹士安.老年人精神慰藉的社会工作介入——基于机构养老小组实践的思考［J］.新西部，2016（13）.

[189] 尤吾兵.中国老年人口精神慰藉的现实矛盾及支持系统构建［J］.中国老年学杂志，2015（12）.

［190］张世青，王文娟，陈岱云.农村养老服务供给中的政府责任再探——以山东省为例［J］.山东社会科学，2015(03).

［191］同春芬，汪连杰.福利多元主义视角下我国居家养老服务的政府责任体系构建［J］.西北人口，2015(01).

［192］常亚婷.服务型政府视角下社区养老照料中心建设问题及对策研究［D］.北京：首都经济贸易大学，2017.

［193］施巍巍，罗新录.我国养老服务政策的演变与国家角色的定位——福利多元主义视角［J］.理论探讨，2014(02).

［194］祁悦.中国农村社区养老服务供给与需求研究［D］.南京：南京大学，2017.

［195］熊冶琛.我国城市社区养老服务面临的困境与对策［D］.湘潭：湘潭大学，2017.